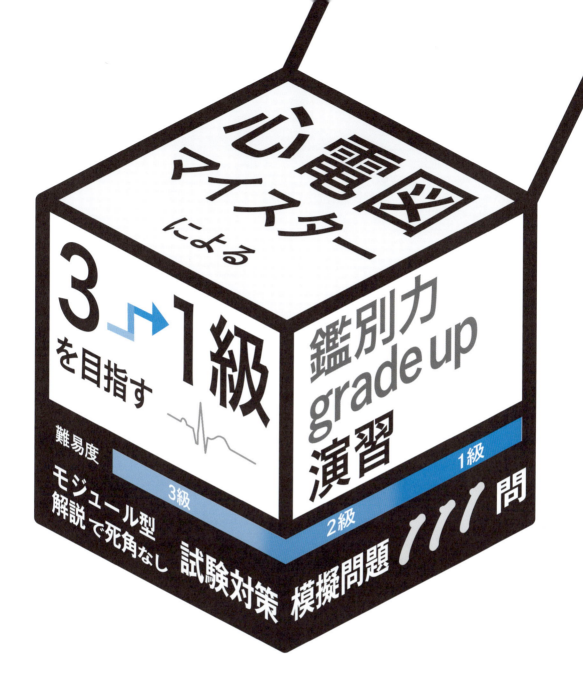

著者
藤澤友輝
愛媛大学大学院医学系研究科
循環器・呼吸器・腎高血圧内科

MEDICAL VIEW

本書では，厳密な指示・副作用・投薬スケジュール等について記載されていますが，これらは変更される可能性があります。本書で言及されている薬品については，製品に添付されている製造者による情報を十分にご参照ください。

**ECG Master's Guide to Advancing from Level 3 to Level 1**
**: Grade-Up Practice for ECG Certification**
(ISBN978-4-7583-2218-8 C3047)

Author: FUJISAWA Tomoki

2024.9.30 1st ed

©MEDICAL VIEW, 2024
Printed and Bound in Japan

**Medical View Co., Ltd.**
2-30 Ichigayahonmuracho, Shinjyukuku, Tokyo, 162-0845, Japan
E-mail ed@medicalview.co.jp

# 推薦の序

　出版から約1年が経過した先行書，「講義＋試験対策模擬問題100問　心電図マイスターを目指す基礎力grade up講座」が大変好評を博しているそうです。この先行書で推薦の序を書かせたいただいた経緯から，第二弾となる本書を出版前に読みました。

　本書も，心電図検定の受検者に向けたテキストではあるものの，先行書が心電図マイスターを目指したものであったのに対し，本書はより基本的な範囲を網羅する1〜3級を目指したものとなっています。確かに，心電図の初学者にとっては，前著で一から学ぶには難しかったかもしれません。そのような声もあり，より幅広い読者を想定した問題集となっています。スタイルも変わり，教科書的な記載からでなく，いきなり練習問題の連続です。「習うより慣れろ」という基本姿勢がうかがえます。実際，一つ一つの問題を解いたのちに解説を読むほうが頭に入りやすいでしょう。順序は逆になってしまいましたが，多くの受検生にとって，本書から学び始め，自信がついたら前書で実力試しをするというのが，私のお勧めです。

　本書は，心電図を30年以上読んできた私にとっても，読みごたえと，また読んでいて楽しく感じるテキストです。解説が，部分的に前書よりむしろ詳しく，深くなっているからかもしれません。そのような意味で，1〜3級の心電図検定を目指す人たちにはもちろんのこと，心電図検定とは無関係に心電図を学ぶ多くの人たちの教科書になると言ってよいでしょう。

　わが国で最初に心電図テキストが著されたのが1944年，その後約80年間，さまざまな心電図テキストが出版されてきました。大きく分けると，（1）心電図という学問を記載した時代，（2）臨床活用を考えたオーソドックスなテキストの時代，（3）心電図入門者をターゲットにした啓蒙書の時代，という順序で経過してきましたが，新たに（4）心電図検定を通して心電図力を鍛えるテキストの時代が到来したようです。そのような新しく時代を切り拓くテキストの若手著者が，心臓血管研究所の卒業生であり，仕事をともにした仲間であったことに無類の光栄を感じます。

　2024年8月

心臓血管研究所名誉所長

山下武志

# はじめに

## 心電図検定への挑戦をオススメします

　本書をご購入いただき，ありがとうございます。手に取っていただいたということは心電図の勉強をしたい，心電図に詳しくなりたいという思いがあってのことと思います。あなたが心電図の勉強をする理由は何ですか？ 仕事で使うからでしょうか。患者のために必要性を感じたからでしょうか。もちろんそれはそれで本当に素晴らしいことです。

　さて，せっかく勉強するのなら，皆さん自身のためにもなってほしいと思っています。本書を読んで自信をつけたら，ぜひ心電図検定に挑戦してみてください。心電図検定合格の実績はきっと自己肯定感を高め，医療人としてのあなたを支えてくれるはずです（金銭的にはたぶん助けてくれません。給料も増えないし，受検料は自腹を切る人がほとんどでしょう）。もちろん，日本一心電図に詳しい人になる必要はありません。心電図に関して病院内で最も頼れる検査技師とか，病棟で一番詳しい看護師になるとか，心電図のことなら○○さんに聞こうとか言われるだけでも魅力的なことだと思います。情報に溢れ，没個性化が進む現代において，心電図の知識は"あなただけ"のユニークスキルとなり，"あなたでなければならない"理由となります。筆者自身も若いころはまったく心電図を読めず，「循環器医になんてならない！」と思っていたところから，気づけば心電図マイスターを取得し，このような本をまとめることができています。

## 本書が目指しているところ

　前書「心電図マイスターを目指す基礎力 grade up 講座」はとても多くの人に愛される本になり，受検会場に持参する人も続出したと伺っています。ありがたいことに，出版に関する感謝の言葉や第9回心電図検定合格の連絡などを，とてもとてもたくさんいただきました。ここに厚く御礼申し上げます。1級受検に向けた対策本がない，基礎的な心電図本と専門書の間の本がないと私自身が悩んだ経緯もあって，出版にこぎつけました。今も多くの人に読まれ，検定対策本としての役割を担っているようです。

　筆者は引き続き皆さんに役立つ情報発信をしたいと考えています。前作は主に1級やマイスター認定に向けた対策として，模擬問題の難易度をかなり上げて作りました。そのため，「もう少し初歩的なところも解説して欲しい」という声も多くいただきました。筆者はSNS上でさまざまなレベルの心電図問題を発信していますが，確かに意外と基礎的ながら正答率が低いと感じる問題もあります。心電図は過去問をそのまま覚えても問題が解けるようにはなりません。なぜなら，特に実臨床においては同じ心電図は二度と出てこないからです。つまり，過去問に対する解答・解説だけを追うのは効果的ではないのです。過去問の反復学習のみだと，なかなか手ごたえを感じられないことでしょう。勉強しても心電図が読めるようになった気がしないという人の大半は，この所見だからこれ，これがないからこれといった覚え方，学習に偏ってしまっているように見受けられます。

本書はそんな方のためになるように作りました。せっかく勉強するならば，臨床応用が可能で，どんな心電図でも正しく読める，そんな本にしたつもりです。根本的な心臓電気生理学をよりシンプルに，なぜその波形になるのか，その波形になった結果どのような事象が起きうるのかを解説しています。所見の裏にある病態生理を理解することは，心電図読影の最終奥義といっても過言ではありません。前作から筆者自身もパワーアップし，SNSを始めとした各媒体からいろんな悩みを集めてきて，新しい知恵を集約してできた1冊です。

　ステップアップを目指して循環器病棟に異動になった看護師，生理検査部門に配属された臨床検査技師，将来循環器医師を志す研修医，こわ～い循環器内科医師に付くことになったクラーク，新たに心臓リハビリテーション部門を立ち上げた理学療法士，作業療法士，診療放射線技師，体も頭も鍛えたい救急救命士，そして研修医や医学部生など，より多くの方に届くように！　なにより，「私なんていなくても替えはきくし，勉強なんてしたって人生は変わらない」，そんな人に心電図検定を通して自信と自己肯定感が上がるような体験をしてほしいと思っています。ぜひこれをご縁に一緒に進んでいきましょう。

# CONTENTS

はじめに ———————————————— iv

心電図検定受検の心構え ——————————— vii

本書の構成と使い方 ————————————— viii

略語一覧 ——————————————————— x

Ⅱ誘導における正常心電図と判読の基本ルール ———— xii

| ベーシック編 | 3 級受検者対応 | 1 |
|---|---|---|

問題 001~041

| アドバンス編 | 1・2 級受検者対応 | 93 |
|---|---|---|

問題 042~111

※全問題のテーマは付録「問題テーマとBOXの目次」参照

| 付　録 | 反復演習・チェック用 | 239 |
|---|---|---|

問題テーマとBOXの目次 ————————————240

P波道場 ———————————————————242

テーマ関連BOX早見表 (チェックシート) ——————巻末 (挟み込み)

索引 ————————————————————247

著者紹介 —————————————————251

# 心電図検定受検の心構え

## 心電図検定とは

　心電図検定とは日本不整脈心電学会が年に1回開催している検定です。日本の資格・検定AWARD2020の「注目の資格・検定ランキング部門」1位になったこともあり，医療分野でも特に高い人気を誇る資格となっています。例年夏ごろに日本不整脈心電学会のWEBサイトで「マイページ」の登録期間が設けられ，秋ごろに申込受付が開始され，冬に試験が行われます。申込受付開始後は，あっという間に一部の会場が満席となることもあるようです。受検を考えている人は必ず受付日時を確認し，開始後早々に申し込めるよう準備をしましょう。

## 心電図検定の各級

　心電図検定は1～4級まで設けられています。同時受検はできず，どの級を受検するかを最初に決める必要があります。おおまかなレベルの目安としては下記のようになります。

> 4級：学生，事務，心電図に興味のあるコメディカル
> 3級：循環器を目指す若手医師，一般医師，循環器疾患を専門に扱うコメディカル
> 2級：循環器医師，日々心電図に接するコメディカル
> 1級：循環器専門医，心電図に精通したコメディカル

　どのレベルにおいても一定の点数以上で合格となり，各級の成績優秀者は公表されています。1級合格者のなかでも成績優秀者は"心電図マイスター"に認定され，毎年これを目指して受検する人もいます。

## 検定当日の注意点・試験概要

　受検当日はどの会場であれ，筆記用具，時計とディバイダーとよばれるコンパスのような計測器は必須です。目盛りだけの直定規，つまり数字の入った物差しのような計測器は使用できないので，ディバイダーを用意してください。級にもよりますが，基本は50問を90分（4級は70分）で解く，マークシート形式での出題です。1問当たり1分半程度で解く必要があり，時間に余裕はありません。正解を選ばせるものは1つか2つ，間違いを選ばせるものは1つを選択肢から選びます。何を選ばせているのかは問題ごとに必ず確認が必要です。

　なお，上記の内容を含めた試験概要は変更される可能性があります。受検にあたっては心電図検定の実施要項を十分に確認してください。

# 本書の構成と使い方

## 🔖 本書の構成

演習問題は全 111 問で，それぞれ端的な解答・解説，正答以外の選択肢に関する補足をしています。そのあとに続く「必須知識 BOX」の本文が本書の主軸となるコンテンツです。問題はオリジナルのため，想定問題（模擬試験）として解くことも可能です。

## 🔖 本書の目標と想定レベル

本書は 3 〜 1 級合格を目指すすべての方を想定して作られています。まずは 3 級，その後に 1・2 級というように段階的・目標別の受検対策として活用できるよう，ベーシック編とアドバンス編に分かれています。

ベーシック編は，主に 3 級受検者用の必須知識をまとめています。余裕をもって 4 級合格を目指したいという方にもオススメです。主に研修医やコメディカルの方に向けた内容です。まずは所見の基礎知識を頭に入れ，波形を正しく読み解くことを目標としています。どうしても忙しい臨床のなかでは派手な所見に目が行きがちで，診断や治療に直結しない所見はスルーされがちです。それではいつまでたっても何となくでしか心電図を読めるようにはなりません。「なぜ ST が上がっていると言えるのか」，「正常の PQ 間隔はどれくらいか」，といった細かいところまで情報をまとめ，通して勉強すれば必要な情報が網羅できるように問題を作っています。初学者であればまずはこのベーシック編を順番に読み進めてください。

アドバンス編は，主に 1 級と 2 級受検者用の必須知識をまとめています。ベーシック編とアドバンス編で設定テーマに重複がありますが，各級の出題傾向や難易度にあわせて最適化されています。類似テーマでの問題を比較することで，各級で問われる内容に関する難易度の違いを大まかにとらえることができます。アドバンス編でのポイントは所見と病態をリンクさせ，正しい診断への結びつけることにあります。所見→診断の流れだけを覚えても，それは心電図を理解したとは言えません。なぜそのような所見が得られるのかを電気生理学的に理解すれば，それは真にあなたの力になってくれることでしょう。少し専門的になってしまうこともあるかもしれませんが，なるべく簡潔に解説していますので，ぜひ繰り返し読んで納得し，知識が自分のものになるよう落とし込んでください。

そして，この落とし込み作業についても，問題を解きながらできるように作成しています。病態の解説を教科書的に読んでもなかなか頭に入りませんよね。筆者自身もそうでした。心電図の勉強をするのに，心電図波形を読む以上の勉強法はありません。さらに，一般的な学習法は「心電図をみる→所見を拾う→病態を理解する」かと思います。ここからもう一息踏み込んで，「病態を理解する→出てくるであろう所見を考える→心電図をみる」と逆向きにもう一度勉強すれば，心電図の理解が深まります（図）。

**図** 病態を理解したら所見と心電図にもどる

```
心電図をみる → 所見をみる → 病態を理解する
     ↑                              ↓
     └──── 出てくるであろう所見を考える ←──┘
```

## ■ 各問題に設定されているメインテーマと解説～BOXの活用法

　問題ごとにその問題の解答および類似問題を解くうえでの理解に必要なメインテーマを設定しています。そのメインテーマと解説についてはモジュール型（「BOX」）で構成しています。ひとまとまりごとに知識を習得することで，自分の苦手な分野について分析しながら着実にレベルアップしていくことができます。各BOXは問題番号と紐づけられた番号を割り振っているので，通読後，もしくは初見で模擬問題として問いた後に不正解となった問題をマーキングすれば，自身の強化すべきテーマを選択的に復習していくこともできます。巻末のテーマ関連BOX早見表も活用して，ぜひ全BOXの修練・制覇を目指してください。

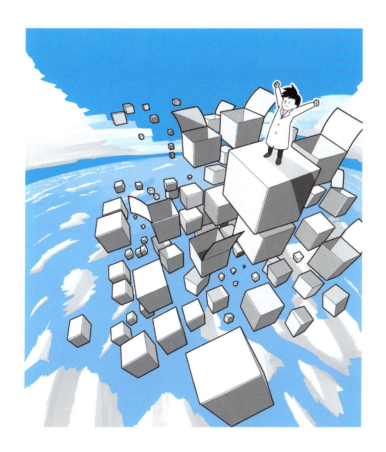

# 略語一覧

| | 略称 | 欧名（フルスペル） | 和名 |
|---|---|---|---|
| A | ACS | acute coronary syndrome | 急性冠症候群 |
| | AF | atrial fibrillation | 心房細動 |
| | AFL | atrial flutter | 心房粗動 |
| | APH | apical hypertrophic cardiomyopathy | 心尖部肥大型心筋症 |
| | APTE | acute pulmonary thromboembolism | 急性肺動脈血栓塞栓症 |
| | AR | aortic regurgitation | 大動脈弁閉鎖不全症 |
| | ARVC | arrhythmogenic right ventricular cardiomyopathy | 不整脈原性右室心筋症 |
| | AS | aortic stenosis | 大動脈弁狭窄症 |
| | AT | atrial tachycardia | 心房頻拍 |
| | ATP | adenosine triphosphate | アデノシン三リン酸 |
| | ATP | anti-tachycardia pacing | 抗頻拍ペーシング |
| | AVNRT | atrioventricular nodal reentrant tachycardia | 房室結節リエントリー頻拍 |
| | AVRT | atrioventricular reciprocating tachycardia | 房室回帰頻拍 |
| B | BNP | brain natriuretic peptide | 脳性ナトリウム利尿ペプチド |
| C | cAVB | complete atrioventricular block | 完全房室ブロック |
| | COPD | chronic obstructive pulmonary disease | 慢性閉塞性肺疾患 |
| | CRT | cardiac resynchronization therapy | 心臓再同期療法 |
| | CTEPH | chronic thromboembolic pulmonary hypertension | 慢性血栓塞栓性肺高血圧症 |
| D | D-HCM | Dilated phase of HCM | 拡張相肥大型心筋症 |
| | DCM | dilated cardiomyopathy | 拡張型心筋症 |
| | DOAC | direct oral anticoagulant | 直接経口抗凝固薬 |
| E | EPS | electrophysiology study | 電気生理学的検査 |
| H | HCM | hypertrophic cardiomyopathy | 肥大型心筋症 |
| | HNCM | hypertrophic nonobstructive cardiomyopathy | 非閉塞性肥大型心筋症 |
| | HOCM | hypertrophic obstructive cardiomyopathy | 閉塞性肥大型心筋症 |
| I | ICD | implantable cardioverter defibrillator | 植込み型除細動器 |
| | IDCM | idiopathic dilated cardiomyopathy | 特発性拡張型心筋症 |
| | ILVT | idiopathic left ventricular tachycardia | 左室起源特発性心室頻拍（ベラパミル感受性心室頻拍） |
| | IPAH | idiopathic pulmonary arterial hypertension | 特発性肺動脈性肺高血圧症 |
| | ISA | intrinsic sympathomimetic activity | 内因性交感神経刺激作用 |
| | IST | inappropriate sinus tachycardia | 不適切洞頻拍症候群 |
| | IVF | idiopathic ventricular fibrillation | 特発性心室細動 |

| | | | |
|---|---|---|---|
| **L** | **LAD** | left anterior descending artery | 左前下行枝 |
| | **LAFB** | left anterior fascicular block | 左脚前枝ブロック |
| | **LCx** | left circumflex artery | 左回旋枝 |
| | **LMT** | left main trunk | 左冠動脈主幹部 |
| | **LPFB** | left posterior fascicular block | 左脚後枝ブロック |
| | **LQTS** | long QT syndrome | QT延長症候群 |
| **M** | **MR** | mitral regurgitation | 僧帽弁閉鎖不全症 |
| | **MS** | mitral stenosis | 僧帽弁狭窄症 |
| | **MVO** | midventricular obstruction | 心室中部閉塞性心筋症 |
| **N** | **NICD** | non-specific intraventricular conduction delay | 非特異的心室内伝導障害<br>（非特異的心室内伝導遅延） |
| | **NSVT** | non-sustained ventricular tachycardia | 非持続性心室頻拍 |
| **P** | **PAC** | premature atrial contraction | 上室期外収縮 |
| | **PAH** | pulmonary arterial hypertension | 肺動脈性肺高血圧症 |
| | **PJRT** | permanent form of junctional reciprocating tachycardia | 永続性接合部回帰頻拍 |
| | **PSVT** | paroxysmal supraventricular tachycardia | 発作性上室頻拍 |
| | **PVC** | premature ventricular contraction | 心室期外収縮 |
| **R** | **RCA** | right coronary artery | 右冠動脈 |
| **S** | **S-ICD** | sub-cutaneous ICD | 完全皮下植込み型除細動器 |
| | **SSS** | sick sinus syndrome | 洞不全症候群 |
| | **STEMI** | ST elevation myocardial infarction | ST上昇型心筋梗塞 |
| | **SVPC** | supraventricular premature contraction | 上室期外収縮 |
| | **SVT** | supraventricular tachycardia | 上室頻拍 |
| **T** | **TdP** | torsades de pointes | トルサデポワン（トルサード・ド・ポアンツ） |
| **V** | **VF** | ventricular fibrillation | 心室細動 |
| | **VT** | ventricular tachycardia | 心室頻拍 |

# II誘導における正常心電図と判読の基本ルール

正常心電図（II誘導）

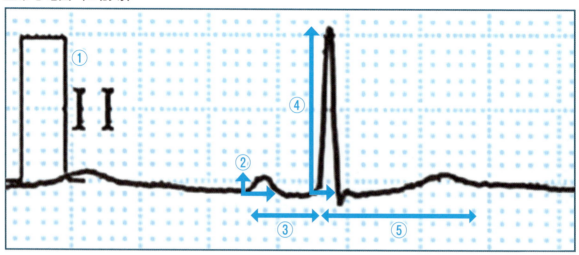

## 心電図マイスターがお勧めする判読の基本ルール

① 最初に較正波とペーパースピードが正常であることを確認する（10mm，25mm/秒）

② P波が正常であることを確認する（陽性，高さ2.5mm以内，幅3mm以内）

③ PQ間隔が正常であることを確認する（P波の始まりからQRS波の始まりまでが3～5mm）

④ QRS波が正常であることを確認する（陽性，幅3mm以内）

⑤ QT間隔が正常であることを確認する（QRS波の始まりからT波の終わりまでが8mm～11mm以内，T波の終わりがRRの半分を超えない）

# ベーシック編

**3級合格を
目指すための
演習と必須知識**

## 問題 001

50歳，男性。健診の心電図を示す。最も近い心拍数を選べ。

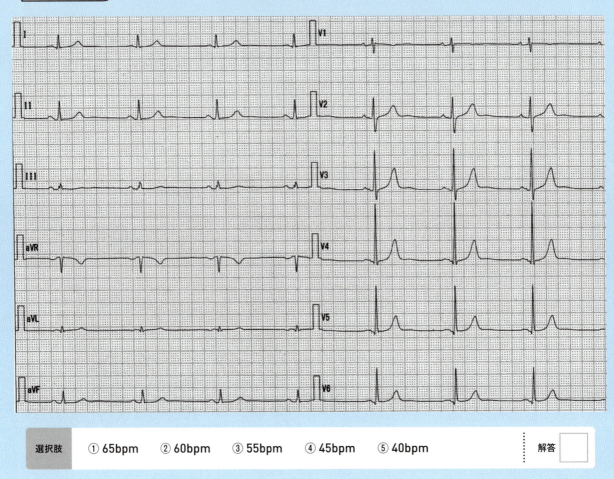

選択肢　① 65bpm　② 60bpm　③ 55bpm　④ 45bpm　⑤ 40bpm　解答

解答 ▶ ④

| 正答の選択根拠 | P波の極性はⅠ誘導陽性，Ⅱ誘導陽性であることから，調律は洞結節にあります（BOX007-1, P16参照）。そのほかに洞房ブロックや洞停止を疑うようなRRの延長もありません。心拍数は 300 ÷ 7 ≒ 45bpm（拍/分）で，洞徐脈を疑います。 |
|---|---|
| その他の選択肢について | ①②③⑤ RRに少しバラつきはありますが，おおむね43〜48bpmで推移しています |

# 問題001を解くための必須知識BOX　▶テーマ：心拍数計算

## 001-1　心電図をみて一番はじめにすること

　心電図をみるときは，最初に必ずP波の存在と極性を確認するようにしましょう。そして，同時にリズムと心拍数を確認します。どんなときでもです。判読の入りと型が作れれば，心電図を過度に恐れることはありません。P波が確認できなければ確認できないという所見が得られますし，徐脈だろうと頻拍だろうと心拍数を計算することで焦ることがなくなります。そこから軸偏位，移行帯，QRSやSTの異常を順に確認していきます。

## 001-2　心拍数の計算方法

　心電図から心拍数を即座に読み取る方法をご存知ですか？　自動計測に頼るのもよいですが，自力で心拍数を計算する技術を身につけることは非常に有益です。では，その前にまず心電図の記録用紙と出力の基本を理解しましょう。標準的な心電図では，1つの小さなメモリが0.04秒，5つの小さなメモリ（1つの大きなマス）が0.2秒を表しています（図1）。この基準を基に，心拍数を計算する方法を紹介します。

　最もよく使われる方法は「300÷マス数」（300÷マス数法）です（図2）。例えば，RR間隔が5マスであれば，300を5で割って60となり，心拍数は60bpm（1分間に60拍）となります。これは，5マスがちょうど1秒に相当し，1秒間に1回の心拍があるためです。この方法は，頻拍の際に迅速で正確な計算が可能です。しかし，徐脈の場合やRR間隔が不規則な場合には，この方法で求められる値は不正確になることがあります。

　次に紹介する方法は「1枚の心電図にあるQRS波の数×6」（QRS波の数×6法）です。これは特に徐脈の場合に有効です。標準的な12誘導心電図の1画面は10秒間記録されます。そのため，QRS波の数を数えて6を掛けることで，1分間の心拍数を求めることができます。例えば，1枚の心電図の中にQRS波が10個ある場合，10×6で60bpmとなります。この方法は，徐脈時に心拍数を簡単に把握でき，RR間隔が不規則な場合でもおおよその心拍数を知ることができます。しかし，頻拍時には数えるのが大変という欠点があります。例えば，図3では一連の流れのなかでQRS波が12個あるので，12×6＝72bpmとなります。

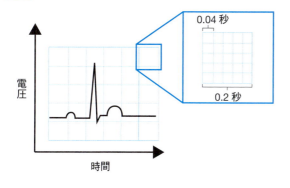

図1　目盛りと記録速度

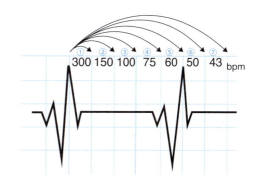

図2　300÷マス数による方法

図3 目盛りと記録速度

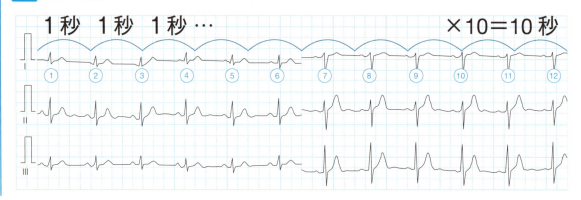

## 001-3 心電図のペーパースピード

　BOX001-2のような計測方法は実は前提があって初めて成り立ちます。心電図にはペーパースピードというものがあります。これは，波形を記録するのにどれくらいのスピードで紙を送っているかというものです。通常は，心電図の端のどこかに小さく「25mm/s」（ミリメートル/秒）と書いてあります。これは1秒に25mmで紙を送っているという表記であり，1秒に25mmということは0.04秒に1mmで紙を送っているということです。つまり，1メモリ＝1mm＝40msec（ミリ秒）＝0.04s（秒）となっています。そうすると，5メモリ分の1マスは0.2秒ですね。通常の12誘導心電図ではほぼすべて25mm/秒になっていますが，ホルター心電図などではたまに半分圧縮して表記されていることがあります。この前提がまずあって，上記の心拍数の計算ができることを頭の片隅に入れておいてください。

　また，心電図の記録には四肢誘導と胸部誘導とが連続的に記録されているものと，同期して記録されているものがあります。連続的に記録されたものは左右で違うタイミングの波形となります。同期したものは，左右の心電図で同じタイミングの波形をみています。BOX001-2で先述した1枚の心電図の記録に10秒かかっているというのは連続波形の心電図の話になりますので，同期心電図であれば両方足すと数値がズレてしまいます。同期心電図であれば，片側に記録されたQRS数×12をすることで大体の心拍数を確認することが可能です。しかし，当然ながら，ズレは大きくなります。

 **Point　心拍数の簡単計測法**
① 300 ÷ RRの間のマス数
② 1枚の心電図にあるQRS波の数×6
※ただしペーパースピードが25mm/秒であり，連続の心電図であることが条件

ベーシック編 | 問題002

## 問題 002

73歳，女性。高血圧にて近医かかりつけ。たまにふらつくとのことで受診した。心電図所見として正しいものを1つ選べ。

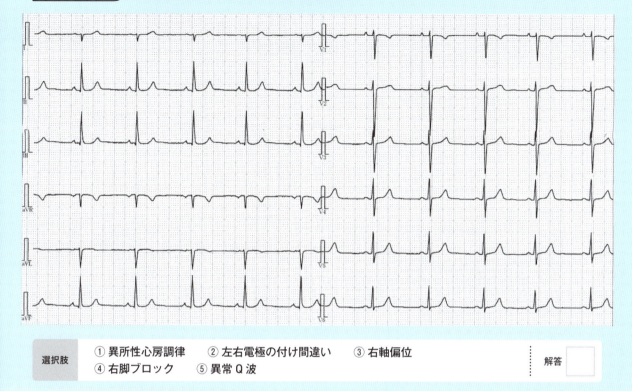

選択肢
① 異所性心房調律　② 左右電極の付け間違い　③ 右軸偏位
④ 右脚ブロック　⑤ 異常 Q 波

解答

ヒント　I誘導のQRSに注目すると？

### 解答 ▶ ③

| | |
|---|---|
| **正答の選択根拠** | I誘導のQRS波で陽性成分よりも陰性成分が大きく，aV_F誘導で陽性成分が大きいことから右軸偏位と考えます。 |
| **その他の選択肢について** | ① P波は正常であり，異所性調律ではありません ➡ 問題007，p15<br>② 左右の電極を付け間違えるとI誘導の波形が全部逆転します。つまり，QRS波だけでなく，P波やT波もひっくり返ります ➡ 問題042，p94<br>④ 右脚ブロックとはV₁でrsR'型，V₆誘導でスラーを認める波形です。ここでは認めません ➡ 問題025，p53<br>⑤ 異常Q波とは，R波の1/4以上の高さで，幅が0.04秒あるQ波を指します ➡ 問題011，p24 |

## 問題002を解くための必須知識BOX　▶テーマ：右軸偏位＋北西軸

### 002-1　軸偏位の鑑別

　軸偏位は概念を理解しにくいため，ピンとこなくて苦手という人も割といるようです。特定の疾患を鑑別できるわけではなく，極論知らなくても臨床的に困ることはないので，どうしても勉強の優先度が低くなりがちです。しかし，ベクトルを理解すれば，軸偏位は3秒で判断可能です。あまり注目されないところだからこそ，ビシっと判断して周りの人に教えてあげましょう。

　軸とは心室の興奮の方向をベクトルで示したものになります（図1）。→を0°，↑が－90°，↓が＋90°です。軸偏位をみるにはまずQRS波の振幅の総和で判断します。R波は陽性成分，Q波とS波は陰性成分として計算します。つどQ波と，R波と，S波を足すのではなく，最大陽性成分と最大陰性成分を足してください。足したものが0より多ければ陽性，0より少なければ陰性です。振幅の計算方法がわかったところでⅠ，aV_F誘導を確認します。Ⅰ誘導は向かって右方向に陽性，aV_F誘導は上から下に縦に陽性です。ⅠとaV_F誘導が陰性であれば北西軸という正常とは真逆の方向になります。通常はありえないベクトルで，なんらかの心疾患の存在を疑います。Ⅰ誘導が陰性で，aV_F誘導が陽性である場合は右軸偏位と診断します。若年であれば正常でもなりえますし，なんらかの右心系の病気があれば右軸偏位になることもあります。Ⅰ誘導，aV_F誘導とも陽性であれば正常範囲です。左軸偏位に関しては続く問題を参照ください。

図1　正常軸と軸偏位

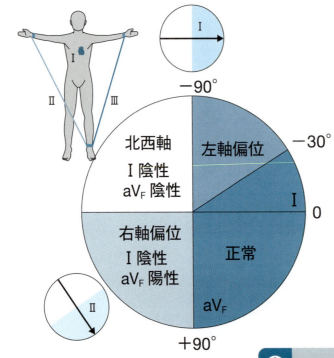

> **Point　北西軸＆右軸偏位の鑑別法**
> QRSの極性は陰性成分と陽性成分の和で考える
> ① Ⅰ誘導で陰性かつaV_F誘導で陰性＝北西軸
> ② Ⅰ誘導で陰性かつaV_F誘導で陽性＝右軸偏位

# ベーシック編 | 問題003

**問題 003** 70歳，女性。高血圧，糖尿病にて近医かかりつけ。定期受診時の心電図を示す。所見として正しいものを1つ選べ。

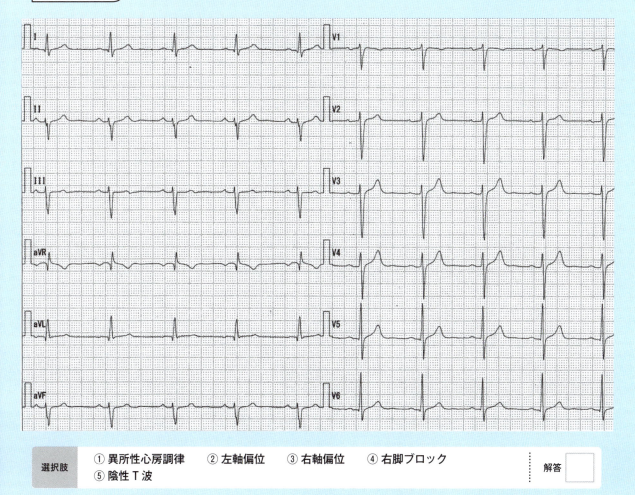

選択肢　① 異所性心房調律　② 左軸偏位　③ 右軸偏位　④ 右脚ブロック　⑤ 陰性 T 波

解答

---

## 解答 ▶ ②

| 正答の選択根拠 | Ⅱ誘導の QRS 波で陽性成分よりも陰性成分が大きいため，左軸偏位と考えます。 |
|---|---|
| その他の選択肢について | ① P 波は正常であり，異所性調律ではありません ● 問題 007, p15<br>③ Ⅰ誘導陰性ではないため，右軸偏位ではありません ● 問題 002, p5<br>④ 右脚ブロックとは $V_1$ 誘導で rsR' 型，$V_6$ 誘導でスラーを認める波形です。ここでは認めません ● 問題 025, p53<br>⑤ 陰性 T 波とは言葉のとおり T 波が陰性のことです（$aV_R$ 誘導は除く） |

## 問題003を解くための必須知識BOX　▶テーマ：左軸偏位

### 003-1　左軸偏位の鑑別

　左軸偏位は少し複雑です。BOX002-1の図1（p6）をみればわかるように，実は左軸偏位は軸が左にズレることではなく，上にズレているということになります。これは通常ではありえません。なぜなら心臓が（電気的に）逆立ちしていることになってしまうからです。Ⅰ誘導で陽性，aV_F誘導で陰性だけでは正常範囲といえるものも含まれてしまいます。完全に十字で分けられれば判断しやすいのですが，この0～－30°が曲者となります。心臓が立体で移動するものであるため，ある基準でみれば左軸偏位でも別の基準でみれば左軸偏位ではないといった微妙な判定がどうしても生じます。鑑別方法として，わかりやすいものから3つ解説します（図1）。

　①は最も簡単な方法です。Ⅰ誘導のQRS波の総和が陽性，Ⅱ誘導のQRS波の総和が陰性を示す領域がこの下図の薄い青の領域になります。これはⅡ誘導がこの－30°の線に直行するベクトルだからです。これを知っていれば一瞬ですね。

　②はⅠと－Ⅲ誘導のQRS波の波高値を比較します。要するに，Ⅰ誘導の陽性成分とⅢ誘導の陰性成分との垂線がぶつかったところがその心臓のベクトルとなります。Ⅲ誘導の陰性成分がⅠ誘導の陽性成分よりも大きい場合，－30°よりも左軸に振れていきます。

　③は少し計算が必要です。30°を含む直角三角形を想定すると，横（Ⅰ誘導の振幅総和）は縦（－aV_F誘導の振幅総和）の√3倍（＝約1.5倍）の長さであれば，30°，60°，90°の直角三角形になります。従って，aV_F誘導の振幅の総和×1.5がⅠ誘導よりも大きければ左軸に振れているということになります。

**図1　左軸偏位を見抜く3つの鑑別法**

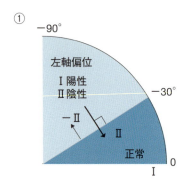
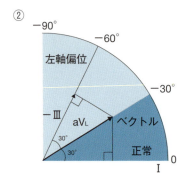
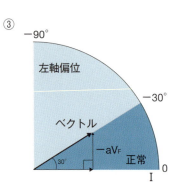

> **Point　左軸偏位の鑑別法**
> ① Ⅰ誘導でQRS波高値が陽性＆Ⅱ誘導でQRS波高値が陰性
> ② Ⅲ誘導のQRSの陰性成分＞Ⅰ誘導のQRSの陽性成分
> ③ Ⅰ誘導のQRS波の波高値＜aV_F誘導のQRSの波高値×1.5

## 問題 004

86歳，女性。心筋症にて循環器科受診中。心電図所見として正しいものを1つ選べ。

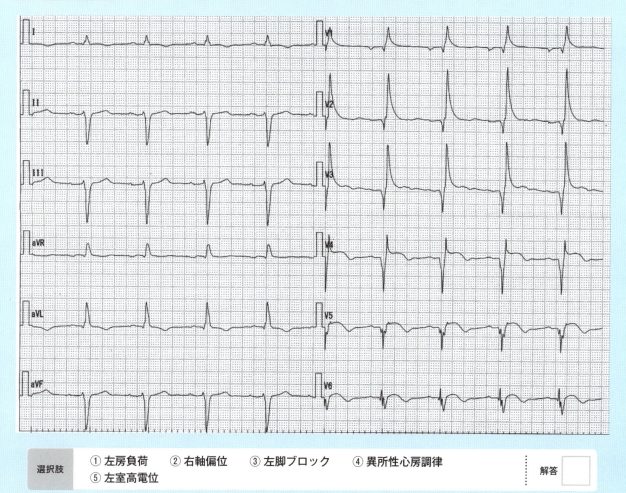

選択肢： ① 左房負荷　② 右軸偏位　③ 左脚ブロック　④ 異所性心房調律　⑤ 左室高電位

解答

---

**解答 ▶ ①**

 正答の選択根拠

P波を確認します。I誘導陽性，II誘導陽性から洞性P波です。V₁誘導でP terminal forceの増大を認めています。V₁誘導の陰性成分は幅約0.08秒，深さ約1mmであることから左房負荷ありと診断します。ちなみにこの心電図は拡張相肥大型心筋症の症例で，異常Q波，心室内伝導障害，ST上昇を伴っています。

 その他の選択肢について

② 右軸偏位はありません。左軸偏位はあります ➡ 問題002, p5
③ 左脚ブロックはありません。非特異的心室内伝導障害はあります ➡ 問題026, p55
④ P波の極性からは洞調律と考えます ➡ 問題007, p15
⑤ 左室高電位の基準は満たしません ➡ 問題013, p28

問題004を解くための必須知識BOX　▶テーマ：左房負荷

## 004-1　左房負荷によるP波の変化

関連するアドバンスBOXは
問題083（p181）へ

　左心系の異常により左房負荷がかかると左房拡大をきたします（表1）。左房は横長であるため，拡大すると横に長くなります。その結果，左房成分であるP波の後半部分の伝導が遅延し，Ⅱ誘導で120mm秒以上の遅延を認め，2峰性のP波となります。さらにV₁誘導においてはP波の後半部分である左房成分が離れていく陰性成分のため，これが深い陰性P波となります（図1）。これをP terminal forceの増大といいます。Morris indexで計算され，V₁誘導におけるP波陰性部分をみて，幅（秒）×深さ（mm）が0.04以上あれば左房負荷ととります（図2）。

表1　左房負荷におけるP波の変化

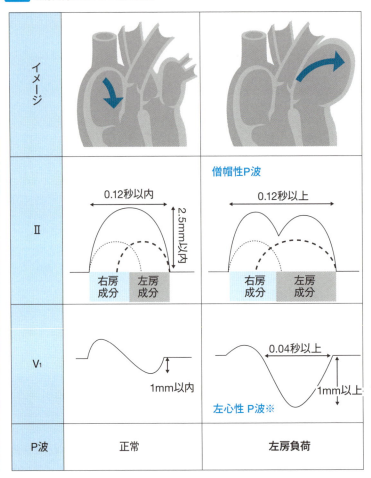

図1　P terminal force 増大のみかた

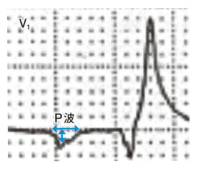

図2　Morris index による左房負荷の判定

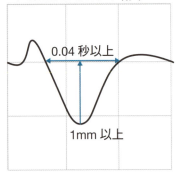

Morris index
幅(秒)×深さ(mm)が0.04以上

## 問題 005

10歳，女子。先天性心疾患にて小児科受診中。心電図所見として正しいものを1つ選べ。

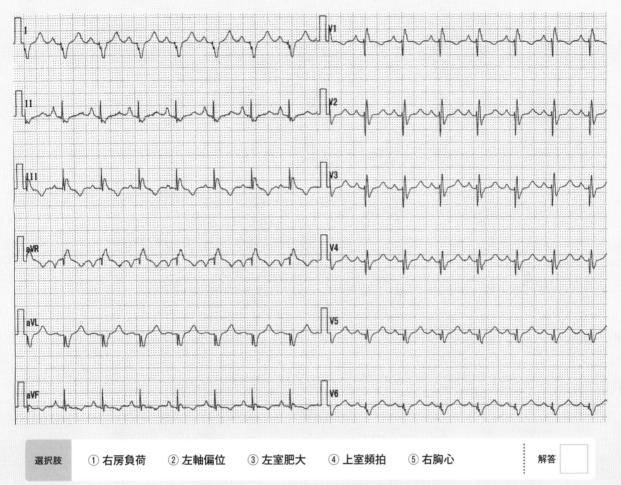

選択肢　① 右房負荷　② 左軸偏位　③ 左室肥大　④ 上室頻拍　⑤ 右胸心　　解答 ☐

---

### 解答 ▶ ①

**正答の選択根拠**

まずはいつもどおりP波からみていきます。P波はⅠ誘導で陽性，Ⅱ誘導でも陽性であり，洞調律で問題なさそうです。ポイントはⅡ誘導でのP波の波高値です。Ⅱ，Ⅲ，$aV_F$誘導のどれかでP波の高さが2.5mm以上あると右房負荷と診断します（図1）。本症例はEbstein奇形の心電図です。この疾患は右房に負荷がかかるため，下壁誘導でのP波の高さが上昇します。さらに右軸偏位や右脚ブロックなども右心負荷，右室拡大を示唆します。

図1　Ⅱ誘導の拡大図
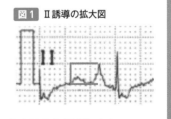

**その他の選択肢について**

② 右軸偏位はありますが，左軸偏位はありません ● 問題 003，p7
③ 左室高電位の所見はありません ● 問題 013，p28
④ 上室頻拍はありません。小児のため，やや頻脈傾向です ● 問題 036，p79
⑤ 右胸心でみられるⅠ誘導P波の陰性化はみられません ● 問題 101，p220

# 問題005を解くための必須知識BOX　▶テーマ：右房負荷

## 005-1　肺性P波が起こるしくみ

関連するアドバンスBOXは
問題084（p184）へ

　右心系に負荷がかかると，右房負荷がかかり，右房が拡大します（表1）。するとⅡ誘導のP波が<u>2.5mm以上</u>高くなります。これを<u>肺性P波</u>といいます。さらにV₁誘導においてはP波の前半成分が<u>先鋭化</u>します（<u>右心性P波</u>）。右房は主に上下に拡大するため，このような変化をきたします。多少の伝導障害をきたすこともありますが，後半は左房成分と重なるため，<u>P波として伝導遅延を起こすことはありません</u>。

表1　右房負荷におけるP波の変化

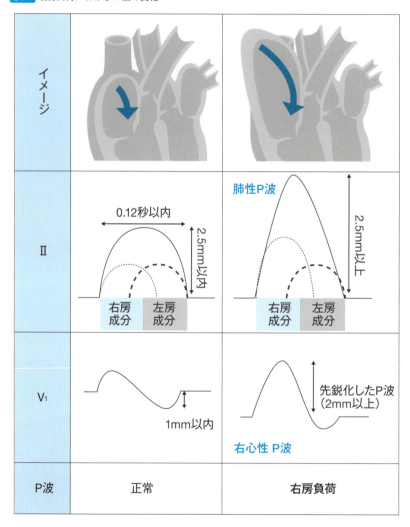

## 問題 006

45歳，女性。健診の心電図を示す。所見として正しいものを1つ選べ。

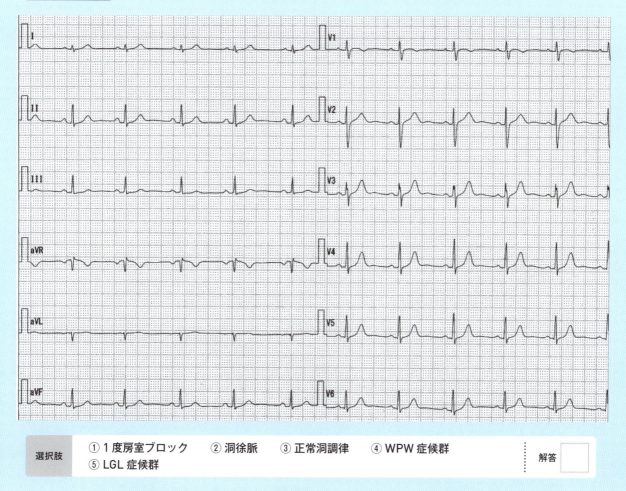

| 選択肢 | ① 1度房室ブロック ② 洞徐脈 ③ 正常洞調律 ④ WPW症候群 ⑤ LGL症候群 | 解答 | |

---

### 解答 ▶ ③

|  正答の選択根拠 | 本症例の RR は 5 マス程度のため，心拍数は 60bpm 程度です。P 波は I，II 誘導で陽性であることから，洞性の P 波，PQ 間隔は 160msec 程度であり，正常範囲と考えます。従って，正常洞調律の波形です。 |
|---|---|
|  その他の選択肢について | ① 1度房室ブロックであれば PQ 間隔は 200msec 以上に延長します ➡ 問題 020，p41<br>② 洞徐脈であれば心拍数は 50bpm 以下になります ➡ 問題 016，p34<br>④ WPW 症候群であれば PQ 短縮とデルタ波による wide QRS 波を認めます ➡ 問題 029，p62<br>⑤ LGL 症候群であれば PQ 間隔は 120msec 以下の短縮を認めます ➡ 問題 060，p132 |

## 問題006を解くための必須知識BOX　▶テーマ：洞調律

### 006-1　刺激伝導系の流れ

　心臓には微弱な電気が流れていて，それによって心臓は興奮（＝収縮）することができます。そのため，心臓には電気の通り道があり，各所に名前がついています（図1）。一番はじめの脈のスイッチとなるところを洞結節といいます。続いてそこから出た興奮が両心房に伝わって心房が収縮します。次に，その興奮は房室結節という心房と心室をつなぐゲートにたどり着きます。心房と心室の間には房室弁があり，この房室弁は絶縁体のため電気を通しません。つまり，心房の興奮は房室結節を通ることでしか心室には伝わりません（房室結節の役割についてはBOX023-2，p49参照）。房室結節を通るとヒス束，脚，プルキンエ線維へと興奮が伝わります。この間は高速道路に乗っているようなもので，途中で下車して筋肉を興奮させることはできません。最後のインターチェンジである心室筋にたどり着いてはじめて筋肉が収縮します。

図1　心臓における電気の通り道（刺激伝導系）

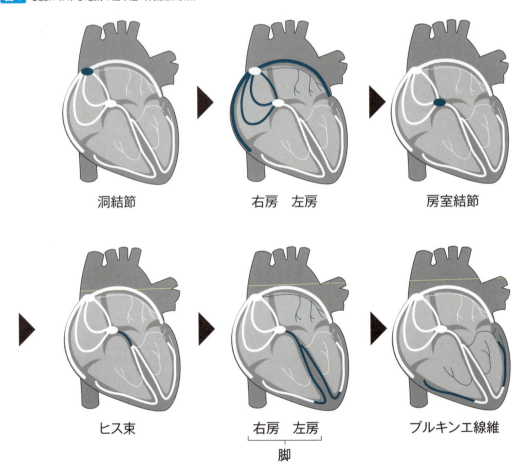

洞結節　　　右房　左房　　　房室結節

ヒス束　　　右房　左房　　　プルキンエ線維
　　　　　　　　脚

> **刺激伝導系の伝導基本ルール**
> ① 洞結節→心房→房室結節→ヒス束→右脚・左脚→プルキンエ線維→心室筋
> ② 房室結節には伝導できる数と時間にあえて制限が設けられている

ベーシック編｜問題007

## 問題 007

65歳，女性。心房細動アブレーション施行翌日における健診の心電図を示す。所見として正しいものを1つ選べ。

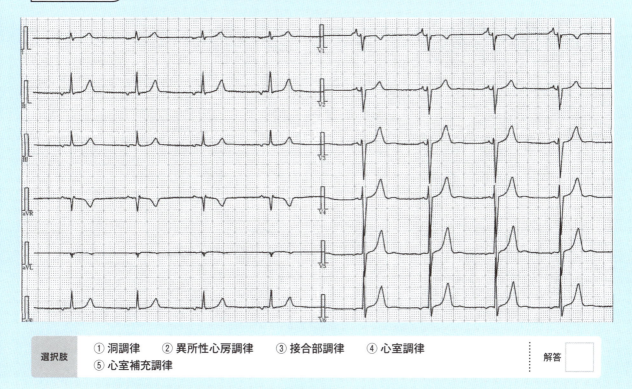

選択肢
① 洞調律　② 異所性心房調律　③ 接合部調律　④ 心室調律
⑤ 心室補充調律

解答 □

**ヒント**　Ⅰ誘導のⅡ誘導のP波の極性に注目すると？

**解答 ▶ ②**

**正答の選択根拠**

洞調律であればP波の極性がⅠ，Ⅱ誘導で陽性です。この心電図はどうでしょうか。明らかにⅡ誘導で陰性のP波であることが確認できます。QRS波やT波には異常がないので，単純に調律は洞調律ではないのでしょう（QRS-T波ごとひっくり返っていれば電極の付け間違いを考える必要がある）。Ⅰ誘導も陰性，aV_R誘導も陽性，V_1誘導は洞調律でもプラスマイナスがわかりにくいことがありますが，強陽性となっているので洞調律というにはさすがに違和感があります。V_5，V_6誘導で陰性P波なのも違和感があります。このP波は洞調律とは明らかに異なります。P-QRSの連続性はあるため，異所性に心房から調律されている状態です。

**その他の選択肢について**

① 洞性Pではありません
③④⑤ P波はみられており，心房より下位からの調律ではありません

## 問題007を解くための必須知識BOX　▶テーマ：異所性心房調律

### 007-1　洞性P波と異所性P波の鑑別

　P波の極性に注目です。洞結節は右房の上外側にありますので，心房興奮伝播は右上から左下に流れます。従って，P波はⅠ誘導陽性，Ⅱ誘導陽性の薄青の部分になります（図1）。Ⅰ誘導のベクトルは右から左に陽性なので右半分の薄青色の部分，Ⅱ誘導のベクトルは右上から左下に陽性なので右斜半分の薄青色の部分です。これが重なるところが濃い青の領域となるわけです。さらに右房から興奮し，心房中隔に沿って両心房が興奮するため，$V_1$誘導ではプラスマイナスの極性になります。

　これらを押さえておけば十分ですが，さらなるポイントとして，$aV_F$誘導はまっすぐ下向きに陽性のため洞調律では基本陽性，$aV_R$誘導は逆向きなので陰性，$V_3$〜$V_6$誘導からみると向かってくる興奮のため陽性となります。このような基本的な流れがわかっていれば細かく覚えなくてもわかりますね。ただし，P波は極性がみにくいので，近辺の異所性心房調律の鑑別が難しいことはあります。異所性心房調律とは，洞調律とは異なる心房の箇所から調律が行われることです。例えば右房上部からの起源であったり，右上肺静脈周囲の中隔が起源であったりするとほぼ洞調律と同じ波形になるため，判別は困難です。また，心臓の向きによって多少高さが変わったり，洞結節自体にも幅があるといわれているので，微妙に極性には個人差があったりします。基本はこの極性で合っていますが，極端な話，心臓がかなり寝ていて，洞結節が下のほうにあると$aV_F$誘導で陰性になったりする可能性はあります。このあたりは総合的に判断することになります。ただし，最も極性に一致するⅡ誘導が陰転化している場合は明らかに洞調律ではないと考えます。

　普段何気なく心電図を"異常なし"と診断していますが，意外と洞調律というものをきちんと定義すると難しいです。あなたが昨日読んだ心電図，本当に洞調律でしたか！？

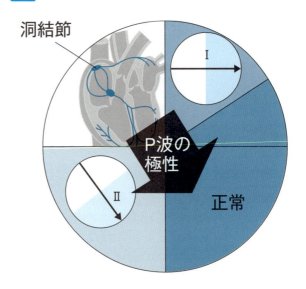

図1　P波の極性のみかた

### 007-2　「移動性ペースメーカ」と「ペースメーカ移動」とは

　移動性ペースメーカとは，調律を司る箇所が複数ある状態を指します。結果としてP波の種類は複数存在することになります。一方，ペースメーカ移動とは，心房内にある調律を司る箇所がAからBに移り変わることを言います。従って，波形としてはAが調律するP波とBが調律するP波の2種類だけが存在します。ただし，移り変わる過程で同時に出現すると，複雑に融合してさまざまな波形がみられることもあります。

## 問題 008

78歳，女性。高血圧にて近医通院中の心電図を示す。所見として正しいものを1つ選べ。

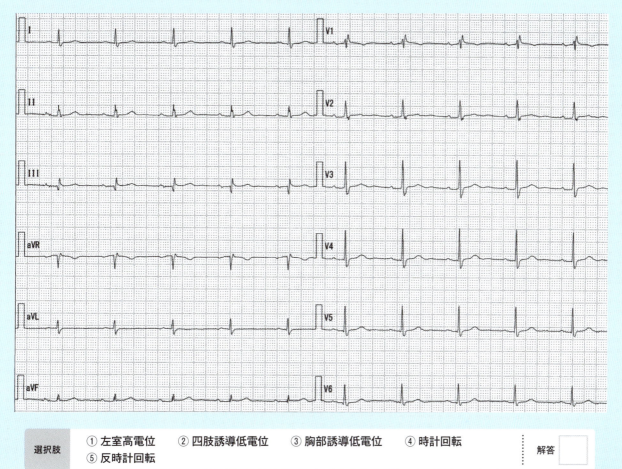

選択肢
① 左室高電位　② 四肢誘導低電位　③ 胸部誘導低電位　④ 時計回転
⑤ 反時計回転

解答

---

**解答 ▶ ⑤**

 **正答の選択根拠**
時計回転・反時計回転とは移行帯が変動することを指します。本症例では右脚ブロックを合併したことにより移行帯は $V_1$ 誘導であり，反時計回転していると考えます。

 **その他の選択肢について**
① 左室高電位の基準（$SV_1 + RV_5 > 35mm$）は満たしません ➡ 問題 013，p28
② 四肢誘導低電位の基準（全四肢誘導で 5mm 以下）は満たしません ➡ 問題 014，p30
③ 胸部誘導低電位の基準（全胸部誘導で 10mm 以下）は満たしません ➡ 問題 014，p30
④ 時計回転の基準（移行帯が $V_5$-$V_6$ 誘導）は満たしません ➡ 問題 009，p19

## 問題008を解くための必須知識BOX　▶テーマ：反時計回転

### 008-1　移行帯と回転の基礎

　移行帯とは胸部誘導において R/S 比が入れ替わるポイントのことで，一般的には心尖部の位置を反映していると考えられています。通常は V₁ 誘導から徐々に R 波が立ち上がっていき，徐々に S 波が浅くなっていきます。心尖部が最も近くなる V₅ 誘導で R 波が最も高くなります。回転とは移行帯が変動することで，時計回転と反時計回転があります。

　図1のように V₃, V₄ 誘導で R 波と S 波の電位が入れ替わっている場合は移行帯が V₃-V₄ 誘導であり，正常です。この R/S 比の入れ替わりが V₁-V₂ 誘導で起きる場合を反時計回転，逆に V₅-V₆ 誘導で起きる場合を時計回転といいます。心臓を下から眺めたとして図1をみると時計回転，反時計回転の考え方がわかりやすいです（図2）。移行帯に時計の針を重ね合わせたと仮定して，V₁, V₂ 誘導にズレれば反時計回転，V₅, V₆ 誘導にズレれば時計回転ですね。

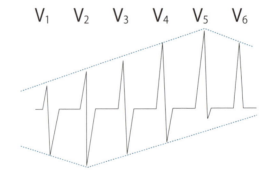

図1　正常な移行帯と回転

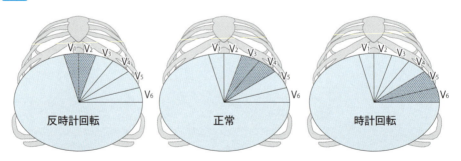

図2　胸部誘導と移行帯

### 008-2　反時計回転

　反時計回転は健常人でもありえます。やせ型だとなりやすいですし，病的な意義がないことも多いです。後壁梗塞や右心負荷を反映して V₁ 誘導の R 波が上がってくると反時計回転を起こすので，V₁ 誘導の R 波が S 波よりも高い場合には注意が必要です。また，右脚ブロックを合併しても反時計回転を呈することがあります。

問題 009　69歳，男性。虚血性心筋症にて通院中。心電図所見として正しいものを1つ選べ。

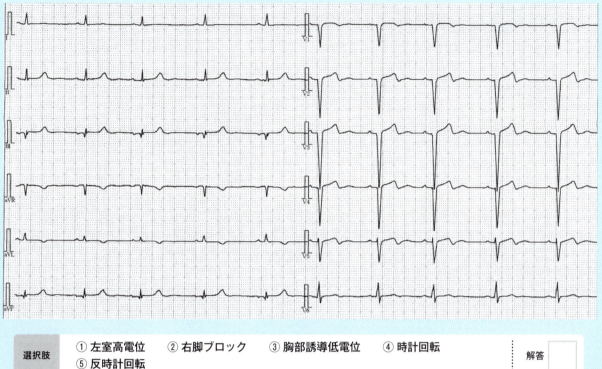

選択肢　① 左室高電位　② 右脚ブロック　③ 胸部誘導低電位　④ 時計回転　⑤ 反時計回転

解答

ヒント　胸部誘導のR/S比に注目!!

## 解答 ▶ ④

| 正答の選択根拠 | 移行帯はV₅-V₆誘導であり，時計回転していると考えられます。R波の増高不良を合併しており，原因はおそらく左前下行枝の陳旧性心筋梗塞と推測されます。 |
|---|---|
| その他の選択肢について | ① 左室高電位の基準（$SV_1 + RV_5 > 35mm$）は満たしません ➡ 問題 013，p28<br>② 右脚ブロックの基準（$V_1$誘導でrsR'型，$V_6$誘導でS波のスラー）はありません ➡ 問題 025，p53<br>③ 胸部誘導低電位の基準（全胸部誘導で10mm以下）は満たしません ➡ 問題 014，p30<br>⑤ 反時計回転の基準（移行帯が$V_1$-$V_2$誘導）は満たしません ➡ 問題 008，p17 |

## 問題009を解くための必須知識BOX　▶テーマ：時計回転

### 009-1　時計回転の見極め

　肥満であるだけでも心臓がお腹に押されて時計回転が生じることがあります。ただし，反時計回転と異なり病的である可能性があります。急性肺動脈血栓塞栓症，慢性肺疾患，前壁の陳旧性心筋梗塞などは前胸部におけるR波の増高不良により時計回転を合併することがあります。BOX008-1の図2（p18）をおさらいしてみてください。

> **胸部誘導の移行帯で回転を考える**
> ① 反時計回転：移行帯が $V_1$-$V_2$ 誘導
> ② 時計回転：移行帯が $V_5$-$V_6$ 誘導

### 問題010

59歳，男性。当日朝から持続する胸痛にて受診。心電図所見として**誤っているもの**を1つ選べ。

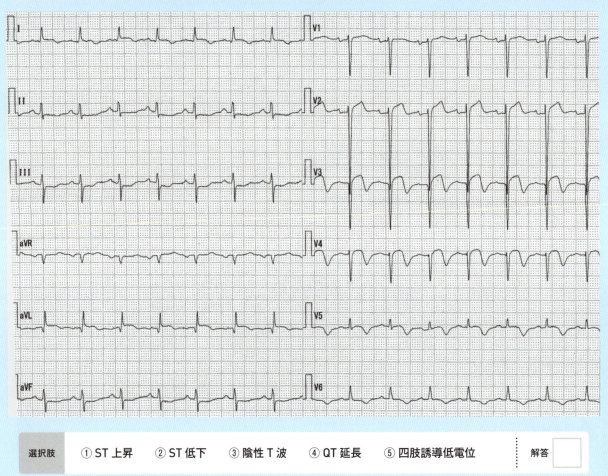

選択肢　①ST上昇　②ST低下　③陰性T波　④QT延長　⑤四肢誘導低電位　　解答

解答 ▶ ⑤

| 正答の選択根拠 | 本症例ではV₂〜V₄誘導でST上昇を認め，まずは前下行枝の急性冠症候群を疑います（典型的な前下行枝の心筋梗塞の所見としてはV₁〜V₄誘導でST上昇＆陰性T波を認める）。さらに，ミラーイメージとして下壁誘導（Ⅱ，Ⅲ，aV_F誘導）でST低下を認めます。また，心筋梗塞によって再分極異常をきたすとQTが延長することもあります。低電位の基準である"すべての四肢誘導で5mm以下"ではありません ➡ 問題014，p30 |
|---|---|
| その他の選択肢について | ① V₁〜V₄誘導でST上昇が認められます ➡ 問題030，p64<br>② Ⅱ，Ⅲ，aV_F誘導でST低下が認められます ➡ 問題032，p70<br>③ V₃〜V₆誘導で陰性Tが認められます<br>④ QT延長が認められます ➡ 問題015，p31 |

##  問題010を解くための必須知識BOX　▶テーマ：ST上昇

###  010-1　ST上昇の3パターン

　STの上昇の仕方には主に3種類あります（表1）。上に凸のconvex型，水平に上昇するstraight horizontal型，下に凸のconcave型です。虚血によるST上昇はconvex型かstraight horizontal型になります。心膜炎や早期再分極によるST上昇はconcave型になります。

表1　ST上昇の3パターン

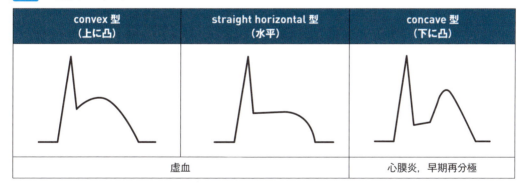

## 010-2 STが変化する機序

なぜ虚血性心疾患ではSTが変化するのでしょうか。これには心筋の酸素供給と需要の不均衡によって引き起こされる心筋の虚血が，心筋細胞の電気的活動に異常をもたらすことが原因です。通常，心筋は電気的に均一に興奮し，ST部分では平坦になります。しかし，虚血が生じると虚血部位の心筋細胞は酸素不足により代謝異常を起こし，膜電位が変化します。この変化が周囲の正常な心筋細胞との間に電位差を生じさせるため，ST部分の上昇または低下として，心電図に現れます。心筋は心内膜側と心外膜側があります。収縮するときは内から，弛緩するときは外から行うことで効率のよい興奮となるため，心内膜側のほうが興奮する時間が長くなっています（図1）。基本的に興奮は中から外に向かうため，体表の心電図では陽性波として確認できます。

ST低下は，狭心症などによって心筋の内膜側の部分的な虚血を起こすとみられます。通常，心臓を栄養している冠動脈は心筋の外側から栄養されているので，血管が狭窄すると心内膜側のほうが虚血を起こしやすいのです。心内膜側のみの虚血によって，本来内から外に向かって発生する興奮が弱まり，STが低下します（図2）。一方，ST上昇は，主に急性心筋梗塞でみられます。これは冠動脈が完全に閉塞し，心筋が貫壁性に虚血・壊死に陥ることで発生します。特に，心外膜が大きくダメージを受けることになり，より内から外に向かう成分が大きくなり，STが上昇します（図3）。

**図1 拡張と収縮のサイクル**

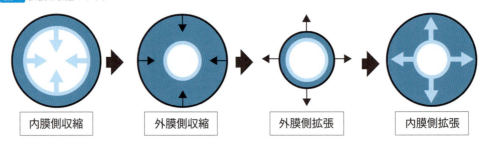

内膜側収縮　外膜側収縮　外膜側拡張　内膜側拡張

収縮するときは内から。弛緩するときは外から

**図2 ST低下のしくみ**

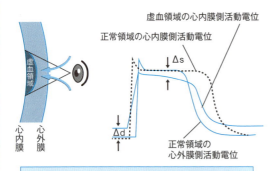

心内膜側のみの虚血では，心内膜側だけの電位低下により体表からみるとSTが下がってみえる

**図3 ST上昇のしくみ**

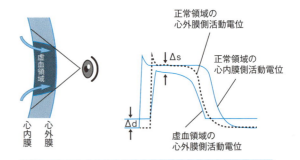

貫壁性に障害されると心外膜側が強く障害され，体表からみると向かってくる電位が確認されるため，STが上昇する

このBOX010-2ではかなり急に難しい内容が含まれています。**シンプルなしくみで考えるのであれば，ひどい虚血を起こしている方向に電位が流れるととらえてください**。心内膜下虚血（狭心症）なら外から内向きの電位になり，体表からみるとSTは低下します。貫壁性虚血（心筋梗塞）であれば外膜側のダメージが大きく，内から外に向かう電位のため，STが上がります（表2）。

表2 虚血によるST変化のしくみ

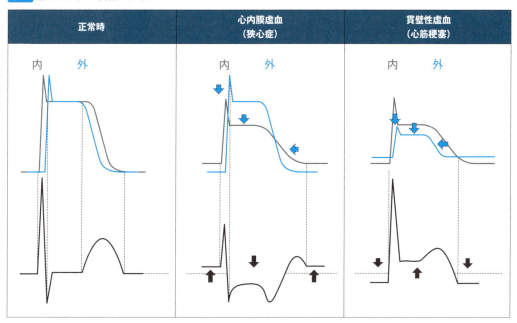

## 010-3 ミラーイメージ

心筋梗塞は，心臓の血管（冠状動脈）が閉塞し，その先の心筋に酸素が供給されなくなることで起こります。この結果，心筋は損傷し，壊死することもあります。急性の壊死を起こすと同領域を反映する誘導においてSTが上昇します。このような心筋梗塞の際，心電図の異なる誘導でみられる波形の変化が「ミラーイメージ」として現れます。具体的には，心筋梗塞の部位でSTが上昇する一方，反対側の誘導ではSTが下降します。これが鏡に映ったようにみえることから「ミラーイメージ」とよばれます。例えば，左前下行枝の心筋梗塞が起きると前壁の誘導（$V_1 \sim V_4$）のSTが上昇します。すると前壁心筋梗塞のミラーイメージとして，下壁誘導であるⅡ，Ⅲ，$aV_F$でSTが下降します

ミラーイメージは，心筋梗塞の部位と範囲を特定するうえで非常に重要です。以下の2つの理由から診断の助けになります。

1. 診断の確実性：特定の誘導でST上昇がみられ，その反対の誘導でST低下がみられることで，心筋梗塞の診断がより確実になる。
2. 心筋梗塞の部位特定：特に後壁梗塞においては直接的に後壁のST変化を表す誘導が少なく，ST上昇がわかりにくいことがある。一方，後壁梗塞の際にはミラーイメージとして前壁のSTが低下する。逆に言うと，前壁のSTが低下していれば後壁梗塞を疑うということ。このように，ミラーイメージにより確認できていない誘導におけるST上昇が推定できることがある。

## ベーシック編 | 問題011

**問題011** 75歳，女性。当日朝から持続する胸痛にて受診。心電図所見として正しいものを選べ。

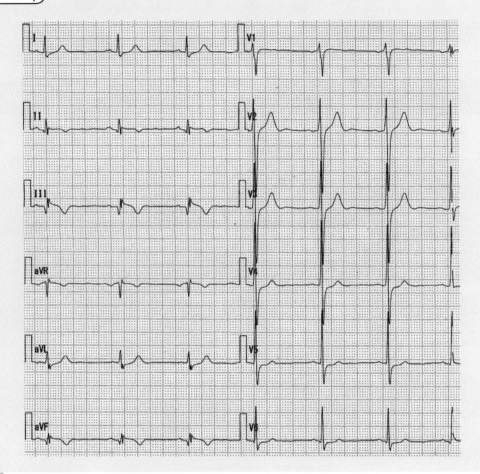

**選択肢**
① 左室高電位　② 胸部誘導のR波の増高不良　③ QT延長
④ 異常Q波　⑤ 四肢誘導低電位

解答

---

### 解答 ▶ ④

**正答の選択根拠**

Ⅱ，Ⅲ，$aV_F$ 誘導でのST上昇＆異常Q波を認め，右冠動脈の心筋梗塞が疑われます（BOX030-3，p67参照）。虚血性心筋症の場合，冠動脈の灌流域に一致して，異常Q波がみられます。これは心筋壊死を反映しており，少し時間がたっていることを示唆します。Ⅰ，$aV_L$，$V_4$〜$V_6$ 誘導でのわずかなST低下はミラーイメージの可能性があります。

**その他の選択肢について**

① 左室高電位の基準（$SV_1 + RV_5 > 35mm$）は満たしません ⇒ 問題013，p28
② $V_3$ 誘導で3mm以上のR波の増高を認めます ⇒ 問題012，p26
③ T波の終わりはRRの半分内に収まっています ⇒ 問題015，p31
⑤ 四肢誘導低電位の基準（全肢誘導で5mm以下）は満たしません ⇒ 問題014，p30

# 問題011を解くための必須知識BOX　▶テーマ：異常Q波

## 011-1　異常Q波の定義

　Q波は心筋の壊死を反映します。区域性に異常Q波がみられた場合，その領域の心筋の壊死を示唆します。壊死の原因は虚血だけではなく，心サルコイドーシスや拡張型心筋症でもみられます。逆にⅢ誘導やaV_L誘導のみのQ波は異常とはしないこともあります。隣り合う誘導において再現性をもって異常Q波がみられてはじめて心筋の壊死を疑います。本症例でもⅢ，aV_F誘導においてQ波がみられます。異常Q波の定義はQ波の幅が1mm以上あること，Q波の深さがR波の1/4以上あることです（図1）。本症例でもⅢ，aV_F誘導のQ波はこれらの条件を満たしていると考えます。

図1　異常Q波の定義

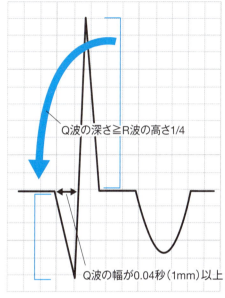

## 011-2　異常Q波はなぜ出現するのか

　異常Q波は壊死した心筋の近くの誘導に反映されます。心臓が興奮する際に，壊死した心筋はそれに反応することができません。その結果，周囲の興奮した心筋から興奮が流れ込み，電極から離れるような方向になります（図2）。これが異常Q波となって確認できます。

図2　異常Q波のしくみ

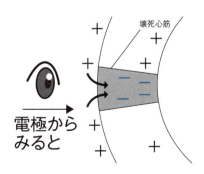

## 問題 012

72歳，男性。喫煙者で病院嫌い。健診も受けていない。最近疲れやすいとのことで家族に連れられ受診した。心電図所見として正しいものを1つ選べ。

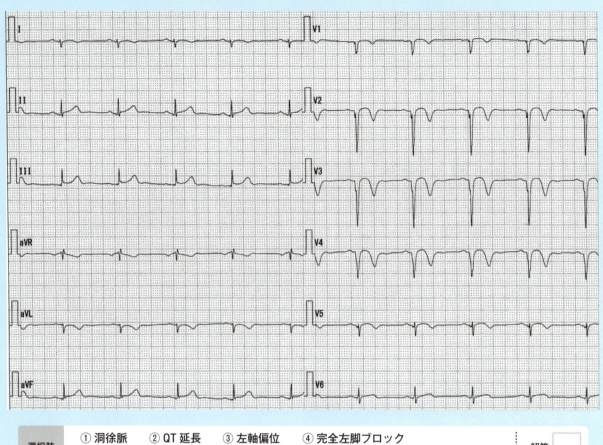

選択肢
① 洞徐脈　② QT 延長　③ 左軸偏位　④ 完全左脚ブロック
⑤ 胸部誘導の R 波の増高不良

解答

---

### 解答 ▶ ⑤

**正答の選択根拠**

$V_1$〜$V_5$ 誘導までほぼ R 波が立ち上がっておらず，R 波の増高不良と診断します。加えて胸部誘導での異常 Q 波と陰性 T 波を認め，I，$aV_L$ 誘導でも陰性 T 波を認めます。本症例の R 波の増高不良の原因として，対角枝を巻き込む左前下行枝近位部の陳旧性心筋梗塞を疑います（BOX030-3，p67 参照）。

**その他の選択肢について**

① 心拍数は 60bpm 程度であり，徐脈とは言えません ➡ 問題 016，p34
② T 波の終わりは RR の半分に満たないため，QT 延長はありません ➡ 問題 015，p31
③ II 誘導の QRS 極性は陽性であり，左軸偏位はありません。I 誘導は陰性であり，右軸偏位はあります ➡ 問題 003，p7
④ wide QRS にはなっておらず，特徴的な QRS 波形もありません ➡ 問題 026，p55

## 問題012を解くための必須知識BOX　▶テーマ：poor R wave progression

### 012-1　胸部誘導におけるR波の増高不良（poor R wave progression）の基準

通常であれば胸部誘導では徐々にR波が立ち上がってくるのが正常です。$V_5$誘導あたりで最も高いR波になります。ところが，心筋梗塞や肺塞栓症があると胸部誘導でのR波が立ち上がってこなくなります。$V_1$〜$V_3$誘導でR/S比＜1，$V_2$誘導よりも$V_3$誘導のほうが高いR波，$V_3$誘導のR波が3mm以下という3点が当てはまれば，R波の増高不良と診断します（図1）。時計回転を合併することもあります。

**図1** 正常時と増高不良時の比較

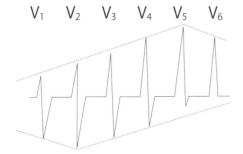

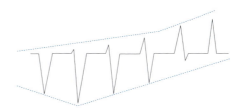

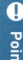

**胸部誘導のR波の増高不良のポイント**
① $V_1$〜$V_3$誘導でR/S比＜1
② $V_2$誘導よりも$V_3$誘導のほうが高いR波
③ $V_3$誘導のR波が3mm以下

## 問題 013

80歳，男性。大動脈弁狭窄症にてカテーテル治療前の心電図を示す。所見として正しいものを1つ選べ。

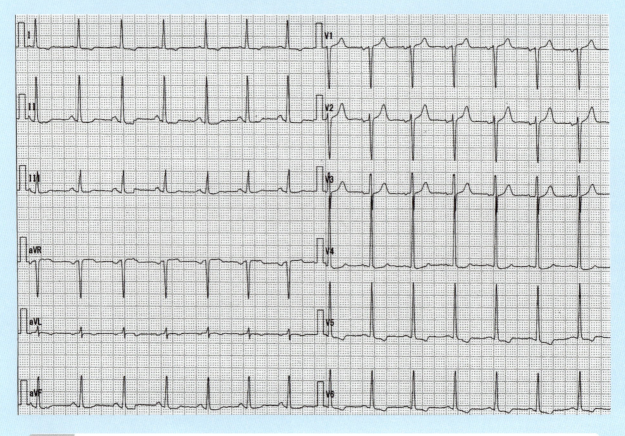

選択肢　① 左室高電位　② 四肢誘導低電位　③ 胸部誘導低電位　④ 時計回転　⑤ 反時計回転

解答

---

**解答 ▶ ①**

|  正答の選択根拠 | 高齢男性のため，大動脈弁狭窄症は左室肥大や左室拡大を引き起こし，心不全の原因になります。また，動脈硬化の進行が予測され，虚血性心疾患が合併する可能性も考える必要があるかもしれません。$V_1$誘導のS波＋$V_5$誘導のR波の高さが約39mmあり，基準とされる3.5mV以上であることから左室高電位の基準を満たしていると考えます。 |
|---|---|
|  その他の選択肢について | ② 四肢誘導低電位の基準（全肢誘導で5mm以下）は満たしません ● 問題014，p30<br>③ 胸部誘導低電位の基準（全胸部誘導で10mm以下）は満たしません ● 問題014，p30<br>④ 時計回転の基準（移行帯が$V_5$-$V_6$誘導）は満たしません ● 問題009，p19<br>⑤ 反時計回転の基準（移行帯が$V_1$-$V_2$誘導）は満たしません ● 問題008，p17 |

## 問題013を解くための必須知識BOX　▶テーマ：高電位

### 013-1　左室高電位の基準

　左室高電位にはいくつか基準がありますが[1-3]，Sokolow-Lyon電位は最もよく使われています[1]。これは$V_6$誘導あるいは$V_5$誘導のR波の高さ＞2.6mV，$V_1$誘導のS波＋$V_5$誘導のR波＞3.5mVが定義です。特異度は高いですが，感度が低いとされています。左室高電位の基準を満たす原因としては，左室の起電力が上昇するか，左室が胸壁に近づくかの2つの原因が挙げられます。起電力が上昇する原因としては，大動脈弁狭窄症や高血圧などの左室の圧負荷がかかる場合です。左室が胸壁に近づくのは左室容量負荷による左室拡大がみられる場合や，左室の壁厚の低下によるものが挙げられます。ほかに，やせていたり，小児であればそれだけで高電位の基準に当てはまってしまうことがあります。

### 013-2　脚ブロックを合併した場合の左室高電位の基準

　そもそものお話になりますが，心電図の左室高電位を呈し，エコーでの左室肥大を認めた場合の感度はだいたい20〜40％程度とされていて，あまり高くありません。これは心電図で高電位を呈する原因が，心臓興奮のベクトルや伝導によって大きな影響を受けるためと考えられています。ゆえに脚ブロックを合併した場合の左室高電位の診断は困難をきわめます。これに関する文献はいくつかありますが，明確なものはなく，広く普及しているものもありません。例えば左脚ブロック合併であれば，$V_2$誘導のS波と$V_6$誘導のR波が4.5mV以上で左室高電位としているものもあります[4]。右脚ブロックに関しても，$V_5$誘導でR波が26mmあれば左室高電位はあると考えますが，補助的に軸偏位や$aV_L$誘導のR波の増高を活用するパターンも報告されています[5]。

**左室高電位（Sokolow-Lyon電位の基準）**
$V_5$，$V_6$誘導のR波の高さ＞2.6mV
＋
$V_1$誘導のS波＋$V_5$誘導のR波＞3.5mV

#### 文献
1) Sokolow M, Lyon TP: The ventricular complex in left ventricular hypertrophy as obtained by unipolar precordial and limb leads. Am Heart J. 1949; 37: 161-186.
2) Ishikawa J, Ishikawa S, Kario K: Jichi Medical School (JMS) Cohort Study Investigators Group. Levels of cornell voltage and cornell product for predicting cardiovascular and stroke mortality and morbidity in the general Japanese population. Circ J. 2014; 78: 465-475.
3) Faggiano A, Gherbesi E, Tadic M et al: Do We Need New Electrocardiographic Criteria for Left Ventricular Hypertrophy? The Case of the Peguero-Lo Presti Criterion. A Narrative Review. Am J Hypertens. 2024; 37: 155-162.
4) Klein RC, Vera Z, DeMaria AN, et al: Electrocardiographic diagnosis of left ventricular hypertrophy in the presence of left bundle branch block. Am Heart J. 1984; 108: 502-506.
5) Vandenberg B, Sagar K, Paulsen W, et al: Electrocardiographic criteria for diagnosis of left ventricular hypertrophy in the presence of complete right bundle branch block. Am J Cardiol. 1989; 63: 1080-1084.

## 問題 014

80歳，男性。心筋梗塞後にて定期通院中。心電図所見として正しいものを1つ選べ。

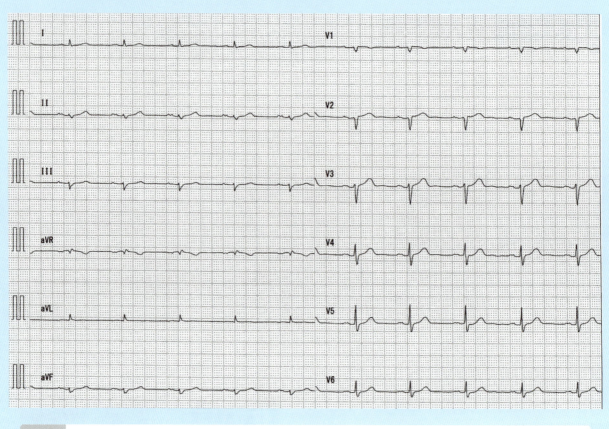

選択肢　① 左室高電位　② 四肢誘導低電位　③ 右軸偏位　④ 時計回転　⑤ 反時計回転

解答

---

**ヒント**　なんだかスッキリした心電図ですね。四肢誘導のQRSの高さに注目すると？

---

**解答 ▶ ②**

| 正答の選択根拠 | すべての四肢誘導でQRS波の電位が5mm以下なので四肢誘導低電位と考えます。 |
|---|---|
| その他の選択肢について | ① 左室高電位の基準（$SV_1 + RV_5 > 35mm$）は満たしません ➡ 問題 013，p28<br>③ I誘導は陽性であり，正常軸です ➡ 問題 002，p5<br>④ 時計回転の基準（移行帯が$V_5$-$V_6$誘導）は満たしません ➡ 問題 009，p19<br>⑤ 反時計回転の基準（移行帯が$V_1$-$V_2$誘導）は満たしません ➡ 問題 008，p17 |

# 問題014を解くための必須知識BOX ▶テーマ：低電位

## 014-1 低電位の基準

　すべての四肢誘導でQRS波の電位が5mm以下であれば四肢誘導の低電位，すべての胸部誘導でQRS波の電位が10mm以下であれば胸部誘導の低電位といいます。低電位になる原因は2つあって，心臓の起電力が低下することと空気や液体が心臓の周りに溜まってしまうことです。起電力が下がる原因としては虚血性心疾患や拡張型心筋症，心アミロイドーシスなどが原因として挙げられます。これらによって心筋が壊死や線維化などが進行すると，心臓の起電力が低下します。また，心臓の周りに空気が溜まる気胸や慢性閉塞性肺疾患（chronic obstructive pulmonary disease：COPD），液体が溜まる悪性腫瘍や心タンポナーデ，心膜炎などが原因として挙げられます。

**低電位左室高電位の定義**
① 四肢誘導QRS波≦5mm以下
② 胸部誘導QRS波≦10mm以下

---

## 問題 015

12歳，女性。学校検診で異常を指摘された。心電図所見として正しいものを1つ選べ。

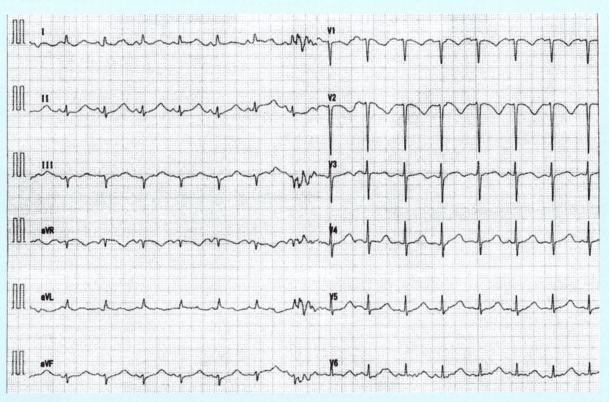

選択肢　① 北西軸　② QT延長　③ 時計回転　④ PQ延長　⑤ 異常Q波　　解答

| | |
|---|---|
|  正答の選択根拠 | RR 間隔の半分よりも T 波の終わりがはみ出しているため，QT は延長していると考えます。 |
| その他の選択肢について | ① 軸偏位はありません ➡ 問題 002，p5<br>③ 移行帯は正常です ➡ 問題 008，p17<br>④ PQ は 0.2 秒以下で正常です ➡ 問題 020，p41<br>⑤ そもそも Q 波はありません ➡ 問題 011，p24 |

##  問題015を解くための必須知識BOX　▶テーマ：QT延長

###  015-1　QT延長症候群の簡易的鑑別方法

　QT 時間とは QRS 波の始まりから T 波の終わりまでを指します。一般的に 440msec 以上あれば QT 延長としますが，心拍数や計測方法によって数値が変わったりするため，正確な数値は評価するのが難しいです。そのため，シンプルでわかりやすい鑑別方法として RR 間隔の半分よりも T 波がはみ出しているかで判断します（図1）。RR の半分よりも T 波が長ければ，QT 延長と判断します。ただし，これは心拍数が 60 〜 100bpm の正常範囲内に限定的な判断としてください。徐脈であれば半分いかなくても QT が延長することはありますし，頻脈であれば T 波が半分超えていても QT は正常範囲にあることがあります。

**図1** QT 延長症候群の簡易的な判定方法

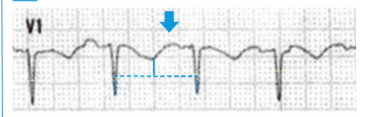

 **QT 延長症候群診断ポイント**
・RR の半分よりも T 波がはみ出る

　QT 延長症候群は先天性と後天性のものがあり，先天性のものは遺伝的要因が大きく関係します。後天性のものは，特定の薬物の使用や電解質異常（特に低カリウム血症や低マグネシウム血症），心臓の構造的異常，代謝異常なども QT 延長症候群の原因となることがあります。QT 間隔の延長が危険な理由として重篤な不整脈，特に心室頻拍（torsades de pointes）を引き起こす可能性があることが挙げられます。

　QT 延長症候群の治療として，まずは原因の特定と治療です。電解質や薬物中止がまず先決です。そのうえで治療が困難である場合や，先天的な QT 延長症候群の場合には β 遮断薬や植込み型除細動器の適応となります。

## 015-2　先天性QT延長症候群の基礎

　先天性のQT延長症候群（long QT syndrome：LQTS）は，遺伝的な異常によって引き起こされる疾患です。これは通常，心筋細胞のイオンチャネルの機能に関与する遺伝子の変異が原因です。先天性QT延長症候群には複数のタイプがありますが，LQT1，LQT2，LQT3が最も一般的です。

> LQT1：幅の広いT波となり，運動や水泳で誘発されます。
> LQT2：平坦なノッチ型のT波がみられ，主に音刺激で誘発されます。
> LQT3：遅発性に出現するT波で，安静や睡眠時に出現します。

　先天性LQTSのリスクスコアと診断基準に関してはQT時間やT波形などで層別化されていますので参照してください[1-3]。後天性LQTSは薬剤，電解質異常，そのほかの非遺伝的要因によって引き起こされる状態です。これにより，心電図上でQT間隔が延長し，致命的な不整脈を引き起こす可能性があります。原因薬剤としては抗不整脈薬（例：アミオダロン，ソタロール），抗菌薬（例：エリスロマイシン，クラリスロマイシン），抗精神病薬（例：ハロペリドール，クロザピン），抗うつ薬（例：三環系抗うつ薬）などが挙げられます。電解質異常としては低カリウム血症，低マグネシウム血症，低カルシウム血症があります。

### 文献

1) Priori SG, Wilde AA, Horie M, et al: HRS/EHRA/APHRS expert consensus statement on the diagnosis and management of patients with inherited primary arrhythmia syndromes: document endorsed by HRS, EHRA, and APHRS in May 2013 and by ACCF, AHA, PACES, and AEPC in June 2013. Heart Rhythm. 2013; 10: 1932-1963.
2) Schwartz PJ, Crotti L: QTc behavior during exercise and genetic testing for the long-QT syndrome. Circulation. 2011; 124: 2181-2184.
3) Schwartz PJ, Crotti L, Insolia R: Long-QT syndrome: from genetics to management. Circ Arrhythm Electrophysiol. 2012; 5: 868-877.

# ベーシック編 | 問題016

**問題 016** 50歳，男性。健診の心電図を示す。所見として正しいものを1つ選べ。

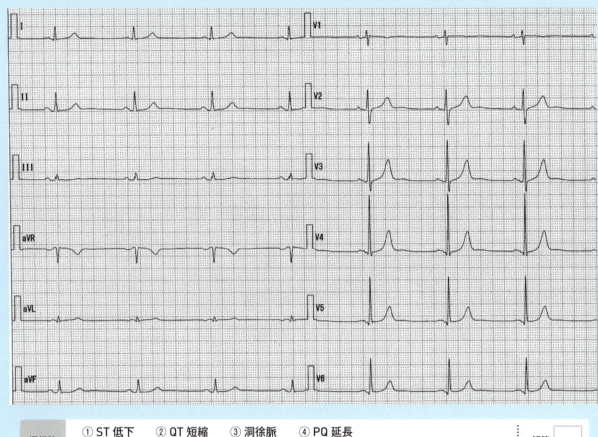

選択肢　① ST低下　② QT短縮　③ 洞徐脈　④ PQ延長
　　　　⑤ 胸部誘導のR波の増高不良

解答

---

**解答 ▶ ③**

|  正答の選択根拠 | P-QRS-Tが規則正しいリズムで並んでいます。P波はⅠ，Ⅱ誘導で陽性であることから洞性と考えられます。心拍数はRR間隔が6.5マス程度，つまり少なくとも50bpm以下であることから洞徐脈と診断します。なお，問題001と同じ心電図波形です。 |
|---|---|
|  その他の選択肢について | ① 明らかなST低下はありません ● 問題032，p70<br>② QTは少なくとも2マス（400msec）はあり，QT短縮はありません ● 問題080，p176<br>④ PQは200msec以下であるため，PQ延長はありません ● 問題020，p41<br>⑤ V₃誘導でR波が3mmあり，増高不良はありません ● 問題012，p26 |

## 問題016を解くための必須知識BOX　▶テーマ：洞不全（Ⅰ）　洞徐脈

### 016-1　洞不全症候群の基礎

洞不全症候群は洞結節の異常です。洞結節は心臓の刺激伝導系の最初のスイッチですので，これが壊れると脈拍が正常に出せなくなり徐脈になります。洞不全症候群にはその病態に応じてはRubensteinらによる分類があります。洞結節の興奮は12誘導心電図ではみえませんので，続く心房興奮であるP波があるかないかで代用します。そのため，洞不全症候群であれば，徐脈になるときも脈が抜けるときも<u>P波ごとなくなる</u>というのが房室ブロックとの鑑別ポイントにもなります。

**表1** Rubensteinによる洞不全症候群分類

| Ⅰ | 洞徐脈 | 心拍数が50bpm以下 |
|---|---|---|
| Ⅱ | 洞房ブロック | RRの整数倍で，QRSが突然脱落すること |
| Ⅱ | 洞停止 | RRの整数倍でなく，QRSが突然脱落すること |
| Ⅲ | 徐脈頻脈症候群 | 頻脈の停止時に突然の洞停止を認めること |

### 016-2　洞不全症候群（Ⅰ型）：洞徐脈

P波，QRS波，T波はそれぞれ正常ですが，ただただ脈が遅い状態です。心拍数は50bpm以下となります（図1）。

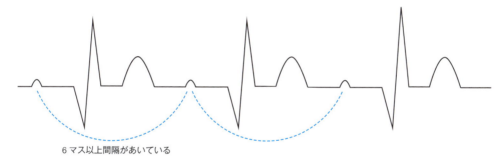

**図1** 洞徐脈（洞不全症候群Ⅰ型）

6マス以上間隔があいている

---

**問題017**　66歳，女性。無症候。カテーテル検査のため入院した際のモニター心電図（Ⅱ誘導，ペーパースピード25mm/秒）を示す。無症候。所見として正しいものを1つ選べ。

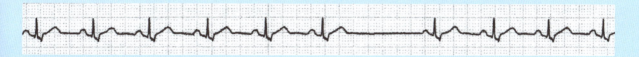

選択肢　①2度房室ブロック　②洞房ブロック　③洞停止　④徐脈頻脈症候群　⑤非伝導性上室期外収縮

解答

**解答 ▶ ②**

**正答の選択根拠**

右から4拍目と5拍目の間でQRS波が一拍脱落しています。P波ごと脱落しているため，まずは洞不全症候群を疑います。頻脈の後のP-QRS脱落ではないため，徐脈頻脈症候群ではなく，洞不全症候群Ⅱ型と考えます。最後にPP間隔を確認するとちょうど1拍分の整数倍で抜けているため，洞房ブロックと診断します。

図1 PP間隔がちょうど1拍分の整数倍で抜けている

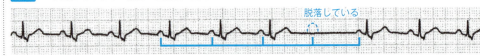

**その他の選択肢について**

①P波ごと脱落しているため，房室ブロックではありません ➡ 問題021，p43
③整数倍の脱落のため，洞停止ではありません ➡ 問題018，p37
④先行する頻脈とその後の突然の徐脈ではないので，徐脈頻脈症候群ではありません ➡ 問題019，p39
⑤脱落部分に先行する上室期外収縮はありません ➡ 問題051，p115

---

##  問題017を解くための必須知識BOX　▶テーマ：洞不全（Ⅱ）洞房ブロック

### 017-1　洞不全症候群（Ⅱ型）洞房ブロックの基礎

　P波ごと突然脈が脱落する病態です。洞不全症候群Ⅱ型には洞房ブロックと洞停止があります。洞房ブロックは整数倍に脱落がみられます（図1）。洞房ブロックは洞結節と心房の伝導が障害されている状態，洞停止は洞結節そのものが障害されている状態です。つまり，洞房ブロックは，洞結節は正常ですが洞結節と心房の伝導の異常がその原因なので，PP間隔は整数倍です。つまり，洞機能自体は正常ですが，洞結節から出ていく手段がないから心房に興奮を伝えられないのです。例えれば，離島にいて出航する小舟がない状態でしょうか（図2）。

図1 洞房ブロック（洞不全症候群Ⅱ型）

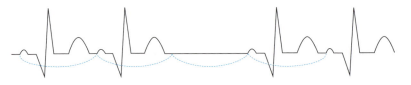

図2 出航する小舟がない

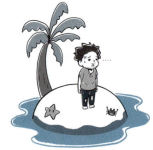

# ベーシック編｜問題018

## 問題 018

70歳，女性。ふらつきのため入院した際のモニター心電図を示す。所見として正しいものを1つ選べ。

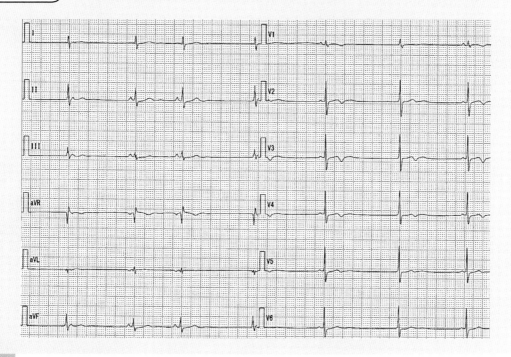

**選択肢**
① 徐脈頻脈症候群　② 洞停止　③ 洞徐脈　④ 1度房室ブロック
⑤ 2度房室ブロック

解答

---

**解答 ▶ ②**

**正答の選択根拠**

所々にP波らしき部分が確認できますが（図1，青矢印），QRSの後ろにみえるものもあります（図1，黒矢印）。QRS波の脱落はありませんので，房室ブロックはありません。不安定なP波に関しては洞停止が疑われ，それに対し接合部からほぼ同程度の頻度の補充調律が出ています。これを等頻度房室解離といいます。

図1　Ⅰ，Ⅱ，V₁，V₂誘導の拡大図

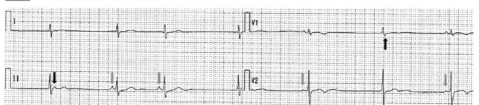

**その他の選択肢について**

① 頻拍後に徐脈になっているわけではありません ➡ 問題019，p39
③ 洞徐脈ではないところもあります（図1の青矢印）
④ PQ延長はありません ➡ 問題020，p41
⑤ P波はあるにもかかわらず突然QRSが脱落しているということはありません ➡ 問題021，p43

# 問題018を解くための必須知識BOX　▶テーマ：洞不全（Ⅱ）　洞停止

## 018-1　洞不全症候群（Ⅱ型）　洞停止の基礎

　前述のようにP波ごと突然脱落したものをⅡ型の洞不全症候群とよびます。整数倍に一致せずに脱落がみられたら洞停止です（図2）。洞停止は洞結節そのものが障害されている状態であり，PP間隔も不安定になっています。要は洞結節がさぼってしまうのです（図3）

図2　洞停止（洞不全症候群Ⅱ型）

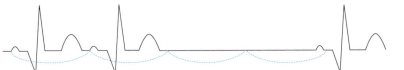

図3　さぼる洞結節

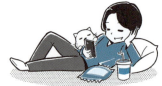

## 018-2　房室解離のしくみ

関連するアドバンスBOXは
問題105（p227）へ

　房室解離は心房と心室の伝導が連動していない状態を指し，室房解離ともいいます。房室解離はなんらかの理由で上位調律よりも下位調律の心拍数が勝っているために起きます。そのため，房室解離を起こすのは洞不全症候群，あるいは接合部or心室調律/頻拍ということになります（図4）。完全房室ブロックは，病態として房室が解離している状態ではありますが，ほかの原因と一線を画すので定義に入れるかどうかは議論の余地があります。等頻度房室解離は心房と心室の調律が解離しているものの，心房波と心室波がほぼ同頻度で出ている状態を指します。

図4　房室解離とブロックは機序が異なる

> **房室解離＝心房と心室の伝導が連動していない状態**
> 1. 上位調律が弱っている＝洞不全症候群
> 2. 下位調律が追い抜く＝接合部調律，促進性心室調律，心室頻拍
>
>     （3. 心房興奮を心室に伝導できない＝完全房室ブロック）

## 018-3 補充調律のしくみ

洞不全症候群や房室ブロックが起きると，房室結節や心室に興奮が伝わらなくなります。すると，それらが心拍を補充するように勝手に興奮を始めます。これを補充調律といいます。まさに「徐脈は会議室で起こってるんじゃない。現場で起きてるんだ！」と言って，脈を出していくイメージです。房室結節やヒス束からの補充調律は比較的narrowなQRSであり，心拍数自体も50bpm前後あります。一方，より下位調律である固有心室調律になると，wide QRSになり，心拍数も40bpm前後になります。

---

### 問題 019

77歳，女性。意識消失精査にて入院した際のモニター心電図（Ⅱ誘導，ペーパースピード25 mm/秒）を示す。所見として正しいものを1つ選べ。

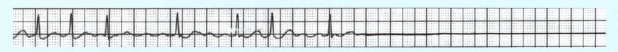

**選択肢**
① 洞房ブロック　② 徐脈性心房細動　③ 洞徐脈　④ 徐脈頻脈症候群
⑤ 正常洞調律

解答 [　]

---

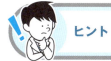

**ヒント**　前半には基線が揺れる頻脈性不整脈があり，それが停止したところの心電図です。

---

**解答 ▶ ④**

**正答の選択根拠**

前半部分は細動波を認め，心房細動を認めます。後半は心房細動の停止に伴って洞停止を認めているため，<u>徐脈頻脈症候群</u>と診断します。この場合は発作性心房細動に伴う徐脈頻脈症候群になります。心室（QRS波）が頻脈でなくても，心房が頻脈（細動波）になっているということで，このように診断します。

**その他の選択肢について**

① 洞房ブロックは突然のQRSの整数倍の脱落を伴います ➡ 問題017, p35
② 徐脈性心房細動は心房細動に徐脈を合併したものです。前半部分は確かに心房細動ですが，pauseの部分は細動波が消えているため，徐脈性心房細動ではありません ➡ 問題038, p83
③⑤ そもそも心房細動からの洞停止であり洞性のP波はありません ➡ 問題016, p34

## 問題019を解くための必須知識BOX　▶テーマ：洞不全（Ⅲ）　徐脈頻脈症候群

### 019-1　不全症候群（Ⅲ型）　徐脈頻脈症候群の基礎

関連するアドバンスBOXは
問題106（p228）へ

　徐脈頻脈症候群は，なにかしらの上室性頻脈の後に突然脈が伸びる状態です（図1）。まるで全力疾走した後に突然倒れこんでしまうかのようなイメージです（図2）。頻脈の後に徐脈を起こすため，本来は「頻脈徐脈症候群」とよぶほうが病態を適切に表している気がしますが，日本語では慣習的に「徐脈頻脈」とよびます。なお，英語表記ではどちらもあります（bradycardia-tachycardia syndrome/tachycardia-bradycardia syndrome）。頻脈の原因は，心房細動や発作性上室頻拍などいろいろです。頻脈発作後に洞停止を伴えばⅢ型の洞不全症候群の診断となります。実臨床の現場では脈を上げればよいのか下げればよいのかの判断に困り，薬物コントロールが難しい疾患です。

**図1** 徐脈頻脈症候群（洞不全症候群Ⅲ型）

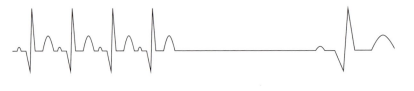

**図2** 全力疾走のあとに倒れ込む

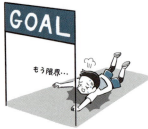

> **Point**
>
> **洞不全症候群の鑑別法まとめ**
> ① 洞不全症候群Ⅰ型（洞徐脈）：心拍数＜50bpm以下，P-QRS-Tに異常なし
> ② 洞不全症候群Ⅱ型（洞房ブロック，洞停止）：突然P波ごと脈が脱落する。整数倍で抜ければ洞房ブロック，整数倍でなければ洞停止
> ③ 洞不全症候群Ⅲ型（徐脈頻脈症候群）：上室性の頻脈性不整脈の後に突然のP波の延長

問題 **020** 66歳，女性。健診の心電図を示す。所見より疑われる疾患を1つ選べ。

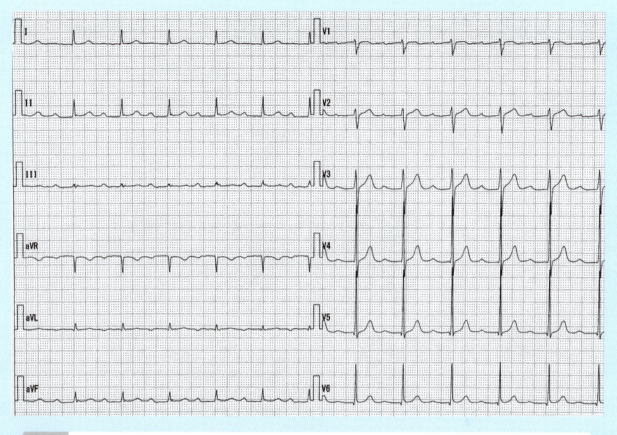

選択肢
① 1度房室ブロック　② Wenckebach型2度房室ブロック
③ Mobitz Ⅱ型2度房室ブロック　④ 高度房室ブロック　⑤ 完全房室ブロック

解答 □

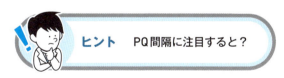

ヒント　PQ間隔に注目すると？

解答 ▶ ①

| 正答の選択根拠 | これはシンプルですね。徐脈もなく，QRS波の脱落もありません。PQが1マス以上あることからPQは0.2秒以上あり，1度房室ブロックと診断します。 |
|---|---|
| その他の選択肢について | ②③④⑤の選択肢であれば，いずれにしてもP波に続くQRS波の脱落がみられるはずです。 |

## 問題020を解くための必須知識BOX　▶テーマ：1度房室ブロック

### 020-1　刺激伝導系と体表心電図でみえるもの

　心臓を動かす電気の流れである刺激伝導系は洞結節，心房，房室結節，ヒス束，左右脚，プルキンエ線維，心室筋の順に伝導します。心筋に電気が流れ，細胞が興奮して収縮することを脱分極といいます。興奮した後にまた心筋が元に戻っていくことを再分極といいます。一方，体表心電図ではP波，QRS波，T波があります。P波が心房の興奮，QRS波が心室の脱分極，T波が心室の再分極に一致します。ここでのポイントは洞結節や房室結節の興奮は局所的すぎて体表心電図ではみえないという点，PQの間には房室結節，ヒス束，脚の興奮が隠れているという点です。つまり，洞不全症候群であれば心房の脱分極であるP波ごと消失しているかどうかで洞不全を診断していきます。房室ブロックであれば房室結節の異常なのでPQ間に異常が出てきます。この後に示す病態への理解を深めるうえでも重要なのでよく覚えておいてください。

**体表心電図が示すもの**
① P波が心房の興奮，QRS波が心室の脱分極，T波が心室の再分極
② 洞不全症候群→洞結節の異常＝P波ごと消失
③ 房室結節→房室結節の異常＝PQの異常

### 020-2　房室ブロックの基礎

　房室ブロックとはなんらかの理由で房室結節が障害され，心房と心室が正常伝導できなくなっている疾患です。房室ブロックにはタイプがあり，それぞれがまったく違う波形となります。皆さんは正しく房室ブロックを理解して診断することができますか？　おそらく最も簡単でイメージしやすいのは，3度房室ブロックである完全房室ブロックなのではないでしょうか。これは言葉のとおり，心房と心室の伝導である房室伝導が完全に遮断され，P波とQRS波が別々に興奮している状態です。ただし，最も大切なのは，房室ブロック＝PQの異常であることで，心房と心室の伝導が遮断された結果，別々に興奮しているということを忘れないでください。

### 020-3　房室ブロックの分類

　房室ブロックは一般的に3つに分類されます。しかし，本質的にはもっと細かく分類されます。これを読んでいただいている人はぜひ今後のためにも房室ブロックを本質から理解して正しく診断できるようになってください。よく教科書に書いてあるのは，

> 1度房室ブロック＝PQ間隔が延長している
> 2度房室ブロック＝たまに脈が脱落する
> 3度房室ブロック＝心房と心室の興奮がバラバラになっている

ですが，このように覚えるのは要注意です。この覚え方では房室ブロックでの本質が押さえられません。

　繰り返し言うように，房室ブロックはPQ間にあるはずの房室結節の伝導障害です。従って，障害の程度が軽度だと伝導遅延するだけですが，高度になってくると伝導が途絶することが多くなり，最重症だと完全に伝導できなくなるというわけです。そして，2度と3度のブロックの間にはさらにいくつか種類がありますので，まとめて覚えましょう。伝導の度合いで分類されているだけなので，難しいことはありません。

## 020-4 1度房室ブロックの基礎

1度房室ブロックでは房室の伝導遅延は生じても伝導はするため，QRS波の脱落はありません（図1, 2）。PQ間隔の定義については，バラつきはありますが，0.2秒以上であれば1度房室ブロックと診断します。「1度房室ブロック＝PQが延長する」とは暗記しないでください。大事なことは，伝導ブロックはないということです。伝導は落ちているからPQ間隔は延長するけど，伝導ブロックはないということが房室ブロックの本質を理解するために必要なポイントです。

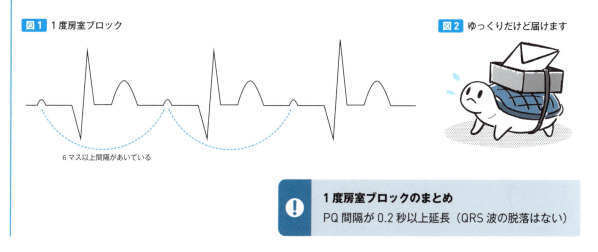

図1 1度房室ブロック
6マス以上間隔があいている

図2 ゆっくりだけど届けます

**! 1度房室ブロックのまとめ**
PQ間隔が0.2秒以上延長（QRS波の脱落はない）

### 問題 021

34歳，男性。動悸精査のためのホルター心電図（就寝中）を示す。所見より疑われる疾患を1つ選べ。

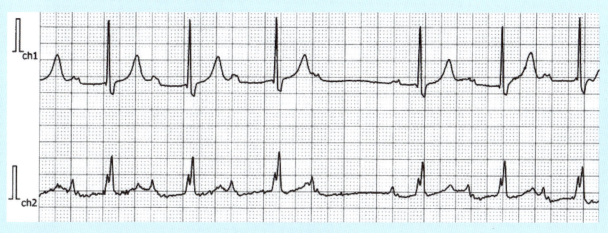

選択肢
① 上室期外収縮　② Wenckebach型2度房室ブロック
③ MobitzⅡ型2度房室ブロック　④ 高度房室ブロック　⑤ 完全房室ブロック

解答　□

**ヒント** 1拍抜けているところのP波，また，抜ける前後のPQは？

**解答 ▶ ②**

| 正答の選択根拠 | QRSの脱落を認めます。ポイントは，"どのように脱落しているのか"です。よくみると脱落直前にP波があり，続くQRS波が脱落しています。洞不全症候群であればP波ごと脱落するはずです。P波があるのにQRS波がついてこれないということは房室ブロックをまずは疑います。次にみるべきは，QRS波を伴わないP波は洞調律のP波なのかという点です。本症例はホルター心電図なので厳密に洞調律かはわかりませんが，洞調律に矛盾しないP波の極性だとした場合，PP間隔は一定であるため，このP波は洞性P波である可能性が高いです。洞調律なのにQRS波が1拍分脱落するのは2度房室ブロックの所見です。徐々にPQ間隔が延長して最終的に脱落してしまうのでWenckebach型2度房室ブロックと診断します。 |
|---|---|
| その他の選択肢について | ①PP間隔は常に一定であり，上室期外収縮ではありません ➡ 問題027, p58<br>③MobitzⅡ型であれば脱落前後でPQ間隔は変わりません<br>④1拍以上の脱落があれば高度と診断します ➡ 問題023, p48<br>⑤PQに連動性がなく，PPとRRがバラバラであれば完全房室ブロックです ➡ 問題024, p50 |

 **問題021を解くための必須知識BOX** ▶テーマ：Wenckebach型2度房室ブロック

### 021-1 　2度房室ブロックの基礎

　2度房室ブロックにはWenckebach型とMobitzⅡ型の房室ブロックがあります。違いはPQが徐々に延長するかどうかです。PQ徐々に延長した後にQRS波の脱落がみられればWenckebach型，PQ延長を伴わず突然のQRS波の脱落があればMobitzⅡ型の房室ブロックと診断します。房室伝導できなくなったものが1拍だけ抜けるというのがこれらの房室ブロックです。Wenckebach型の房室ブロックは健常人でも出現することがありますので，症状がなければペースメーカの適応にはなりません。MobitzⅡ型より重症な房室ブロックはペースメーカの適応となります。なお，本書では一貫して「Mobitz型」ではなく，「MobitzⅡ型」と書いています。実は，MobitzⅠ型房室ブロックとはWenckebach型房室ブロックのことを指します。そのような理由でWenckebach型（図1）とMobitzⅡ型（図2）で分けています。

**図1** Wenckebach型2度房室ブロック

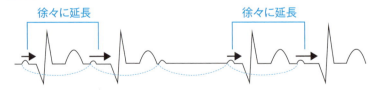

**図2** MobitzⅡ型2度房室ブロック

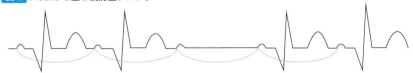

## 021-2　Wenckebach型とMobitzⅡ型の違い

　洞性P波からのQRSの1拍脱落をみれば2度房室ブロックを疑います。そしてこの2つの鑑別における最も大きなポイントは，QRS波が脱落する直前後のP-QRS波のPQ間隔を比べることです（図3）。Wenckebach型の房室ブロックであれば，PQが最大に延長しているところと短縮しているところを比較することで違いがわかりやすいので一目瞭然です。脱落したQRS波の前後のPQ間隔に変化がなければMobitzⅡ型の房室ブロックを疑います。

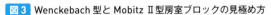
図3　Wenckebach型とMobitzⅡ型房室ブロックの見極め方
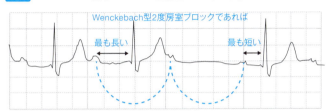

## 021-3　Wenckebach型とMobitzⅡ型におけるPQ変化の理由と鑑別

　まず，なぜWenckebach型房室ブロックではPQが徐々に延長するのか，なぜ健常人でもWenckebach型房室ブロックを起こすことがあるのかを解説します。ポイントは，房室結節が減衰伝導という特性をもつということと，自律神経の影響を受けるということです。減衰伝導特性とは短い間隔で心房から刺激が来ると，同じ速度で処理しきれずに興奮を心室に送るのに時間がかかってしまうという現象です。この現象は基本的に房室結節でしか起きません。つまり，Wenckebach型房室ブロックは房室結節の異常です。そしてこれは自律神経の影響によって健常人でも起きます。ゆえに，これ自体は危険性が低く，直ちにペースメーカ植込みの適応にはなりません。ちなみに，Wenckebach型房室ブロックにおいて，脱落するまでのPQ間隔は徐々に延長しますが，RR間隔は徐々に短くなっていきます。これはPQ間隔の延長によって次のQRS波にどんどん近づいていくためです。

　一方，MobitzⅡ型房室ブロックは突然PQが脱落します。減衰伝導をしないということは房室結節よりさらに下位であるヒス束近傍でブロックが起きていることを示唆します。ヒス束以下での伝導障害は高度房室ブロックへの進行リスクが高く，普通は起こりえません。ゆえに，MobitzⅡ型以上の高度の房室ブロックはペースメーカの適応となります（図4）。

図4　房室伝導障害度の違いでみる房室ブロック

軽　　　房室伝導障害度　　　重

- 1度＝房室伝導遅延はするがつながる
- 2度＝ときどき伝導できず，QRS波が1拍だけ脱落する
- 2：1＝2回に1回しか伝導できない
- 高度＝ときどきしかつながらないため，QRS波が数拍分脱落する
- 3度＝完全に房室伝導がない

**❗ 2度房室ブロックのまとめ**
Wenckebach型2度房室ブロック：PQ延長を伴うQRS波の1拍脱落
MobitzⅡ型2度房室ブロック：PQ延長を伴わないQRS波の1拍脱落

## 問題 022

78歳，女性。近医で心電図異常を指摘され，当院を紹介受診した。所見より疑われる疾患を1つ選べ。

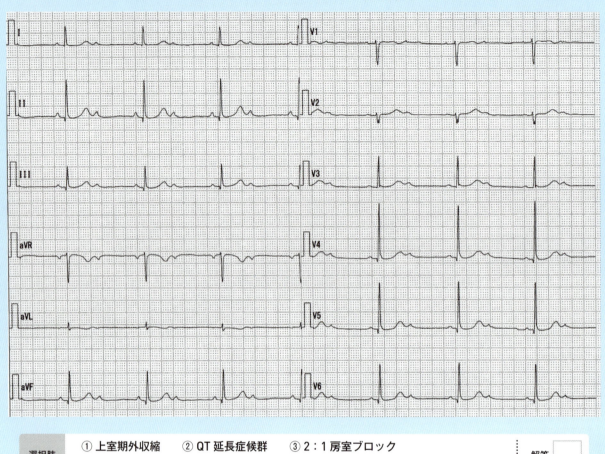

**選択肢**
① 上室期外収縮　② QT延長症候群　③ 2：1房室ブロック
④ 低カリウム血症　⑤ 完全房室ブロック

解答

---

### 解答 ▶ ③

**正答の選択根拠**

心拍数は45bpm程度のやや徐脈です。Ⅱ誘導でP波がみやすいです。2回に1回の割合でQRS波が脱落していることが確認できます。2回に1回伝導できているともいえますが，伝導したときのPQ間隔にも再現性があり，RR間隔も一定なので<u>2：1房室ブロック</u>と考えます。

**その他の選択肢について**

① 突き詰めれば非伝導性上室期外収縮が2回に1回出ている可能性がゼロとはいいませんが，P波の極性は同じであり，PP間隔も一定であることを考えると上室期外収縮というよりは2対1の房室ブロックを疑います ➡ 問題027, p58

②④ 伝導が障害されているP波をT波と見間違えばQT延長と間違う可能性があります。同様に低カリウム血症もQT延長を起こす可能性がありますが，そもそも本症例はP波が重なっているだけでQT延長はありません ➡ 問題099, p216

⑤ 2回に1回伝導しているため，完全房室ブロックではありません ➡ 問題024, p51

**問題022を解くための必須知識BOX** ▶テーマ：2：1房室ブロック

## 022-1　2：1房室ブロックの基礎

　言葉のとおり，2回に1回QRSが出現する房室ブロックです。例えると，2回に1回配達できない様子です（図1）。これは，2回に1回つながらないとも言えますし，2回に1回伝導できるとも言えますので，少し特殊な状態です。どちらにしても2度以上の房室ブロックということになりますので，ペースメーカの適応です（図2）。

**図1** 2回に1回は配達できない

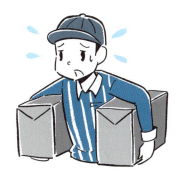

**図2** 2：1房室ブロック

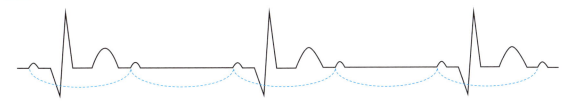

 **2：1房室ブロックのまとめ**
2回に1回しか伝導できない

## 022-2　2：1房室ブロックと完全房室ブロックの鑑別

　2：1と完全房室ブロック（3度房室ブロック）の鑑別に悩む人は少なくないようです。完全房室ブロックはPPとQRSが一定にバラバラに興奮するものと思っている人は特に注意が必要です。**房室ブロックの鑑別ポイントは，とにかくPQをみることです**。このポイントは，すなわちQRSに伝導できているときのPQに関連性があるかを判別するということです。2：1房室ブロックは，案外これはこれで安定しています。再現性をもってPQが一定の間隔で伝導しているので，2回に1回は伝導できているものと考えます。問題022の症例も心拍数は45bpm程度で安定しているため，症状がないこともあります。

## 問題 023

55歳，女性。ひどいめまいにより精査目的で受診した。ホルター心電図で記録された波形を示す。所見より疑われる疾患を1つ選べ。

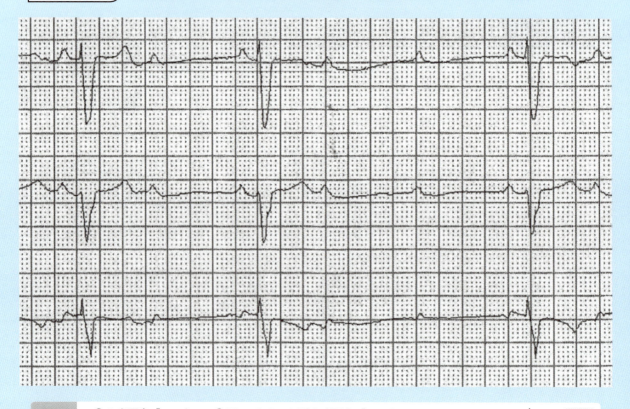

選択肢　① 1度房室ブロック　② Wenckebach型2度房室ブロック
　　　　③ MobitzⅡ型2度房室ブロック　④ 高度房室ブロック　⑤ 完全房室ブロック

解答

**ヒント**　RRが延長している箇所のP波は？
QRSがある箇所でのPQとの関連性は？

**解答 ▶ ④**

|  正答の選択根拠 | 発作的に突然のQRS波の脱落を認めます。洞性と思われるPはみられており，それにQRSが追従していないので，洞結節の問題ではなく，房室伝導の問題であることがわかります。一部伝導はしていても，2拍以上の脱落を認めるものを高度房室ブロックといいます。これも2度以上の房室ブロックに含まれるため，原則ペースメーカの適応となります。場合によっては補充調律が出現しないこともあり，完全房室ブロックより症状が強いこともあります。失神や意識消失の原因となります。 |
|---|---|
|  その他の選択肢について | ①②③ 2拍以上の房室伝導の脱落がみられ，2度より上の房室ブロックと考えます<br>⑤ 一部房室伝導を認めるため，完全房室ブロックではありません　➡ 問題024，p50 |

## 問題023を解くための必須知識BOX　▶テーマ：発作性高度房室ブロック

### 023-1　高度房室ブロックの基礎

　高度房室ブロックは，QRSが出現するP波よりも伝導が障害されてP波しかない波形のほうが多い状態です（図1）。2拍以上連続してQRS波が脱落すれば高度以上の房室ブロックになります。逆にいうと一度でも房室伝導が確認できれば完全房室ブロックではなく，高度房室ブロックになります。発作性に房室ブロックが出現する場合もこれに当てはまります。場合によっては補充調律がまったく出ず，失神の原因となります。また，完全房室ブロックより症状が強いこともあります。原則，ペースメーカの適応です。

図1　高度房室ブロック

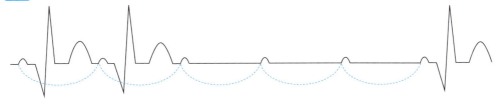

### 023-2　房室結節の大事な役割

　房室結節はゲートだと説明しました（BOX006-1，p14参照）。房室結節の重要な仕事の1つは，適切な数の興奮を，適切な時間差で伝導させることにあります（図2）。例えば，心房細動を起こしていると心房は300bpm以上のレートで細動しているため，それを全部心室に通していたら心室細動になってしまう危険があります。周期が速すぎる心房興奮を心室に通す必要はないので，ある程度の心拍数で制限がかかるようになっています。

図2　房室結節は適切な数の興奮を適切な時間差で伝導させるゲート

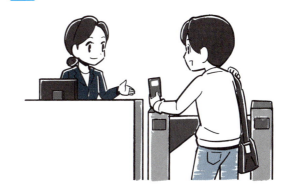

　もう1つの仕事は，心室が拡張する時間を生みだしているということです。心臓に帰ってきた血液は心房から心室に送られ，また心臓から出ていきます。血液をうまく送り出すためには収縮力もそうですが，一度部屋に血液をため込んでから放出するタメの時間も重要です。心房の収縮から心室の収縮までに時間差がなかったら，心室に血液をため込む時間を作れず，空打ちしてしまいます。そのため，あえて房室結節の伝導には時間がかかるようにして心室に血液がため込める時間を稼ぐ役割をしています。

> **高度房室ブロックのまとめ**
> 複数拍QRS波が脱落する

49

## 問題 024

88歳，男性。ふらつきのため受診。心電図所見より疑われる疾患を1つ選べ。

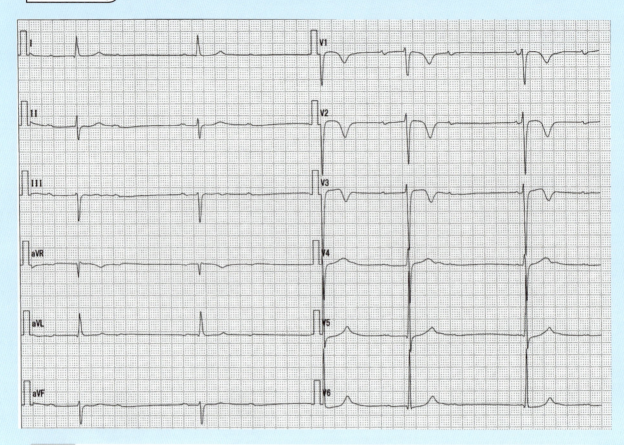

| 選択肢 | ① 1度房室ブロック　② Wenckebach 型 2 度房室ブロック<br>③ Mobitz Ⅱ 型 2 度房室ブロック　④ 高度房室ブロック　⑤ 完全房室ブロック | 解答 |
|---|---|---|

**解答 ▶ ⑤**

|  正答の選択根拠 | 心拍数は約 40bpm の徐脈です。QRS 波の間にはいくつもの P 波を認めており，P 波があるのに伝導できていない房室ブロックを疑います。さらに，房室ブロックの中でも PQ に関連性は認められず，まったく伝導できていないことから完全房室ブロックと診断します。 |
|---|---|
|  その他の選択肢について | ① 1 度房室ブロックは，PQ 延長はありますが，PQ 間隔は一定です ➡ 問題 020，p41<br>②③ 2 度房室ブロックは 1 拍だけの QRS 波の脱落を認めますので，抜けたところでのみ RR 間隔は延長します ➡ 問題 021，p43<br>④ 高度房室ブロックは 2 拍以上の QRS 波の脱落を認めますが，つながっているところの P-QRS は再現性があります ➡ 問題 023，p48 |

## 問題024を解くための必須知識BOX　▶テーマ：3度房室ブロック

### 024-1　3度房室ブロック（完全房室ブロック）の基礎

　3度房室ブロックは，いわゆる完全房室ブロックです。これは言葉どおり，完全に伝導が遮断されているため，心房と心室は完全に別々に興奮することになります。図1のように電話の上司からの指示（P波）を無視して自分で勝手に活動してしまいます（QRS波）。結果，P波とQRS波はバラバラになります（図2）。これも原則ペースメーカの適応です。

図1　上司を無視する部下

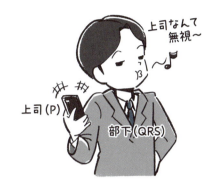

図2　3度房室ブロック

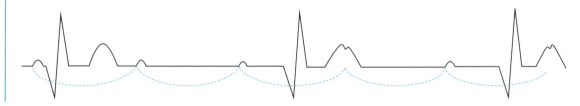

### 024-2　本当に完全房室ブロックのPPとRRは一定？

　かつて，「PP間隔とRR間隔が一定でないので，完全房室ブロックではないのでしょうか？」という質問を受けました。完全房室ブロックの説明に"PP間隔とRR間隔が一定の間隔かつ，別々に興奮するものである"と解説されているものも確かにあります。間違ってはいませんが，本質をとらえていない説明です。完全房室ブロックは房室結節の房室伝導，つまり上から下への順行伝導が完全になくなることです。"PQの関連性"がなくなったために心房（PP間隔）と心室（RR間隔）が別々に興奮しているということを理解してください。従って，P波がきちんと出ているにもかかわらず，QRS波が完全に追従できていないのであれば，それは完全房室ブロックです。

　実際，完全房室ブロックでPP間隔やRR間隔が不整になることはよくあります。RR間隔に関しては下位調律になるほどに補充も不安定になり，RRが突発的に延びたりします。怖いですね。PP間隔も一定ではないことがあります。これを心室相性洞不整脈（ventriculophasic sinus arrhythmia）といいます。これは心室収縮を挟むことによる心房内圧の上昇や血行動態の変化によって，QRS波を挟んだPP間隔はQRS波を挟まなかったPP間隔よりも短くなるという現象で，完全房室ブロックの40％程度にみられます。この用語は非常にハイレベルな用語なので，無視していただいても構いません。ただ，完全房室ブロックの診断においてPP間隔とRR間隔が一定であることは必ずしも必要条件ではないということをご理解ください。

**房室ブロックの鑑別法まとめ**
① 1度房室ブロック：PQ 間隔が 0.2 秒以上延長
② Wenckebach 型 2 度房室ブロック：PQ 延長を伴う QRS 波の 1 拍脱落
③ Mobitz Ⅱ型 2 度房室ブロック：PQ 延長を伴わない QRS 波の 1 拍脱落
④ 2：1 房室ブロック：2 回に 1 回しか伝導できない
⑤ 高度房室ブロック：複数拍 QRS 波が脱落する
⑥ 3 度（完全）房室ブロック：PQ 間に関連性が一切なく，P と QRS が独立している

## 024-3 徐脈性不整脈のシンプル鑑別法

関連するアドバンス BOX は
問題 050（p113）へ

徐脈性不整脈は主に洞不全症候群（図3）と房室ブロック（図4）です。最初の脈のスイッチがやられるか，途中の伝導のゲートがやられるかのどちらかです。どちらも脈が遅くなったり，突然 QRS 波が脱落したりしますが，P 波ごと脱落するか，P の後の QRS 波が脱落しているか大きなポイントです。洞不全症候群では P 波ごとなくなり，RR の間の P 波が減少します。房室ブロックでは P 波に続く QRS 波のみが欠落し，RR の間にある P 波は QRS 波より多くなります。気をつけないといけないのは非伝導性上室期外収縮です。一見すると P 波に続く QRS 波の脱落にみえ，2 度房室ブロックと勘違いします。**きちんと PP 間隔を測定して脱落時の P 波が洞性 P 波であることを確認しましょう。**

**図3** 洞不全症候群

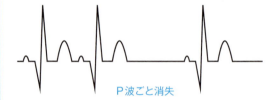

P 波ごと消失

P が QRS よりも少ない

**図4** 房室ブロック

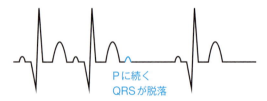

P に続く QRS が脱落

P が QRS よりも多い

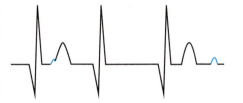

**洞不全症候群と房室ブロックの鑑別法と注意点**
① QRS 波の脱落時に P 波の脱落もあれば洞不全症候群，P 波に続く QRS 波のみが脱落すれば房室ブロック
② 徐脈時に RR 間の P 波も減少していれば洞不全症候群，P 波が複数あれば房室ブロック
③ 非伝導性上室期外収縮と間違えないように

ベーシック編｜問題025

## 問題 025

9歳，男児。健診の心電図を示す。所見より疑われるものを1つ選べ。

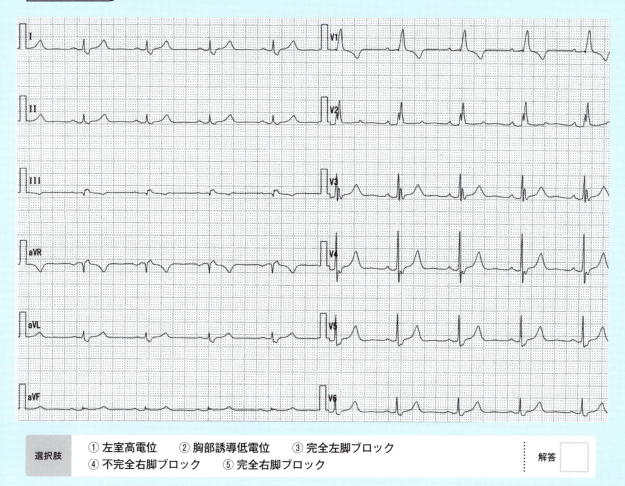

選択肢　① 左室高電位　② 胸部誘導低電位　③ 完全左脚ブロック
　　　　④ 不完全右脚ブロック　⑤ 完全右脚ブロック

解答　□

---

**解答 ▶ ⑤**

|  正答の選択根拠 | V₁誘導でrsR'型，V₆誘導でS波のスラーがあり，右脚ブロックを認めます。さらにQRS幅が120msec以上あれば完全，120msec未満であれば不完全右脚ブロックとなります。本症例は120msec以上あるので完全右脚ブロックです。 |
|---|---|
|  その他の選択肢について | ① 右脚ブロックの左室高電位の基準は満たしません ➡ 問題013, p28<br>② 胸部誘導の低電位の基準（QRS波高が10mm以下）は満たしません ➡ 問題014, p30<br>③ 左脚ブロック波形（V₁誘導でQS型，V₆誘導で2峰性のR波）は認めません ➡ 問題026, p55<br>④ 右脚ブロックの波形かつ，QRS幅が120msec未満であれば不完全右脚ブロックとなります<br>　➡ 問題026, p55 |

## 問題025を解くための必須知識BOX　▶テーマ：右脚ブロック

### 025-1　脚ブロックの基礎

　脚は刺激伝導系の一部であり，ヒス束を通った興奮が心室に伝わる際に通る伝導路です。さて脚は何本あるか知っていますか。右脚・左脚の2本と習った人がいるかもしれません。でも，ぜひこれを読んでいる皆さんは脚が3本あると理解してください。右脚，左脚前枝，左脚後枝の3本があります。それぞれがブロックされれば右脚ブロック，左脚前枝ブロック，左脚後枝ブロックの1枝ブロックとなります。さらにその組み合わせにより，2枝，3枝ブロックというものも存在します。

### 025-2　右脚ブロック（1枝ブロック）の心電図変化

　右脚ブロックは右脚の伝導障害です。右脚は右室に向かう伝導路であり，これによって右室の興奮は左脚を通ってきた伝導が回り込んできて右室を興奮させます。回り込んでくる電位は刺激伝導系を通っていないので，時間がかかってしまいます。結果右脚ブロックは前半部分が正常伝導なのでnarrow，後半部分がwideなQRS波になります。全体としてQRS幅が120msec（ミリ秒）を超えれば完全右脚ブロック，120msecを超えずに，右脚ブロック波形を呈すれば不完全右脚ブロックといいます。$V_1$誘導からみると右脚ブロックは最後に大きく左脚から向かってくるので，後半部分にR'が確認できます。逆に$V_6$誘導からみると大きく離れていくので，S波のスラーとして確認できます。「う」の形どおり，$V_1$誘導からみると最後は向かってくるのでR波，$V_6$誘導からみると離れていくのでS波と覚えてください（図1）。

図1　右脚ブロックの心電図変化

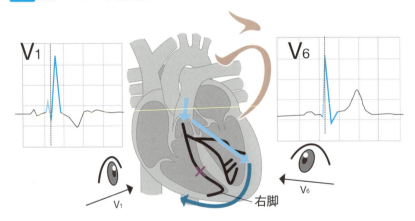

> **Point**
> **右脚ブロック**
> ① $V_1$誘導でrsR'型，$V_6$誘導でS波のスラー
> ② 後半部分がwide QRSになる
> ③ QRS幅が120msec以内から不完全，120msec以上なら完全右脚ブロック
> ④「う」型に伝導＝最後は$V_1$誘導に向かう，$V_6$誘導からは離れる

問題 026　85歳，女性。心筋症にて循環器科にて定期通院中の心電図を示す。所見として正しいものを1つ選べ。

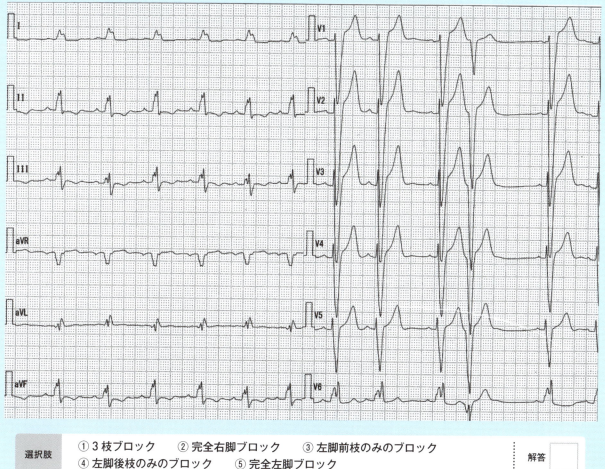

選択肢　①3枝ブロック　②完全右脚ブロック　③左脚前枝のみのブロック
　　　　④左脚後枝のみのブロック　⑤完全左脚ブロック

解答

---

**解答 ▶ ⑤**

**正答の選択根拠**

$V_1$誘導でrS型，$V_6$誘導で2峰性のR波を認め，左脚ブロックを認めます。QRS幅は120msecを超えており，完全左脚ブロックです。PQ間隔の延長は認めませんので，3枝ブロックまでは至りません。左脚ブロックは前枝と後枝が障害されている状態ですので，左軸偏位を合併することもあります。

**その他の選択肢について**

①3枝ブロックは2枝ブロックにPQ延長を伴ったものです ➡ 問題049，p110
②右脚ブロックは$V_1$誘導でrsR'型，$V_6$誘導でS波のスラーがみられます ➡ 問題025，p53
③左脚前枝ブロックでは強い左軸偏位を認めます ➡ 問題047，p105
④左脚後枝ブロックでは強い右軸偏位を認めます ➡ 問題048，p107

## 問題026を解くための必須知識BOX　▶テーマ：左脚ブロック

### 026-1　左脚ブロックの心電図変化

　まず左脚ブロックが1枝ブロックだと思っていた人は認識を改めましょう。左脚は分岐して前枝と後枝があります。分岐前に障害されているか，2枝が両方別々に障害されているかのパターンがありますので，左脚ブロックを2枝ブロックとよぶかどうかは議論があります。どちらにせよ左脚ブロックは左脚の2枝の伝導が障害されているために起きます。この障害によって左室の興奮は，右脚を通ってきた伝導が回り込んできて左室を興奮させます。回り込んでくる電位は刺激伝導系を通っていないので，時間がかかってしまいます。結果左脚ブロックは右脚ブロックと同様に，前半部分は正常伝導なので narrow，後半部分が wide な QRS 波になります。左脚ブロックにおいては QRS 幅が 120msec 未満のものを不完全左脚ブロックとは慣習的にいいません。120msec を超えたもののみ完全左脚ブロックと表現します。$V_1$ 誘導からみると左脚ブロックは最後に大きく右脚から離れていくので，後半部分に深い S 波が確認できます。逆に $V_6$ 誘導からみると大きく向かってくるので，2峰性の R として確認できます。「さ」の形どおり，最後は $V_1$ 誘導からみると離れていくので S 波，$V_6$ 誘導からみると向かってくるので R 波と覚えてください（図1）。

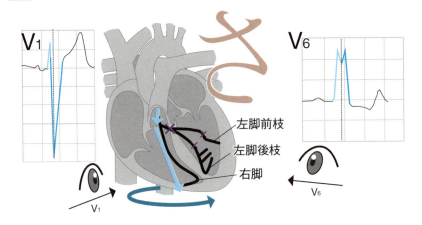

図1　左脚ブロックの心電図変化

### 026-2　右左脚ブロック波形は対称性

　どうしても脚ブロックを覚えられないという人に朗報です。どちらかだけ覚えればなんとなくの形はわかります。なぜなら脚ブロックの伝導は対になっており，$V_1$ 誘導と $V_6$ 誘導も逆からみたものと考えれば，逆の逆は似たような波形になっているからです（図2）。つまり，右脚ブロックの $V_1$ 誘導と左脚ブロックの $V_6$ 誘導では後半に高い R，右脚ブロックの $V_6$ 誘導と左脚ブロックの $V_1$ 誘導では深い S 波がみられます。ただし，右室と左室の心筋量には差があるので，まったく同じ波形にはなりません。

**図2** 左脚ブロックと右脚ブロックは対称波形

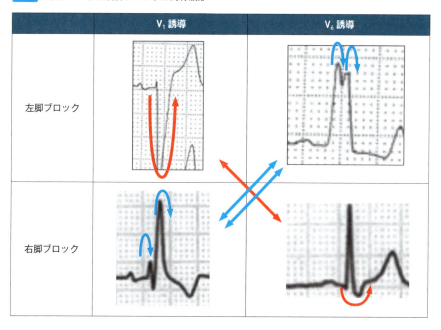

## 026-3 海外の暗記法〜William Morrowの法則

海外では脚ブロックを覚えるために「William Morrow」を使って暗記するようです。WilliamのLを左脚ブロックとしてW（$V_1$）iL（左）liaM（$V_6$）の形で覚えるというものです。右脚ブロックはMorrowのRをとってM（$V_1$）oR（右）roW（$V_6$）の形になります。図3も参照してください。これが暗記に使えると思った人はそれでもよいのですが，筆者はあまりお勧めしません。日本人だと結局，肝心のLかRかわからなくなるのと，暗記するため

**図3** William Morrow の法則

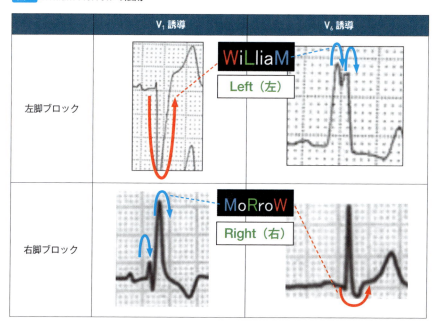

だけの小手先のテクニックでしかないからです。これよりは，ぜひ「う型」と「さ型」の伝導順序を思い出して，『「さ型」だと V_6 誘導に最後向かってくるから R 波が出るなぁ』と覚えてもらったほうが脚ブロックと波形の理解と役に立つと思います。

> **Point 左脚ブロックの鑑別**
> ① V_1 誘導で rS 型あるいは QS，V_6 誘導で 2 峰性の R
> ② 後半部分が wide QRS になる
> ③ 不完全左脚ブロックとはいわない。QRS 幅が 120msec 以上で完全左脚ブロック
> ④ V_1 誘導からみると離れていく，V_6 誘導からみると向かってくる

問題 **027** 50歳，男性。健診で異常を指摘され受診した際の心電図を示す。所見として正しいものを1つ選べ。

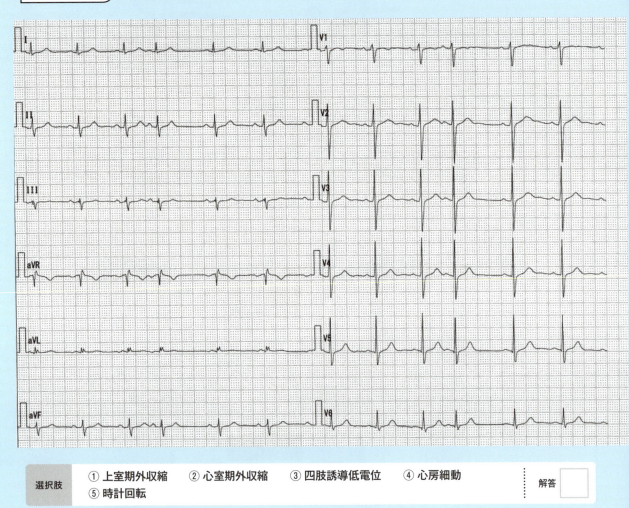

選択肢　① 上室期外収縮　② 心室期外収縮　③ 四肢誘導低電位　④ 心房細動　⑤ 時計回転

解答 □

|  解答 ▶ ① | |
|---|---|
|  正答の選択根拠 | 中年男性。健診なので特に症状はなさそうです。右から4拍目は通常よりも早いタイミングでP-QRSが出現しており，上室期外収縮を認めます。 |
| その他の選択肢について | ② wide QRSの期外収縮にはなっていません ➡ 問題028，p60<br>③ 四肢誘導は低電位の基準（全四肢誘導で5mm以下）は満たしません ➡ 問題014，p30<br>④ P波が存在しており，細動波はありません ➡ 問題039，p85<br>⑤ 移行帯はV$_2$-V$_3$誘導であり，正常範囲と考えます ➡ 問題009，p19 |

 **問題027を解くための必須知識BOX** ▶テーマ：上室期外収縮（PAC）

##  027-1　上室期外収縮（PAC）の基礎

関連するアドバンスBOXは問題051（p115）へ

　期外収縮とは通常よりも早いタイミングで出現する不整脈です。「脈が飛ぶ」と表現されることが多いです。心房から出れば上室期外収縮（premature atrial contraction：PAC）となります。上室期外収縮は心房からなので，通常とは形の違うP波が確認でき，続くQRS波は通常と同じ形のnarrow QRS波になるのが一般的です。

　基本的には上室期外収縮に対する治療の必要はありません。上室期外収縮が1日に一発もない人は実際にはほとんどいませんし，症状がないことも多く，大半の人は出ても気がつかないでしょう（図1）。ただあまりにも頻度が多いと，将来的な脳梗塞や心房細動のリスクになるともいわれているので，もし勧められた場合には一度は受診しておくのが望ましいです。

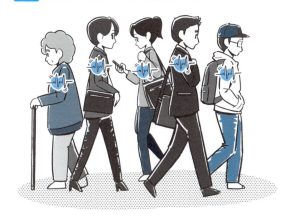

**図1** 上室期外収縮は大半の人に普段から出ている

　上室期外収縮は健常人でも9割以上にみられ，経過観察可能な症例がほとんどです。しかし，一部の報告では多発する上室期外収縮は将来的な心房細動や脳卒中のリスクを増加させるとする報告もあります[1]。注意したいのは，これは長期的なフォローの結果であり，上室期外収縮がどこまで関与しているかはわからないということと，かといってすべての症例に治療介入するわけにもいかないため，解釈が難しいという点です。いずれにせよ多発上室期外収縮が体によいことはないので，いきなり薬物療法は行わずとも，まずはストレスの軽減，睡眠時間の確保，アルコールの節制，禁煙，カフェイン制限による生活習慣改善を目指すことになります。

### 文献
1) Huang BT, Huang FY, Peng Y, et al: Relation of premature atrial complexes with stroke and death: Systematic review and meta-analysis. Clin Cardiol. 2017; 40: 962-969.

ベーシック編｜問題028

## 問題 028

48歳，男性。健診で異常を指摘され受診した際の心電図を示す。所見として正しいものを1つ選べ。

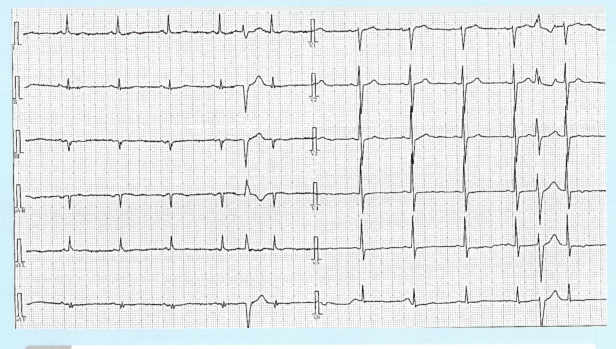

選択肢　① 上室期外収縮　② 心室期外収縮　③ 四肢誘導低電位　④ 心房細動
　　　　⑤ 時計回転

解答 □

 ヒント　通常よりも早いタイミングで出現するwide QRSの期外収縮といえば？

### 解答 ▶ ②

| 正答の選択根拠 | 中年男性。健診なので特に症状はなさそうです。wide QRSの期外収縮であることから心室期外収縮と考えます。 |
|---|---|
| その他の選択肢について | ① 先行するP波はありません ➡ 問題027，p58<br>③ 四肢誘導は低電位の基準（全四肢誘導で5mm以下）は満たしません ➡ 問題014，p30<br>④ P波は存在しており，細動波はありません ➡ 問題038，p83<br>⑤ 移行帯はV₂-V₃誘導であり，正常範囲と考えます ➡ 問題009，p19 |

## 問題028を解くための必須知識BOX　▶テーマ：心室期外収縮（PVC）

### 028-1　心室期外収縮（PVC）の基礎

関連するアドバンスBOXは
問題052（p117）へ

　通常よりも早いタイミングで，心室から出現するものを心室期外収縮（premature ventricular contraction：PVC）とよびます。心室期外収縮は心室から出現するため，wide QRS波となり，洞調律時のQRS波形とは全然違う形になります。ちなみにwide QRSの期外収縮＝心室期外収縮とは限りません。先行するP波がないことも重要です。

　心室期外収縮にはLown分類というものが存在し（表1），基本的にGradeが上がるほどハイリスクとなります（ただし，本来これは虚血性心疾患に対して用いられるものであるため，参考程度）。R on Tとは，T波に期外収縮のQRS波が乗っかる状態です。心室筋が再分極している最中に脱分極の波が乗っかるような状態になり，心筋の興奮が不安定な状態になります。これは心室細動などの致死性不整脈のリスクになるため，非常に危険です。単発性のものや頻度が少ない心室期外収縮は基本的に経過観察可能です。心筋梗塞後やあまりにも頻度が多い場合には薬物治療やアブレーションによる積極的な治療が選択されることもあります。

**表1　Lown分類**

| Grade0 | 期外収縮なし |
|---|---|
| Grade1 | 散発性（30発/時） |
| Grade2 | 多発性（30発/時） |
| Grade3 | 多形性 |
| Grade4a | 2連発 |
| Grade4b | 3連発 |
| Grade5 | R on T |

### 028-2　心室期外収縮の治療

　器質的心疾患を伴わない特発性の心室期外収縮は基本的に予後良好です。しかし，多発する症例（総心拍数の10%以上）[1]，QRS幅が広い[2]，運動で増悪する[3] ものは予後を悪くする因子という報告もあるので，そのような症例には治療介入を検討します。心室期外収縮に対してはβ遮断薬などの心保護薬やアミオダロンなどの抗不整脈薬が用いられることもあります。ただし，心筋梗塞後の症例においてはそのような抗不整脈薬を用いることでむしろ予後が悪化する懸念があります[4]。これは抗不整脈薬のもつ，催不整脈作用によるものと考えられます。これらの理由で，そのような症例の薬物治療としては抗不整脈薬ではなく主にβ遮断薬が使用されます。場合によっては植込み型除細動器やアブレーションなどの侵襲的治療が検討されます。

#### 文献

1) Frolkis JP, Pothier CE, Blackstone EH, et al: Frequent ventricular ectopy after exercise as a predictor of death. N Engl J Med. 2003; 348: 781-790.
2) Baman TS, Lange DC, Ilg KJ, et al: Relationship between burden of premature ventricular complexes and left ventricular function. Heart Rhythm. 2010; 7: 865-869.
3) Jouven X, Zureik M, Desnos M, et al: Long-term outcome in asymptomatic men with exercise-induced premature ventricular depolarizations. N Engl J Med. 2000; 343: 826-833.
4) Echt DS, Liebson PR, Mitchell LB, et al: Mortality and morbidity in patients receiving encainide, flecainide, or placebo. The Cardiac Arrhythmia Suppression Trial. N Engl J Med. 1991; 324: 781-788.

## ベーシック編｜問題029

**問題 029** 27歳，女性。基礎心疾患なし。健診の心電図を示す。所見として最も疑われるものを1つ選べ。

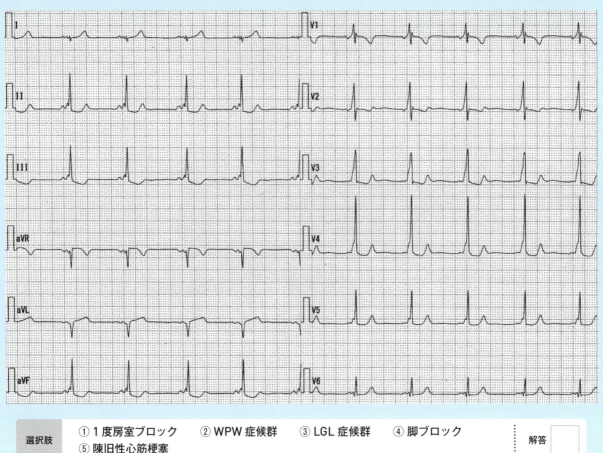

選択肢　① 1度房室ブロック　② WPW症候群　③ LGL症候群　④ 脚ブロック
　　　　⑤ 陳旧性心筋梗塞

解答

---

### 解答 ▶ ②

 **正答の選択根拠**

特に持病のない若年女性です。リズムに乱れなどはなく，一見するとP，QRS，T波にも大きな異常はなさそうにもみえるかもしれません。よくみると典型的なデルタ波を認め，典型的なWPW症候群の心電図です。

 **その他の選択肢について**

① PQ延長はありません ➡ 問題020，p41
③ PQ短縮はありますが，QRS幅は拡大していません ➡ 問題060，p132
④ wide QRSは脚ブロックではなく，ケント束によるものであり，そもそも典型的な脚ブロックの波形ではありません ➡ 問題025，p53
⑤ 基本的には若年女性の陳旧性心筋梗塞は積極的に疑いません。aV_R誘導のQ波やV_1誘導のR波はケント束による心室筋の先行興奮によって出現したものです。V_1誘導のR＞Sは陳旧性心筋梗塞ではなく，ケント束によるものです ➡ 問題011，p24

## 問題029を解くための必須知識BOX　▶テーマ：WPW症候群

### 029-1　副伝導路とWPW症候群の基礎

　WPW（Wolff-Parkinson-White）症候群は心房と心室の間に余計な電気回路をもつ疾患です。この余計な電気回路を副伝導路といいます。副伝導路にもいくつかの種類はありますが、特に心房と心室の副伝導路をケント束といい、このケント束があるものをWPW症候群といいます。本来、心房と心室の間は刺激伝導系である房室結節を介してでしか興奮を伝えることができません。しかし、WPW症候群の患者は、心房と心室の間に副伝導路をもつために、房室結節を通らずとも心室が興奮できてしまいます。

### 029-2　ケント束がある場合の心電図変化

　ケント束とは心房と心室をつなぐ副伝導路のことです。本来心房と心室は房室結節でしかつながっておらず、両者の間には絶縁体である房室弁が存在します。しかし、ケント束は生まれつき心房と心室をつなぐ余計な回路ができてしまっている状態です（ケント束以外にジェームズ束やマハイム束といった副伝導路も存在する）。ケント束には順行伝導（心房→心室）、逆行伝導（心室→心房）がありますが、順行伝導のみということは通常ないといわれていますので、逆行伝導のみか両方向性に伝導できるもののどちらかということになります。

　順行伝導があれば房室結節以外から心室が先行して興奮するので、QRSの立ち上がりが通常よりも早くなり、結果としてPQ間隔が短縮し、デルタ（Δ）波が形成されます（図1, 2）。デルタ波の存在を確認できるWPW症候群を顕性WPW症候群といいます。一方、逆行伝導のみのケント束の場合、心房から心室に興奮することがないのでデルタ波は形成されません。これを潜在性WPW症候群といいます。逆行性伝導のみのケント束は、通常の12誘導心電図では見つけられません。頻拍が見つかってはじめてその存在が疑われます。

図1　デルタ波による心電図変化

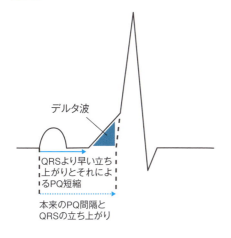

図2　デルタ波の形成

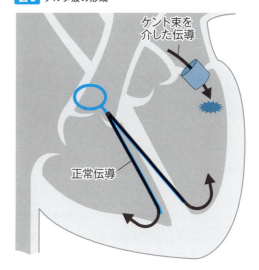

### 問題 030

59歳，男性。当日朝から持続する胸痛にて受診時の心電図を示す。心筋梗塞部位として最も疑われる箇所を1つ選べ。

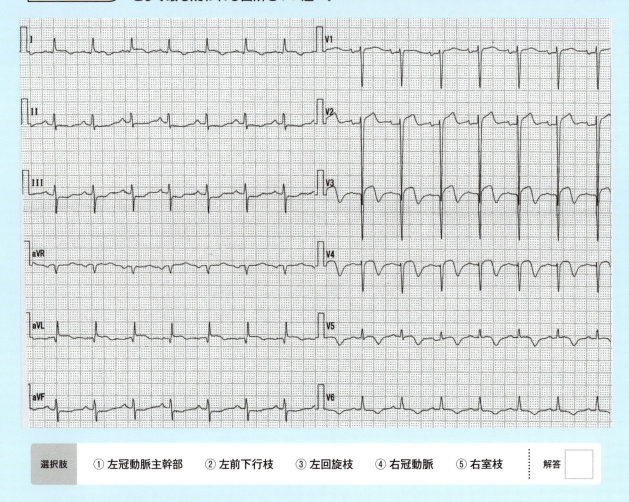

選択肢　① 左冠動脈主幹部　② 左前下行枝　③ 左回旋枝　④ 右冠動脈　⑤ 右室枝　　解答 □

---

**解答 ▶ ②**

| | |
|---|---|
|  正答の選択根拠 | 本症例ではV₂～V₄誘導でST上昇を認め，まずは前下行枝の急性冠症候群を疑います。I，aV_L誘導でもわずかにST上昇しており，aV_L誘導には異常Q波を認めるため，対角枝も巻き込んでいるものと考えられることから，<u>左前下行枝の心筋梗塞</u>を疑います。下壁誘導はミラーイメージでSTが下がっています。 |
|  その他の選択肢について | ① aV_R誘導でのST上昇はありません<br>③ I，aV_L誘導のSTは上昇していますが，V₁～V₄誘導のST上昇は説明できません<br>④ II，III，aV_F誘導でのST上昇はありません<br>⑤ 右室枝であればV₁，V₂誘導の限局したST上昇になるはずです<br>冠動脈が閉塞した際にどの誘導のSTが上昇するかは支配する領域に応じてある程度推測できます（すべてBOX030-3，p67参照）。 |

## 問題030を解くための必須知識BOX ▶テーマ：左前下行枝心筋梗塞

### 030-1　目でみる冠動脈の走行と位置

関連するアドバンスBOXは
問題061（p134）へ

　虚血性心疾患に入る前に，まずは冠動脈についてまとめておきましょう。冠動脈は心臓の周りを囲むように3本の枝があります（図1）。左冠動脈は主幹部（left main trunk：LMT）から分岐して左前下行枝（left anterior descending：LAD）と左回旋枝（left circumflex artery：LCx）に分かれます。LADは右室と左室の間，LCxは左房と左室の間を通っています。右冠動脈（RCA）は右房と右室の間を通っています。なお，冠動脈については，アメリカの心臓学会によって各箇所に番号が割り振られています。RCAは#1-4，LMTが#5，LADが#6-10に，LCxが#11-15です。興味があったら覚えてください。番号は覚えなくてもよいです。ただし，1級レベルになると枝の近位梗塞か遠位梗塞かが問われるため，どんな枝がどのレベルで分岐するのかは覚えておく必要があります。アドバンス編で紹介しますので，ここではおいておきます。

　まず，図2のように左手指3本で挟むようにボールを持ってみてください。これが冠動脈と心臓の関係です。手首側が心基部，指先側が心尖部です。3本ある血管の中でも最も重要なのが，LAD（人差し指）です。灌流域が大きく，近位部で閉塞すると致死率も高いです。

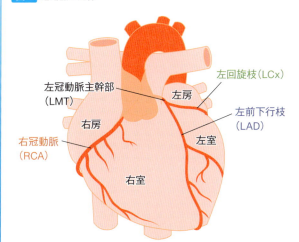

図1　冠動脈の走行

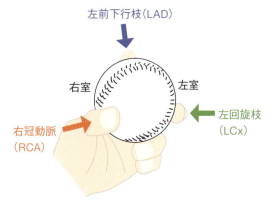

図2　RCA，LAD，LCxの位置関係

### 030-2　虚血性心疾患の分類

　冠動脈が狭窄して血流が低下し，栄養や酸素が心筋に行き渡らなくなって心臓がダメージを受けたものを虚血性心疾患といいます。虚血性心疾患は，安定狭心症，不安定狭心症，労作性狭心症，急性心筋梗塞，急性冠症候群，冠攣縮性狭心症など多様な疾患・病態を含みます。これらの違いを明確に説明できるでしょうか。心電図を早く読みたいという気持ちを抑えて，まずは虚血性心疾患とはなんたるかを正確に理解して，明日同僚に教えてあげましょう。きっと正確に説明できる人はほとんどいないはず……と言いながらも，そう簡単に整理しきれないところがあるのがこの病態のややこしいところです。

　まず一番大事なのは心筋が現在進行形でダメージを受けているかどうかです。ダメージを受けていれば心筋逸脱酵素が上がり，心筋梗塞という疾患名になります。STが上がればST上昇型心筋梗塞（ST-elevation myocardial infarction：STEMI），ST が上がっていなければ非 ST 上昇型心筋梗塞（non-STEMI）となります。心筋がダメージを受けていなければ狭心症ということになります。症状の出る状態や成因によって呼ばれ方があるので，ここからは少しややこしくなっています。この中で危険なのが粥腫による狭窄です。粥腫は脂質の塊が薄皮 1 枚で血管内皮に張り付いている状態です。つまり，とても不安定かつ，安静時でも症状が出ることがあって，いつ破裂して詰まってもおかしくないものです。これが不安定狭心症といわれるものです。上記の理由から不安定狭心症は非常に危険であり，心筋梗塞までは至っていないもののリスクが高いとのことで心筋梗塞と合わせて急性冠症候群（ACS）といわれています。一方で安定狭心症は一定の労作で再現性をもって惹起されますが，すぐに収まる状態です。主には動脈硬化による石灰化病変であることも多く，年月をかけてゆっくり進行します。近年は冠動脈疾患の薬物治療も進化してきており，抗血小板薬やスタチン，β遮断薬を上手に使うことで無理にカテーテル治療のリスクを負わずともコントロールできることもあります。冠攣縮性狭心症は原因不明の冠動脈の攣縮による血流障害です。自律神経の関与が疑われており，自律神経が切り替わる朝や夜に多いとされています。また，喫煙はリスクとされています。狭窄の程度は個人差が大きく，狭心症で済めば ST 低下ですが，心筋梗塞まで進行すれば心筋逸脱酵素の上昇を認め，ST が上昇することもあります。重症例の場合だと致死性不整脈を起こし，死に至ることもあります。

表 1 に虚血性心疾患の病態や症状をまとめました。また，それぞれを心筋ダメージの度合いや危険度でまとめると図 3 のようになります。

**表1** 虚血性心疾患一覧

| 病態 | 安定狭心症<br>≒労作性 | 不安定狭心症<br>（安定狭心症） | non-STEMI | STEMI | 冠攣縮性 |
|---|---|---|---|---|---|
| 成因 | 動脈硬化 | 粥腫 | | | 攣縮 |
| 症状 | 安定（労作時のみ） | 不安定 | | | 両方 |
| 説明 | ・動脈効果による物理的な狭窄<br>・狭窄は器質化しており，労作時にのみ酸素の供給が滞る | ・まとめて ACS（急性症候群）<br>・粥腫（プラーク）による狭窄<br>・ドロドロした柔らかい病変のため，症状が不安定かつ急変するリスクが高い<br>・安静時でも狭窄し，症状を起こしうる | | | ・攣縮による狭窄<br>・症状の出現や狭窄の度合いはさまざま<br>・STEMI になることもある |

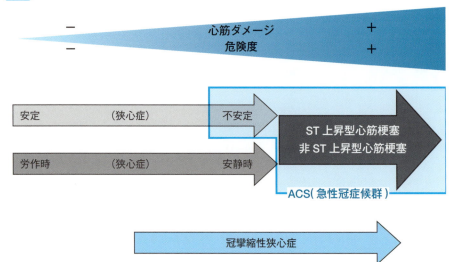

**図3** 虚血性心疾患の心筋ダメージと危険度による違い

## 030-3 虚血領域と支配血管

おそらくこの本を読んでいる人であればある程度の知識を蓄えていると思いますが，虚血領域と支配している血管について押さえましょう。そして，ぜひ丸覚えではなく，理屈とベクトルを理解して血管の支配領域を覚えてください。そうすることで忘れづらくなり，もし忘れても自力で知識を復元しやすくなります。

図4が心臓を心尖部から見上げるように短軸で切ったイラストと冠動脈，電極情報を合わせたものです。これをみれば，

- 左前下行枝（LAD）が $V_1 \sim V_4$
- 左回旋枝（LCx）が Ⅰ，$aV_L$，$V_5$，$V_6$
- 右冠動脈（RCA）が Ⅱ，Ⅲ，$aV_F$

に一致しているのがよくわかります。ST上昇型心筋梗塞の定義は「隣り合う2誘導以上での1, 2mmのST上昇」です。1mmか2mmかは枝によって多少定義が異なりますが，細かく覚える必要はありません。この隣り合うとは同支配領域内での誘導です。つまり，Ⅱ，Ⅲ誘導は隣り合うといえますが，ⅠとⅡ誘導は隣り合うとはいいません。虚血の場合，領域に沿ってST上昇することと，その対側がミラーイメージでST低下するのが特徴です。領域に一致せず，広範にSTが上昇していれば多枝病変か心筋炎などの別の疾患を考えます。また，LMTが心筋梗塞を起こせば，左室心筋が広範に障害されるため $aV_R$ 誘導でSTが上昇します。さらに致死率が非常に高く，そもそも病院までたどり着けないこともあります。もしたどり着けたとしても，多くの場合で循環動態が破綻しており，心不全による頻脈や伝導障害，致死性不整脈に注意が必要となります。

図4 心尖部から見上げる短軸で切った心臓と冠動脈の走行

| 責任血管 | ST上昇 | ミラーイメージによるST |
|---|---|---|
| 左前下行枝（LAD） | $V_1 \sim V_4$ | Ⅱ，Ⅲ，$aV_F$ |
| 左回旋枝（LCx） | Ⅰ，$aV_L$，$V_5$，$V_6$ | $V_1 \sim V_4$，（Ⅱ，Ⅲ，$aV_F$） |
| 右冠動脈（RCA） | Ⅱ，Ⅲ，$aV_F$ | $V_1 \sim V_4$，（Ⅰ，$aV_L$） |

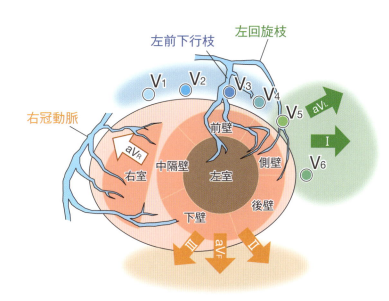

ベーシック編｜問題031

**問題031** 75歳，女性。朝から持続する胸痛にて受診時の心電図を示す。心筋梗塞部位として最も疑われる箇所を1つ選べ。

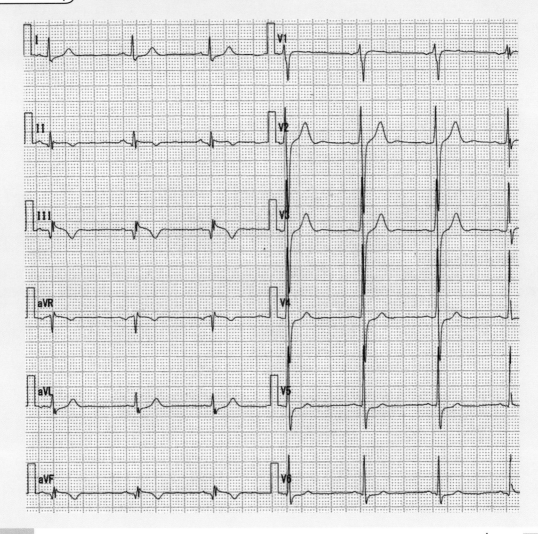

選択肢　① 左冠動脈主幹部　② 左前下行枝　③ 左回旋枝　④ 右冠動脈　⑤ 対角枝　　解答 ☐

**解答 ▶ ④**

|  正答の選択根拠 | Ⅱ，Ⅲ，aV_F 誘導での ST 上昇＆異常 Q 波を認め，右冠動脈の心筋梗塞が疑われます。これは灌流域に一致します。Ⅰ，aV_L，V_4〜V_6 誘導でのわずかな ST 低下はミラーイメージの可能性があります。 |
|---|---|
|  その他の選択肢について | ① aV_R 誘導での ST 上昇はありません<br>② V_1〜V_4 誘導での ST 上昇はありません<br>③ V_5，V_6 誘導での ST 上昇はありません<br>⑤ 対角枝であればⅠ，aV_L 誘導での限局的な ST 上昇を引き起こしますが，認めません<br>　（すべて BOX030-1〜3，p65〜67 参照） |

## 問題031を解くための必須知識BOX　▶テーマ：右冠動脈心筋梗塞

### 031-1　心筋梗塞の経時変化

　貫壁性に虚血を起こせばその領域を反映する誘導でSTが上昇します。血管が閉塞すれば，血流が途絶え，心筋に必要な栄養や酸素を送ることができなくなるからです。主な原因としてはプラークの破綻や石灰化による狭窄などが挙げられます。道が血栓や石灰化によって通れなくなっているイメージです。心筋梗塞により心電図波形は経時的に変化します（表1）。超急性期だとT波の増高のみのこともあり，見逃しに注意が必要です。心筋梗塞を起こすと血流が途絶え，心筋が壊死していきます。壊死した心筋は二度と再生しません。従って，壊死した心筋を助けるのではなく，その付近で壊死しかかっているがまだ生きている心筋（気絶心筋）を救うためにカテーテル治療を行います。壊死した個所は異常Q波がみられるようになり，数カ月すると固定されます。Q波もST上昇と一緒で区域性に変化がみられます。問題031の症例でもⅢ，$aV_F$誘導にはQ波がみられていて，心筋梗塞発症から6～12時間は経過していると考えられます。

**表1　心筋梗塞による心電図波形の経時的変化**

| 梗塞直後 | 3時間後 | 12時間後 | 1日後 | 3カ月後 | 1年後 |
|---|---|---|---|---|---|
| ・T波の増高 | ・ST上昇 | ・異常Q波 | ・陰性T波<br>（冠性T波） | ・異常Q波の固定<br>・冠性T波の改善 | ・異常Q波のみ残存<br>（陰性T波が残ることも） |

### 031-2　右冠動脈の心筋梗塞

関連するアドバンスBOXは問題061（p134）へ

　右冠動脈の心筋梗塞後の亜急性期に注意するべき合併症として，僧帽弁の後乳頭筋断裂があります。僧帽弁の乳頭筋は弁の開閉にとって重要で，これがきちんと機能することで弁の狭窄や閉鎖不全を起こさないようになっています。僧帽弁乳頭筋には前乳頭筋と後乳頭筋があり，前乳頭筋は左前下行枝と左回旋枝の2枝から栄養されていて，後乳頭筋は右冠動脈（あるいは左回旋枝）の1枝から栄養されています（図1）。従って，右冠動脈の1枝からのみ栄養されている後乳頭筋をもつ人が右冠動脈の心筋梗塞を起こせば，後乳頭筋が虚血を起こし，断裂します。乳頭筋が断裂すると弁を閉じることができなくなり，急性の僧帽弁閉鎖不全から急性心不全を引き起こします。こうなると，内科的にはどうすることもできません。早急に外科的手術による弁の治療を行わなければ命にかかわることもあります。

**図1　僧帽弁乳頭筋を栄養する血管枝**

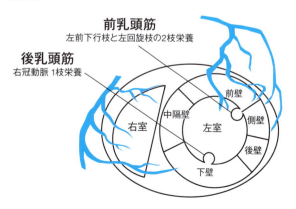

69

## 問題 032

60歳，男性。身長163cm，体重87kg。数日前からの家の前の坂を上ると毎日胸が痛くて休まないといけなくなっている。高血圧，脂質異常症にて他院通院中。来院時の心電図を示す。所見より正しい疾患を1つ選べ。

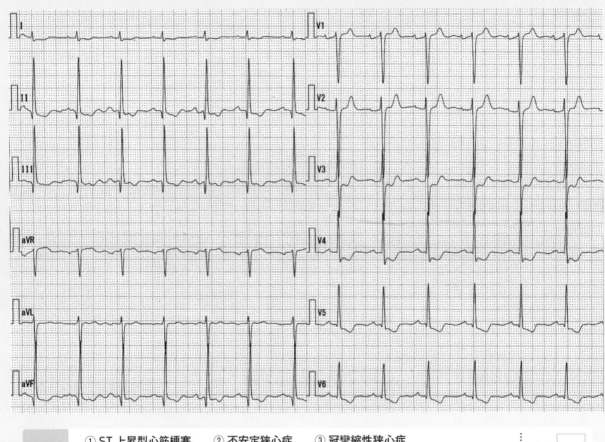

**選択肢**
① ST上昇型心筋梗塞　② 不安定狭心症　③ 冠攣縮性狭心症
④ 急性肺動脈血栓塞栓症　⑤ 左気胸

解答 ▶ ②

| 正答の選択根拠 | まず問題文を丁寧に読みましょう。やや肥満気味の60歳の男性で生活習慣病をたくさんもっています。冠血管リスクが高めです。さらに労作時の胸痛ですが，ここ数日で増悪しているようです。病歴だけでも出題者の意図が透けてきそうです。心電図を確認すると$V_3$〜$V_6$誘導でSTが低下しています。ほかに明らかなST上昇を認めるところはなく，不安定狭心症をまずは疑います。 |
|---|---|
| その他の選択肢について | ① ST上昇はありません ➡ 問題030，p64<br>③ 冠攣縮性狭心症は血管の攣縮により冠動脈に狭窄が起きます。早朝や夜間に起きることが多いです ➡ 問題030，p64<br>④ 急性肺動脈血栓塞栓症であれば，長時間のフライトや手術後の突然の胸痛が特徴的です ➡ 問題089，p193<br>⑤ 気胸はやせ型の男性に発症することが多く，労作時に胸痛が出るということもなく，突然出てきます |

## 問題032を解くための必須知識BOX　▶テーマ：労作性狭心症

### 032-1　ST低下による鑑別

　STの上昇・低下の判断はJ点で行います。J点とはQRSの終わりとST部分をつなぐ（junction）点のことです。ここが1mm以上下がっていればST低下と判断します。また，ST低下には上昇型，水平型，下降型という3種類があります（表1）。

　注意すべきは水平型と下降型にST低下するものです。これらは主に虚血によって引き起こされます。一方，上昇型のST低下は頻脈のときにみられます。ただし，場合によっては虚血→胸痛→頻拍上昇によってST低下が紛らわしいこともあるので，あくまで参考程度と考えてください。

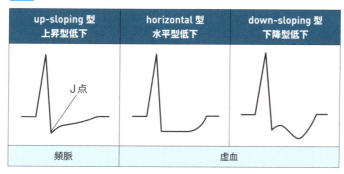
表1　ST低下の3パターン

### 032-2　狭心症の基礎，心筋梗塞との比較

　不安定狭心症の心内膜下の虚血によって出現し，下降型のST低下を呈します。ST上昇と違って，虚血領域に一致せず，$V_4$〜$V_6$誘導でST低下が確認しやすいです。心筋梗塞との違いは心筋障害が出ているかどうかで，血管が狭くなっていても血流はなんとか保たれているのが狭心症，閉塞して心筋虚血に陥っているのが心筋梗塞です（図2）。しかも，これは症候時にしか観察できません。労作などによって冠血流が増えると狭窄している箇所はその冠血流の上昇についていけなくなり，血流障害を起こします。ただし，安静にすると必要とされる血流が元に戻るため，血流障害は解除され，症状もなくなり，心電図変化もなくなります。そのため，狭心症において症状出現時の心電図はとても重要ですし，比較対象として症状がないときの心電図もそれはそれで大事なのです。

図2　狭心症と心筋梗塞

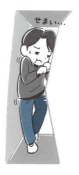
狭心症

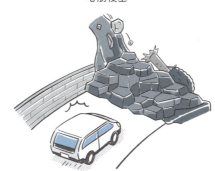
心筋梗塞

## 032-3 冠攣縮性狭心症の基礎，狭心症との比較

　冠攣縮性狭心症は器質的な原因により狭窄が生じるわけではなく，自律神経などの影響で突然血管が攣縮して血流障害を起こすものです。これが起きる結果としては一般的な狭心症と一緒で，心内膜下のみの虚血であればST低下ですが，貫壁性の虚血を起こせばST上昇型の心筋梗塞も起こりえます。鑑別の参考になるポイントとしては，タイミングです。器質的な狭心症が労作時に起きやすいことに比べて，冠攣縮性狭心症は自律神経の関与が示唆されるため，早朝や夜間の自律神経が変わるタイミングに発作が起きやすいといわれています。もちろん最終的にはカテーテル検査を行い，器質的な狭窄がないか薬物によって攣縮が誘発されるかを確認して診断を付けます。

　普通の心筋梗塞であればステントなどによって血管を広げる治療が行われますが，冠攣縮性狭心症であればもともと物理的に狭窄しているわけではないため，ステント治療は原則行わず，血管拡張薬による薬物治療が基本治療になります。以前筆者が経験した症例ですが，血栓によって冠動脈が閉塞したST上昇型心筋梗塞患者が運ばれてきたことがあります。この患者の血管径が大きすぎてステントが入らなかったことと，血栓吸引で良好な開存を得られたことからステントを留置せず，手技を終了しました。後日フォローアップカテーテルの際に攣縮の誘発を行うと高度な狭窄が引き起こされました。このように冠攣縮から引き起こされた狭窄によって血栓が形成され，それが心筋梗塞を起こしたということが疑われたレアケースも存在します。

>  **狭心症の鑑別法**
> ① 内膜下の梗塞であり，STが低下する
> ② 冠動脈の灌流域には一致しないこともあり，$V_4$〜$V_6$誘導で見つけやすい
> ③ 下降型のST低下がみられる

## 問題 033

35歳，男性。うめき声を上げるとのことで受診した際の心電図を示す。所見より正しい疾患を1つ選べ。

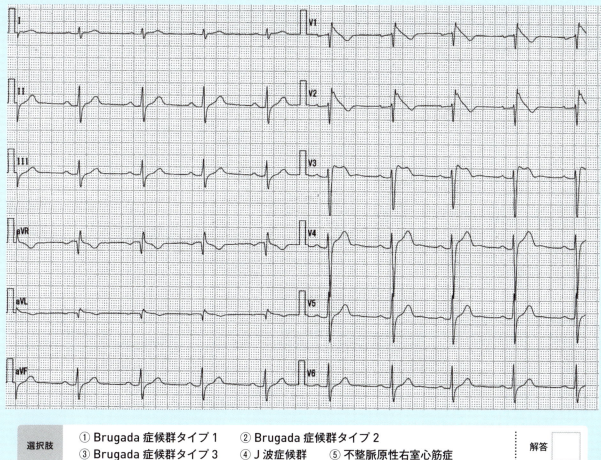

選択肢
① Brugada 症候群タイプ 1　② Brugada 症候群タイプ 2
③ Brugada 症候群タイプ 3　④ J 波症候群　⑤ 不整脈原性右室心筋症

解答 ▶ ①

| | |
|---|---|
|  正答の選択根拠 | 比較的若年の人の心電図です。うめき声の原因はなんでしょうか。病歴だけでピンとくる人もいるかもしれません。心電図では特徴的な ST の上昇と前胸部誘導での陰性 T 波を認めます。病歴と合わせて考えて，まずは Brugada 症候群を疑います。陰性 T 波を伴っていることから coved 型のタイプ 1 の Brugada 症候群です。 |
|  その他の選択肢について | ②③ 特徴的な ST 変化はありません ➡ 問題 034，p75<br>④ QRS の終わりに J 波はありません ➡ 問題 079，p174<br>⑤ ST 部分にイプシロン波はありません ➡ 問題 080，p176 |

## 問題033を解くための必須知識BOX ▶テーマ：Brugada症候群タイプ1

### 033-1　Brugada症候群の基礎

ぽっくり病ともいわれ，アジア人の成人男性に多く，夜間や朝方に致死性不整脈引き起こし，突然死する疾患です。ナトリウムチャネル異常による流出路心外膜の脱分極と再分極の異常によって引き起こされるといわれています。Brugada症候群には3タイプが存在します（表1）。共通しているのは，$V_1$〜$V_3$誘導でJ点（STの始まりの部分）での2mm以上のST上昇があるという点と，後に述べるような特徴的なST上昇を認める点です。副交感神経との関係が疑われるため，夜間に症状が出現することが多いです。また，発熱時にのみ出現したり，日内変動したりすることもあるので，頻回に心電図記録をとってわかることもあります。

### 033-2　Brugada症候群タイプ1（coved型）

上記の3タイプのなかで，タイプ1はcoved（コブド）型といわれ，一番致死性不整脈のリスクが高い危険なタイプです。これは心外膜の脱分極だけでなく，再分極異常が起きることによって陰性T波を認めることが特徴です。

**表1** Brugada症候群の3タイプ

|  | 正常 | タイプ1 | タイプ2 | タイプ3 |
|---|---|---|---|---|
| ST-Tの形 | 正常 | coved | saddle-back | saddle-back |
| J点 | 上昇なし | ≧2mm | ≧2mm | ≧2mm |
| T波 | 陽性 | 陰性 | 陽性か2相性 | 陽性 |
| ST | 上昇なし | 徐々に低下 | 高さ≧1mm | 高さ＜1mm |
| 内膜と外膜の関係 | 心内膜興奮／心外膜興奮 | ①心外膜の脱分極異常 ②心外膜の再分極異常 | ①心外膜の脱分極異常のみ | ①心外膜の脱分極異常のみ |
| 胸部誘導の波形 |  |  |  |  |

> **Brugada症候群タイプ1のまとめ**
> ① 若年男性の突然死の原因，流出路のナトリウムチャネル異常が原因
> ② coved型（タイプ1）はST上昇＆陰性T波

問題 **034** 40歳，男性。原因不明の失神を繰り返すとのことで精査目的に紹介受診した際の心電図を示す。正しい疾患を1つ選べ。

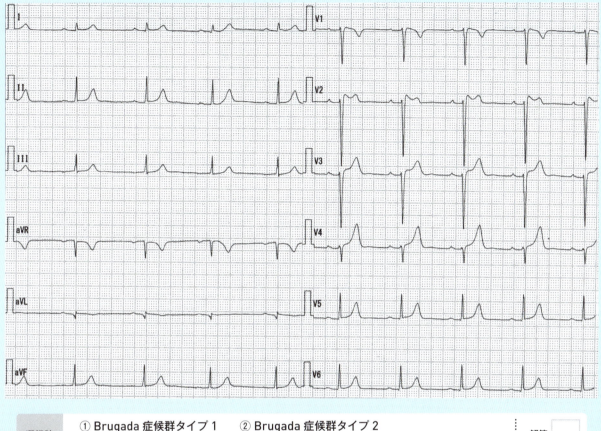

選択肢
① Brugada 症候群タイプ 1　② Brugada 症候群タイプ 2
③ Brugada 症候群タイプ 3　④ J 波症候群　⑤ 不整脈原性右室心筋症

解答

---

解答 ▶ ②

|  正答の選択根拠 | 比較的若年男性における失神の原因検索のための心電図です。前胸部誘導に注目です。特に V₂ 誘導では特徴的な J 点の上昇（次頁の図1青丸）とそれに続く saddle-back 型の ST の上昇を認めます。ST 部分は 1mm 以上の ST 上昇（次頁の図1青矢印）を認めることから<u>タイプ2の Brugada 症候群</u>と考えます。 |
|---|---|
|  その他の選択肢について | ① 特徴的な ST 上昇と陰性 T 波はありません ● 問題 033，p73<br>③ ST 部分の上昇が 1mm 以上あり，タイプ3の Brugada 症候群の基準は満たしません<br>④ QRS の終わりに J 波はありません ● 問題 079，p174<br>⑤ ST 部分にイプシロン波はありません ● 問題 080，p176 |

## 問題034を解くための必須知識BOX　　▶テーマ：Brugada症候群タイプ2とタイプ3

### 034-1　Brugada症候群タイプ2とタイプ3（saddle-back型）の鑑別

　Brugada症候群のタイプ2と3はsaddle-back型（サドルバック）といわれ，coved型と同じく2mm以上のJ点の上昇を認めますが（図1青丸），陰性T波はなくST上昇の終わり部分が1mm以上上昇しているものをタイプ2，1mm以下のものをタイプ3とよびます（図1）。ただし，近年ではタイプ2とタイプ3の波形だけではBrugada症候群とは診断されず，発熱や，薬物負荷，高位肋間での記録によってタイプ1が記録されることが条件として重要となってきています。さらに，家族歴や致死性不整脈の存在やそれを疑うような症状があることも重要な所見となっています。

図1　タイプ2と3はST上昇の終わりの部分の上昇幅で鑑別

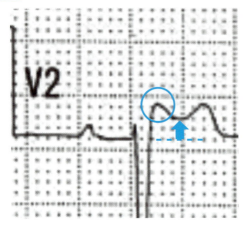
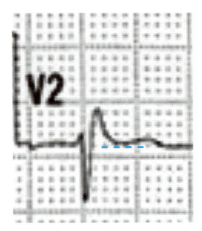

この波形はST上昇の終わり部分が1mm以上上昇しているのでタイプ2となる。

STの上昇部分が1mm以上の上昇を認めないため，タイプ3となる

**Brugada症候群のまとめ**
① 若年男性の突然死の原因，流出路のナトリウムチャネル異常が原因
② coved型（タイプ1）はST上昇＆陰性T
③ saddle-back型でST部分が1mm以上の上昇であればタイプ2，1mm以下であればタイプ3

## 問題 035

69歳, 男性。肺炎にて入院した際の心電図を示す。所見として正しいものを1つ選べ。

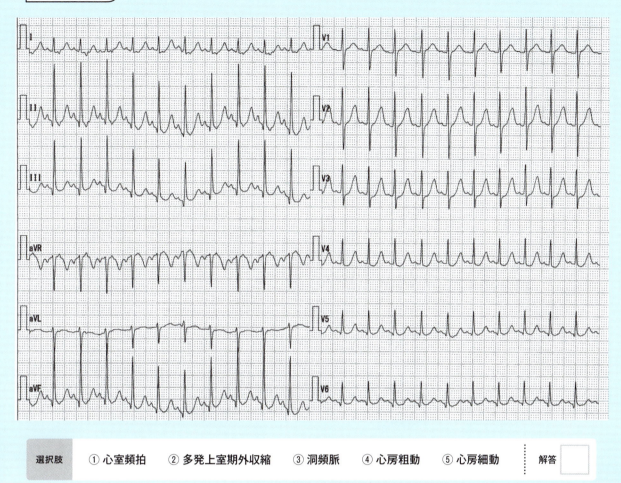

選択肢　① 心室頻拍　② 多発上室期外収縮　③ 洞頻脈　④ 心房粗動　⑤ 心房細動　　解答

---

**解答 ▶ ③**

|  正答の選択根拠 | 心拍数は140bpm程度で, narrow QRS 頻拍になっています。P 波はⅠ, Ⅱ誘導で陽性であるため, 洞性 P 波と考えられます。 |
|---|---|
|  その他の選択肢について | ① wide QRS 波になっていません ➡ 問題 039, p85<br>② P 波形に変化はみられず, 期外収縮ではありません ➡ 問題 027, p58<br>④ 鋸歯状波はありません ➡ 問題 037, p81<br>⑤ 細動波はありません ➡ 問題 038, p83 |

## 問題035を解くための必須知識BOX　　▶テーマ：洞頻脈

###  035-1　意外に診断しづらい洞頻脈

　洞頻脈は健常人でも当然運動や興奮によって起きえます。言葉のとおり，「洞性」の「頻脈」ですので，洞性P波がみられることと心拍数が100bpm以上であることが条件です。洞性P波であればⅠ，Ⅱ誘導で陽性のP波になります。心拍数の上限は若年ほど高く，高齢者ほど低くなります。1つの目安としては"220－年齢"です。つまり，30歳なら190bpm，70歳なら150bpm程度が洞性に頻脈になる上限だということです。加えて心拍数の変動も参考にします。12誘導心電図の10秒だけでは判断が難しいですが，洞性であれば心拍数は徐々に上昇し，徐々に低下します。上室頻拍であればパッと出現し，パッと止まります。なぜなら上室頻拍はリエントリー性であり，周回する回路のレートは一定であるからです。

　実臨床ではあまり感じる機会がないかもしれませんが，こうしてみると意外と洞頻脈と診断するのは勇気がいりませんか？　例えば，問題035の心電図波形だけでは洞頻脈と心房頻拍（atrial tachycardia：AT）を鑑別できないため，あえて心房頻拍を選択肢にしていません。極端な話，洞結節の近辺（上大静脈や右心耳）からの心房頻拍であれば，心拍数の変動や正常レートのP波形をみなければ判断がつかないことがあります。さらに洞結節は領域があると考えられており，洞結節内でもP波形が微妙に変動することもあります。一般的にはレートが上昇するほど起源は上に移動するとされています。逆にレートが低下すると洞結節内でもより下位に調律が移動します。

>  **洞頻脈の鑑別法**
> ① 心拍数は100以上だが，「220－年齢」以上のレートにはならない
> ② 洞性P波の極性であること
> ③ 心拍数は徐々に増減し，変動する

## 問題 036

54歳，女性。突然の動悸にて受診した。既往なし。心電図所見より正しい疾患を1つ選べ。

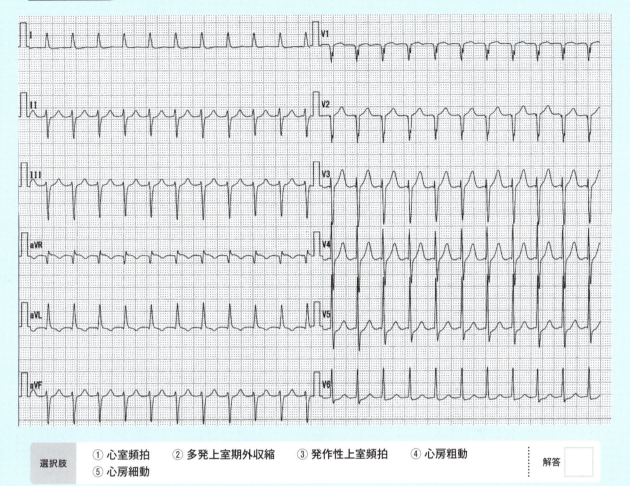

選択肢
① 心室頻拍　② 多発上室期外収縮　③ 発作性上室頻拍　④ 心房粗動
⑤ 心房細動

解答

---

解答 ▶ ③

|  正答の選択根拠 | 心拍数は140bpm程度で，narrow QRS頻拍になっています。はっきりとしたP波はみえませんが，少なくともリズムは整であり，基線のブレもないようですので，発作性上室頻拍の一種と考えます。そのなかでの鑑別はBOX070-1（p154）〜072-4（p162）で行います。 |
|---|---|
|  その他の選択肢について | ① wide QRS波になっていません ➡ 問題039，p85<br>② P波形に変化はみられず，リズムの乱れもなく期外収縮ではありません ➡ 問題027，p58<br>④ 鋸歯状波はありません ➡ 問題037，p81<br>⑤ 細動波はなく，リズムも整です ➡ 問題038，p83 |

## 問題036を解くための必須知識BOX　▶テーマ：上室頻拍

### 036-1　上室頻拍の特徴と種類

　発作性上室頻拍（paroxysmal supraventricular tachycardia：PSVT）は，心房からの異常な頻拍を指します。通常，心臓の拍動は洞結節から発生し，心房から心室に信号が伝わります。しかし，PSVTでは，心房内でのリエントリーや自動能によって，narrow QRSのレギュラー頻拍を呈します。「PSVT」は総称であり，そのなかに数多の種類が存在しますが，少なくともまず知っておきたいことは，「narrow QRS」，「頻拍」，「リズムが整」という共通する特徴です。これらを認めれば上室頻拍を疑います（図1）。発作時の心拍数はだいたい150bpm前後であることが多いです。これは心房粗動（atrial flutter：AFL）が2：1で心室に伝導するレートに近いので，紛らわしい場合があります。そこで，narrow QRS頻拍をみたときに，まずは細動波や鋸歯状波がないことを確認してから上室頻拍の診断をしましょう。上室頻拍中にP波はみえることもあるし，みえないこともあります。みえないというのも大事な所見です。

　PSVTの多くは，回路に異常な電気信号が入ったときに頻拍となって一定の周期を保ちます。何かの拍子に頻拍が止まるとすぐに停止します。パッと出現し，パッと止まり，かつ，頻拍レートが変わらないという特徴があります。代表的なPSVTは心房頻拍（AT），房室結節リエントリー頻拍（common type atrioventricular nodal reentrant tachycardia：AVNRT），房室回帰頻拍（antidromic atrioventricular reciprocating tachycardia：AVRT）です。

**図1　上室頻拍の波形**

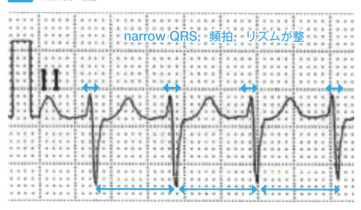

narrow QRS，頻拍，リズムが整

### 036-2　上室頻拍の症状と原因

関連するアドバンスBOXは
問題070（p153），071（p156），072（p159）へ

　PSVTの症状には，胸部不快感，息切れ，動悸，めまい，意識消失などあります。治療法は，発作を止めるための急性治療と，再発を予防するための慢性治療の両方が含まれる場合があります。急性期の治療には，バルサルバ操作（呼吸法），頸部浸漬（顔を冷たい水に浸す），薬物療法があります。慢性期の治療には，薬物療法やカテーテルアブレーションなどの手術的処置が含まれる場合があります。

　全般的にいえば，PSVTが重篤な合併症を引き起こすケースは多くありませんが，発作の頻度や重症度によっては生活に支障きたすため，積極的治療の適応となります。

1. リエントリー：心臓の一部で回路ができ，異常な電気信号が循環し続けることで，頻拍になる（房室結節リエントリー頻拍，房室回帰頻拍）
2. 自動能：特定の部位で心筋細胞が異常な興奮を発生させ，これがほかの部位に広がって異常な拍動が生じる［巣状心房頻拍（focal AT）］

詳細はアドバンス編に譲りますが，問題036の症例でははっきりした頻拍中のP波が確認できず，房室結節リエントリー頻拍をまずは疑います。

> **Point** 上室頻拍の鑑別法
> ① narrow QRS波でレギュラーな頻拍
> ② 発作的に出現し停止する
> ③ 細動波と鋸歯状波がない

45歳，男性。主訴は動悸。心電図所見より最も疑われる疾患を1つ選べ。

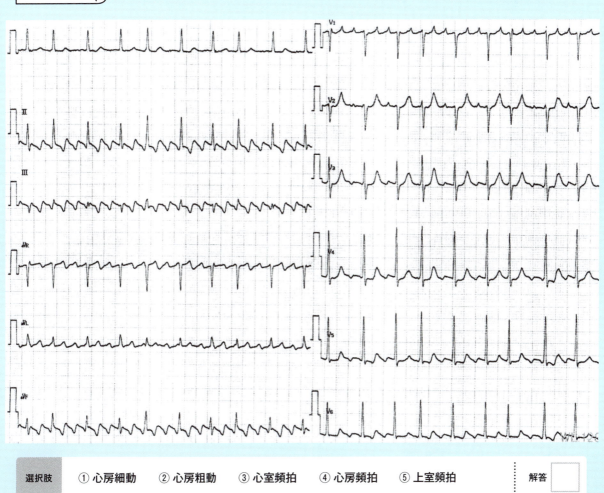

選択肢　①心房細動　②心房粗動　③心室頻拍　④心房頻拍　⑤上室頻拍　　解答 □

| 正答の選択根拠 | 心拍数自体は頻脈にはなっていませんが，リズムはイレギュラーです．P 波のようなピョコピョコと RR の間に波のようなものを認めます．一定の周期があり，はっきりした立ち上がりが確認できます．これを鋸歯状波とよび，心房粗動に特徴的な波形です． |
|---|---|
| その他の選択肢について | ① 細動波はありません ➡ 問題 038，p83<br>③ wide QRS 頻拍ではありません ➡ 問題 039，p85<br>④⑤ 心房頻拍や PSVT を疑う P レートではなく，基線もありません ➡ 問題 036，p79 |

## 問題 037 を解くための必須知識 BOX　▶テーマ：心房粗動（AFL）

### 037-1　心房粗動（リエントリー）と一般的な心房頻拍（巣状興奮）との違い

　心房粗動（atrial flutter：AFL）は鋸歯状波を認める不整脈で，波形がまるでノコギリの刃のようであることからこの名がついたと考えられています．なぜ鋸歯状波になるかというと，AFL はマクロリエントリー（回路を大きく旋回すること）による頻拍のため，常に心房のどこかが興奮し，基線に戻ることがないのです．これが巣状興奮をする一般的な心房頻拍との大きな違いです．巣状の興奮であればどこかから興奮が始まってザサーッと広がった後に，次の興奮までは休憩する時間があるので，基線に戻ります．

### 037-2　心房粗動はイレギュラーリズムにみえることもある

関連するアドバンス BOX は問題 109（p232）へ

　一般的な AFL は房室弁の周囲を異常電気信号が旋回することで起きます．この房室弁を 1 周するのに，約 250 〜 300bpm 程度かかり，これが鋸歯状波の 1 周期に一致します（図1）．そのため，鋸歯状波がどれくらい心室に伝導するかで QRS のレートは変わります．2：1 で伝導する AFL であれば QRS レートは 150bpm 程度ですし，3：1 伝導ならば 100bpm 程度となります．つまり，レギュラーリズムの頻拍だととらえられている心房粗動ですが，心室への伝導比が変動した場合はイレギュラーにみえることもあるので，注意が必要です．特に鋸歯状波は四肢誘導でわかりやすいです．胸部誘導では心房頻拍のように基線のようにみえることもあるので，四肢誘導で判断しましょう．

**図1** 鋸歯状波は房室弁の 1 周期

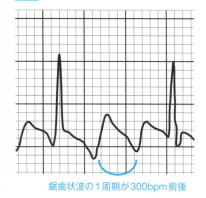

鋸歯状波の 1 周期が 300bpm 前後

**AFL のポイント**
① 鋸歯状波があり，鋸歯状波のレートは 300bpm 程度
② 鋸歯状波は下壁誘導で確認する
③ 伝導比によって QRS レートは変動する

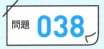

79歳，男性。軽度息切れにて受診した際の心電図を示す。所見より最も疑われる疾患を1つ選べ。

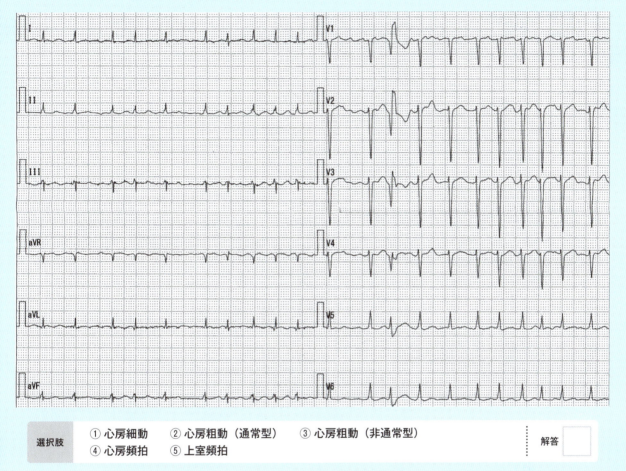

選択肢　① 心房細動　② 心房粗動（通常型）　③ 心房粗動（非通常型）
　　　　④ 心房頻拍　⑤ 上室頻拍

解答　□

ヒント　リズムはどうですか？P波はありますか？

### 解答 ▶ ①

| 正答の選択根拠 | 心拍は140bpm前後でリズムはイレギュラーです。はっきりしたP波はみられません。細動波を認めており，心房細動以外にはありません。 |
|---|---|
| その他の選択肢について | ②③ 鋸歯状波ではありません ➡ 問題037，p81<br>④ 心房頻拍を疑うようなP波はありません ➡ 問題036，p79<br>⑤ イレギュラーな narrow QRS 頻拍のため，PSVT は疑いません ➡ 問題036，p79 |

# 問題038を解くための必須知識BOX　▶テーマ：心房細動（AF）

## 038-1　心房細動の基礎

関連するアドバンスBOXは
問題104（p226）へ

　心房細動（atrial fibrillation：AF）は絶対性不整脈ともいわれ，実臨床で比較的遭遇する頻度が高い頻脈性不整脈の1つではないでしょうか。基線が揺れる細動波を認めることとRR間隔が不整であることが大きな特徴です。細動波は心房の興奮であるマイクロリエントリーを形成してしまうために，300bpmより短いレートで興奮し，心房がバラバラに興奮している状態です。心房は有効な拍出ができておらず，震えている状態です。幸い心房だけの細動なので，全体の心拍出量の2割程度が減るだけで循環動態自体は保たれています。余談ですが，体循環を維持する心室が細動すると心室細動となり，血行動態が破綻して命にかかわります。

## 038-2　心房細動（マイクロリエントリー）と心房粗動（マクロリエントリー）の鑑別

　BOX038-1で記載したとおり，基本的にマイクロリエントリーなので規則性はないのがAFです。しかし，ときにオーガナイズされ，一定の回路を一時的に旋回すると一瞬心房粗動（AFL）のようにみえることもあります。実際「心房粗細動」といって，併発することも多々あります。AFやAFLをみたら，お互いが隠れていないか確認するようにしましょう。

## 038-3　心房細動の治療

　AFは脳梗塞のリスクになる可能性があるため初めて見つけたときには注意が必要です。人によっては抗凝固薬という血液をサラサラにする薬を内服する必要があります。発作性に頻拍が出現してAFがわかることのほうが多いですが，無症候のうちに持続していることもあります。一昔前までは薬物治療しかありませんでしたが，今日はアブレーション治療が広く普及していることもあり，治療適応がある人は専門施設に相談する必要があります。

　アブレーション治療のゴールドスタンダードは肺静脈隔離術です。AFが発生する主な原因として，肺静脈の期外収縮が重要であることがわかっています。従って，アブレーションを肺静脈に行い，期外収縮が心房内に入ってこないようにすればAFは起きにくくなるというのが定説です。ただし，ほかからの期外収縮でAFが誘発されることもあるので，今日の医療でも初回アブレーションでの洞調律維持率は5年で70％と言われています。

>
> **AFのまとめ**
> ① 基線が揺れる細動波がある
> ② RR間隔が不整であり，絶対性不整脈といわれる
> ③ 脳梗塞のリスクを上げる不整脈であり，適応がある人はアブレーション治療を行う

## 問題 039

78歳，女性。陳旧性心筋梗塞にて近医通院中。当日朝から動悸症状が出現したため，救急搬送された。意識はある。心電図所見より最も疑われる疾患を1つ選べ。

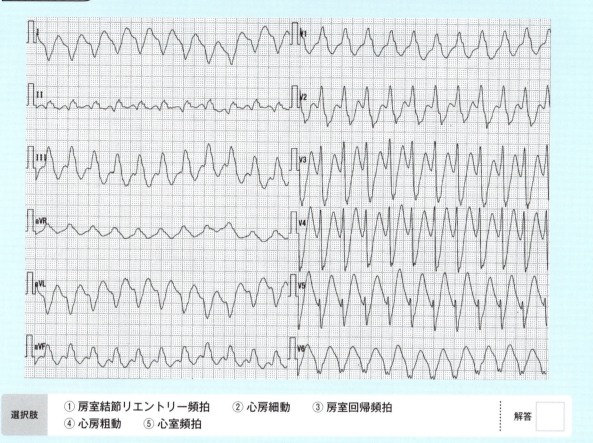

**選択肢**
① 房室結節リエントリー頻拍　② 心房細動　③ 房室回帰頻拍
④ 心房粗動　⑤ 心室頻拍

**解答**

---

**解答 ▶ ⑤**

### 正答の選択根拠

心拍数は150bpm程度，QRSはwideになっています。まず鑑別するべきは心室頻拍かどうかです。まず房室解離を確認します。あえていうなら図1矢印の箇所にP波らしきものがあるかもしれないですね。わからないときは次の鑑別にいきましょう。Negative concordant（すべての胸部誘導が陰性波）ではありませんね。V₁誘導はどうでしょうか。R波になっているので右脚ブロック型ですね。右脚ブロック型であればV₆誘導のR/S比を確認します。これが1以下になっているので，心室頻拍の可能性が高いと判断します。

**図1** I誘導の拡大図

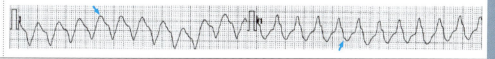

### その他の選択肢について

①③ narrow QRS頻拍ではなく，変行伝導を疑う波形でもありません ➡ 問題036，p79
② 細動波やRR不整もありません ➡ 問題038，p83
④ 心房粗動を疑うような鋸歯状波はありません ➡ 問題037，p81

## 問題039を解くための必須知識BOX ▶テーマ：心室頻拍（VT）

### 039-1　超重要！　心室頻拍鑑別の極意

　嫌われる心電図ぶっちぎり1位，心室頻拍（ventricular tachycardia：VT）です。実臨床でみられるwide QRS頻拍の8割はVTといわれていますし，困ったら心室頻拍として早めの対応を行えば怒られることはないでしょう。実際，のんびり心電図とにらめっこしている場合でないことも多いです。しかもこれが検定になったら，「逆に上室頻拍じゃないか」とか，「逆の逆にVTではないか……」と混乱しますよね。

　Wide QRS頻拍をみるコツは，「とにかくVTと診断する所見を見つける」です。"これをみたらVT"といえる3点をまず頭に叩き込んでください。

> 1. 房室解離（捕捉収縮，融合収縮）
> 2. 胸部誘導の negative concordant
> 3. 特徴的な脚ブロック波形
>    ⅰ）右脚ブロック様⇒$V_1$誘導で前半部分に高いR，$V_6$誘導でR＜S
>    ⅱ）左脚ブロック様⇒RS部分にノッチがある，$V_6$誘導でQS型

　ただし，これらの3点については暗記するのではなく，しっかりと理屈を納得し，落とし込む必要がありますので，それぞれ解説していきます。

1. 房室解離はVTによって下位調律が上位調律を追い抜いた状態のために起こります（図2）。基本的にP波がみやすい誘導であるⅡ誘導や$V_1$誘導で，目を皿のようにしてP波を探しましょう。ST部分やT波の下行部分に再現性のない変なノッチがあれば房室解離を疑います。さらに，房室解離がある＝洞の興奮は存在するということであり，それがタイミングによってはVTの興奮の隙間に入り込むことがあります。VT中に上手に洞興奮が心室に入り込んで，普通にP-QRSを形成した場合をcapture beat（捕捉収縮），一部上から伝導したものとVTが合体するとfusion beat（融合収縮）を認めることもあります。そう考えると房室解離，捕捉収縮，融合収縮が別のものにみえても，起きている事象は同じだということがわかりますよね。ただし，房室解離がない人もいます。その原因としては，タイミングが悪く房室解離見つけられないか，もしくは心室から心房への逆伝導が存在するためにVTの興奮が心房に伝わって心房も頻拍を起こしている状態のいずれかが挙げられます。室房伝導があったら心房興奮はVTに追従してしまって，洞興奮が抑制されるために房室解離はなくなります。

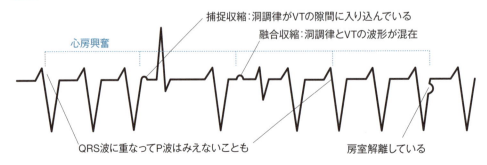

図2　房室解離とVTと洞調律

2. Negative concordant（ネガティブコンコーダント）とは，すべての胸部誘導のQRS波が陰性になっていること示し，これがあればVTを示唆します。なぜなら全部の胸部誘導から離れていくような興奮伝播は，心室から出るものしかありえないからです（図3）。ちなみに胸部誘導がすべて陽性のpositive concordant（ポジティブコンコーダント）もVTを示唆するといわれてはいますが，例外があります。ケント束が僧帽弁輪の側壁にあると，それを介するアンチドロミックAVRTはすべての胸部誘導に向かってくる興奮伝播となり，PSVTですがpositive concordantになりえます（図4）。

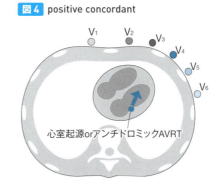

**図3** negative concordant　　　**図4** positive concordant

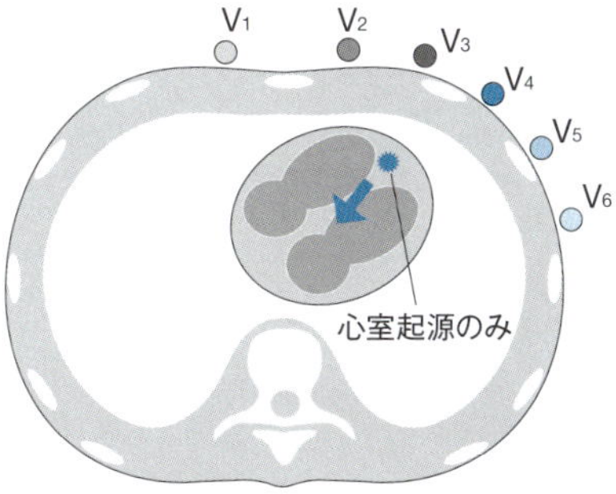

心室起源のみ　　　心室起源orアンチドロミックAVRT

3. VTに特徴的な脚ブロック波形は
   i）右脚ブロック様⇒ $V_1$ 誘導で前半成分にR波が強い，$V_6$ 誘導でR＜S（図5）
   ii）左脚ブロック様⇒ RS部分にノッチがある。$V_6$ 誘導でQS型（rS型）（図6）

これは覚えましょう。知っておきたいのは脚ブロックと違い，鑑別方法です。脚ブロックの場合，前半部分は正常伝導であり，後半部分が文字通り脚ブロックのためにwide QRSを呈します。つまり，QRS波の前半はnarrowで立ち上がりが急峻で，後半部分がwideでダラーッとしています。一方，心室頻拍は前半部分から異常です。そのため，右脚ブロック波形でも前半部分からwide QRSになっていたり，左脚ブロック波形でも前半部分であるRSにノッチがきたりするのです。そして，どちらにしても心室起源ということは $V_6$ 誘導から離れていく興奮伝播のため，$V_6$ 誘導はQS型あるいはrS型になります。

**図5** 右脚ブロック様のVTの鑑別

| | 右脚ブロック型 | |
|---|---|---|
| | 変行伝導 | VT |
| $V_1$ | 後半がwide | 前半がwide |
| $V_6$ | R＞S | R＜S |

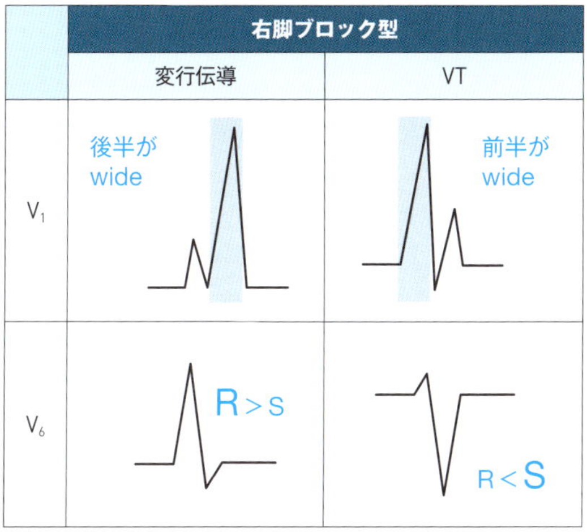

**図6** 左脚ブロック様のVTの鑑別

| | 左脚ブロック型 | |
|---|---|---|
| | 変行伝導 | VT |
| $V_1$ | RSにノッチなし | RSにノッチあり |
| $V_6$ | R大きい | QS |

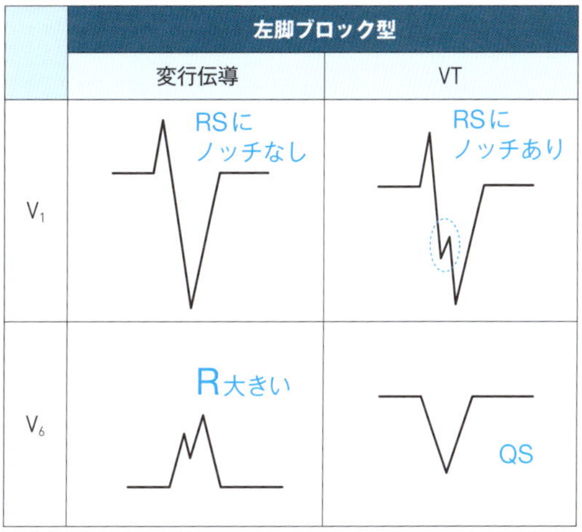

## 039-2　さらなるVTらしさの鑑別ポイント

BOX039-1を覚えれば十分ですが，余力がある人向けにもう一息．BOX039-1の内容ほどではありませんがVTらしさを確かめる別のポイントを解説します．

1. 北西軸
2. $aV_R$ 誘導で initial R（立ち上がりから上向きのRのみ出現）
3. より wide な QRS 幅（＞ 160msec）
（4. 左脚ブロック＋右軸偏位）→ VT 確定！

これらも基本的に理屈は同じで，心室起源のため本来ありえない方角に軸が向いていたり，$aV_R$ 誘導が陽性（本来ありえない）であったり，刺激伝導系を使わないので，より wide QRS 波になっていたりします．ちなみに4つめの左脚ブロック＋右軸偏位は見つけたら VT でほぼ確定です．もし変行伝導であれば左脚ブロックのために右脚から興奮するにもかかわらず右軸偏位を呈するというありえないベクトルになってしまうため，心室起源に絞られるという理屈になります．

> **Point**
>
> **VTの鑑別法**
> ① 房室解離（捕捉収縮，融合収縮）
> ② 胸部誘導の negative concordant
> ③ 特徴的な脚ブロック波形
> 　・右脚ブロック様⇒$V_1$ 誘導で前半部分に高い R，$V_6$ 誘導で R＜S
> 　・左脚ブロック様⇒RS 部分にノッチがある，$V_6$ 誘導で QS（rS）型

## 039-3　VT鑑別の限界

本書における VT 鑑別法についてはわかりやすさを重視し，一部簡略化して解説しています．論文では脚ブロック波形や $aV_R$ 誘導の形から鑑別するやり方がより細かく書かれています．例えば，「胸部誘導の RS が 100msec 以上」とか，「$aV_R$ 誘導での立ち上がりが40msec以上」です．結構面倒ですよね．印刷された波形ラインの幅によって判断がわかれる可能性があるほど微妙で際どいものなので，実臨床では使いにくいと筆者は判断しています．これらを細かく覚えるくらいであれば，房室解離を探すか，$V_5$，$V_6$ 誘導の rS 型，QS 型の波形を探すほうがわかりやすいです．

ここまで説明しておいてなんですが，これらの鑑別基準が当てはまらないのが抗不整脈薬内服中の患者と，先天性心疾患の既往がある患者です．これらの場合，もともと軸偏位があるなどの理由で VT 波形の基準を適応できません．そうなると，唯一どんなときでも VT と言い切ることができる所見は房室解離のみということになります．

## 039-4　単形性心室頻拍と多形性心室頻拍

心室頻拍（VT）には単形性と多形性の2種類があります．単形性 VT は同じ場所から頻拍が出現したり，同じ回路を旋回したりすることで，同一の QRS 波形で頻拍が出現します．脈ありの VT になることもありますが，脈なしの VT になることもあります．一方，多形性 VT は，1拍ずつ QRS 波形がバラバラになっているもので，頻拍回路もバラバラになっていることが想定されます．有効な拍出が維持できず，脈なしの VT になります．

## ベーシック編｜問題 040

**問題 040**　55歳，男性。劇症型心筋炎にて前日より緊急入院。ICUで人工心肺と人工呼吸器装着にて全身管理を始めた当日朝の心電図。所見より最も疑われるものを1つ選べ。

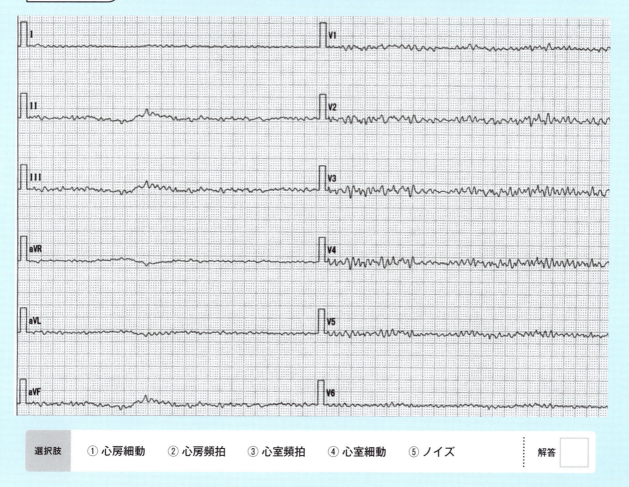

**選択肢**　① 心房細動　② 心房頻拍　③ 心室頻拍　④ 心室細動　⑤ ノイズ　　　解答 □

---

**解答 ▶ ④**

**正答の選択根拠**

まずはP波やQRS波があるかを確認する必要があります。明らかに波形がイレギュラーであり，QRS波がはっきりと確認できません。この時点で心房性の不整脈ではなく，心室性の不整脈を疑います。心室頻拍であれば，一定のレートを維持したwide QRS頻拍になるはずですが，リズムも振幅もQRS波も完全に破綻しています。また，なんらかの外的な要因によって波形に乱れが生じることをノイズといいます。本波形においてはノイズの可能性が完全に除外できるものではありませんが，ノイズであればその合間に再現性をもってQRS波が隠れているはずです。ここではどう目をこらしても隠れているQRS波はなく，心室細動を疑います。

**その他の選択肢について**

①② 正常なQRSがみえず，そもそも上室性の不整脈ではなく，心室性の不整脈を疑います ▶ 問題 037，p81 038，p83

③ 心室頻拍のようなレギュラー wide QRS 頻拍ではありません ▶ 問題 039，p85

⑤ ノイズであれば，ノイズのなかでも再現性のあるQRS波がみえるはずです

## 問題 041

87歳，男性。みかん農家。慢性心不全，慢性腎不全にて抗アルドステロン薬，ループ利尿薬，アンジオテンシン変換酵素阻害薬などを内服中。たまにふらつくとのことで受診した。心電図所見より最も疑われる疾患を1つ選べ。

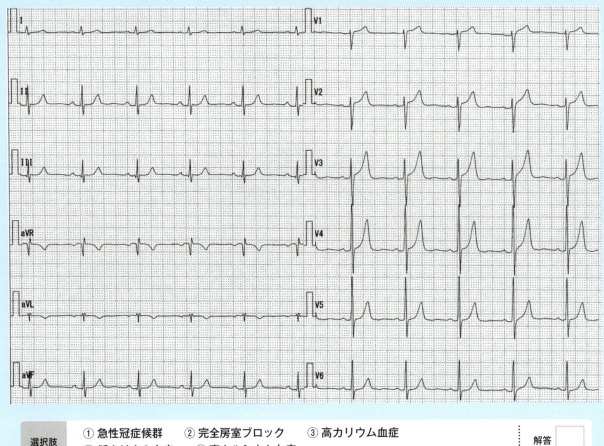

**選択肢**
① 急性冠症候群　② 完全房室ブロック　③ 高カリウム血症
④ 低カリウム血症　⑤ 高カルシウム血症

解答

---

**解答 ▶ ③**

|  正答の選択根拠 | 病歴がとてもよいヒントになりますね。しかし，実臨床でもこのような人はたくさんいます（特に愛媛にはみかん農家の人は非常に多い）。来院時の心電図は洞調律であり，リズムにも異常はありません。もうピンときた方もいると思いますが，T波が先鋭化しています。これはテント状T波といって<u>高カリウム血症</u>に特徴的にみられる波形です。 |
|---|---|
|  その他の選択肢について | ① 明らかなST上昇はありません。胸痛もないようです ➡ 問題030, p64<br>② 房室ブロックはありません ➡ 問題024, p50<br>④ QT延長やU波はありません ➡ 問題015, p31<br>⑤ QT短縮はありません ➡ 問題080, p176 |

## 問題041を解くための必須知識BOX　▶テーマ：電解質異常（高カリウム血症）

### 041-1　正常T波の基準

　一般的なT波の高さの基準はR波高の1/10以上かつ1.2mV未満とされています（図1）。それより電位の低いものを平坦T波，陰性の場合は陰性T波といいます。T波が増高するのは急性冠症候群の超急性期や高カリウム血症です。陰性T波に関しては後述します。

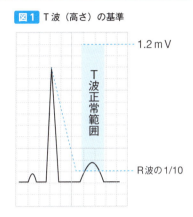

図1　T波（高さ）の基準

### 041-2　静止膜電位の基礎

　高カリウム血症の話をするうえでこの話は避けて通れません。みんな苦手な電気生理学のお話です。細かく話すときりがなくなるので超シンプルにします。

- 静止膜電位は－90mVになっている（TP部分）
- 脱分極ではナトリウムが細胞内に流入する（QRS波）
- 脱分極の維持ではカルシウムが流入する（ST部分）
- 再分極ではカリウムが流出する（T波）

　これが基本です。高カリウム血症の心電図を覚えるように，そのまま丸覚えしようとしても覚えられません。少しだけ電気生理学を理解すれば，カリウム異常の心電図所見について納得して覚えられるため効果的です。

### 041-3　高カリウム血症で起こる心電図変化の原因

　高カリウム血症は血中のカリウムが増加することで起きます。カリウムを多く含む果物やナッツ類の過剰摂取，あるいはカリウムを十分に排泄させることができない腎不全や薬物（抗アルドステロン薬，アンジオテンシン変換酵素阻害薬など）が原因で起きます（図2）。

　表1のように，血中カリウムの濃度によってさまざまな心電図変化がみられますが，根底に生じる問題点はシンプルに2つです。心筋の興奮の立ち上がりが遅くなる（あるいは立ち上がらなくなる）ことと再分極の時間が短くなることです。血中のカリウムが上昇すると，再分極のときのカリウムの流出時間が短縮し，カリウムが通るチャネルの異常によってテント状T波となります。さらに増悪すると心房筋の興奮がみえなくなり，P波が消失し，心室筋の立ち上がりが悪くなり，QRS幅が拡大します。最終的にもっとwideなQRSになってサインカーブとよばれる形になります。刺激伝導系も障害されるた

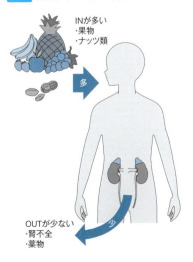

図2　高カリウム血症の原因

INが多い
・果物
・ナッツ類

OUTが少ない
・腎不全
・薬物

め，洞不全症候群や房室ブロックを引き起こし，結果的に心筋が興奮できなくなって徐脈や心停止になります。

表2は活動電位の変化です。高カリウム血症による心電図変化の覚え方を紹介します。まずテント状T波を覚えて上矢印を描き，そこから反時計回転するように矢印を4方向に引いてそれに対応する波形を覚えます（図3）。

**表1** カリウム値による心電図の影響と違い

| 血中カリウム値 | 心電図変化 |
|---|---|
| 5.5～6.5mEq/L | テント状T波の出現 |
| 6.5～7.0mEq/L | PRの延長 |
| 7.0～8.0mEq/L | P波の消失 |
| 8.0～9.0mEq/L | wide QRS波の出現 |
| 9.0～　mEq/L | サインカーブ |

**図3** 高カリウム血症の心電図変化

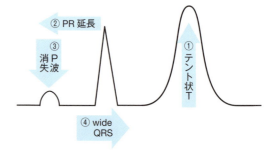

**表2** 電解質の移動と活動電位

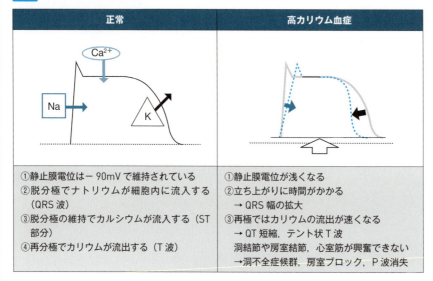

| 正常 | 高カリウム血症 |
|---|---|
| ①静止膜電位は−90mVで維持されている<br>②脱分極でナトリウムが細胞内に流入する（QRS波）<br>③脱分極の維持でカルシウムが流入する（ST部分）<br>④再分極でカリウムが流出する（T波） | ①静止膜電位が浅くなる<br>②立ち上がりに時間がかかる<br>　→QRS幅の拡大<br>③再極ではカリウムの流出が速くなる<br>　→QT短縮，テント状T波<br>洞結節や房室結節，心室筋が興奮できない<br>　→洞不全症候群，房室ブロック，P波消失 |

 **高カリウム血症のまとめ**
　テント状T波，PR延長，P波の消失，wide QRS, サインカーブ

# アドバンス編

## 1・2級合格を
## 目指すための
## 演習と必須知識

## アドバンス編 | 問題 042

### 問題 042

30歳，男性。COVID-19感染後の胸痛が改善しないとのことで受診した。前年の健診のときの心電図と今回受診時の心電図を示す。所見として正しいものを1つ選べ。

前年
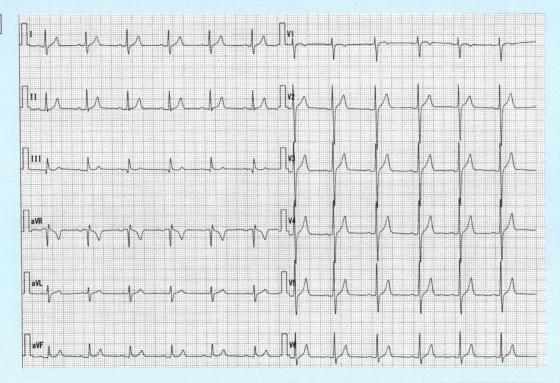

今年
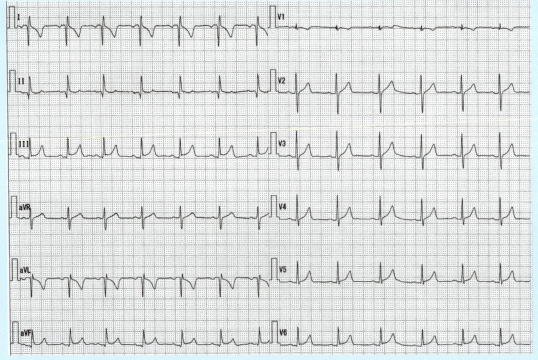

選択肢　① 右胸心　② 後壁梗塞　③ 右軸偏位　④ 異所性心房調律
⑤ 左右電極の付け間違い

解答

解答 ▶ ⑤

正答の
選択根拠

型通りに心電図を読んでいる人は今回の波形の違和感にすぐに気がつくと思います。逆にいつもなんとなくでしか心電図を読んでいない人はこの違和感にはすぐに気がつかないかもしれません。パッとみた感じ，心拍数や QRS には大きな異常がないようにみえますが，一度初心に返ったつもりで見直してみましょう。まず四肢誘導で P 波形と軸偏位を確認します。早速 I 誘導の P 波が陰性になっており，おかしいことがわかると思います。もう 1 つのポイントは $aV_R$ 誘導が通常の波形にみえている点です。四肢誘導は少なくとも左右が逆になっているようです。胸部誘導には異常所見がないことから，左右電極の付け間違いが答えとなります。

その他の
選択肢に
ついて

① 右胸心であれば胸部誘導も R 波の減高がみられます ➡ 問題 101，p220
② 後壁梗塞だけでは I 誘導は異常になりません ➡ 問題 064，p140
③ I 誘導と $aV_F$ 誘導が陽性なので，右軸偏位ではありません ➡ 問題 002，p5
④ P 波が変わっているだけであれば異所性調律の可能性もありますが，QRS 波も逆になっているので異所性調律だけでは説明できません ➡ 問題 007，p15

 問題042を解くための必須知識BOX　▶テーマ：電極の付け間違い

 042-1　電極の付け間違い鑑別ポイント（図1）

ついつい QRS 波やリズムに目が行きがちですが，まずは，常に P 波の極性を確認するようにしましょう。正常な心拍数の範囲で I，II 誘導で陽性 P 波があれば洞調律と考えます。I，II 誘導の P 波の極性が陽性でなければ何かが普通ではないということで，電極の付け間違いか，異所性調律か右胸心を鑑別する必要があります。

付け間違いの場合には QRS 波ごと反対になります。異所性調律であれば QRS 波は通常と同じはずです。右

表1　左右手の付け間違いと鑑別

|  | I 誘導で陽性 P 波 | I 誘導で陰性 P 波 |
|---|---|---|
| 胸部誘導 R 波が立ち上がる | 正常 | 付け間違い，異所性心房調律（QRS 波が逆になっているかで判別可能） |
| 胸部誘導 R 波が立ち上がらない | 後壁梗塞 | 右胸心 |

胸心であれば胸部誘導でも逆になります。胸部誘導が逆になるというのは R 波が減高するということです。通常であれば心尖部に行くに従って $V_5$，$V_6$ 誘導になるほど R 波は立ち上がってきます。一方，右胸心だと心尖部が離れていくため，R 波が減高します（表 1）。

さらに付け間違いを疑ったら $aV_R$ 誘導を確認するとよいです。$aV_R$ 誘導は唯一心臓のベクトルと逆になっており，通常は P，QRS，T 波のすべてが逆になっています。ここが逆の逆に通常の極性になっていれば，明らかにおかしいということになります。$aV_R$ 誘導が通常の波形の極性になっているならば赤と何かが入れ替わっているということになりますので，もともとの $aV_R$ 誘導がみえている誘導が右手にきているということが割とすぐにわかります。つまり，$aV_L$ 誘導で PQRST が反対になっていれば赤と黄（左右手）の付け間違えです。$aV_F$ 誘導で PQRST が反対になっていれば赤と緑（右手と左足）を付け間違えているということになります。赤と何かを間違えているなら本来の $aV_R$ 誘導がみえている誘導を探せばよいので，付け間違いのなかでもわかりやすく，頻度も多いものになります。左右手電極の付け間違いは，付け間違いのなかで最も頻度が高いです。鑑別ポイントは，① I 誘導がすべて

逆になる。② Ⅱ，Ⅲ誘導が入れ替わる。③ $aV_R$ と $aV_L$ 誘導が入れ替わる。④ $aV_F$ 誘導はそのままの4つです（図1，2，表2）。ちなみに左手と左足の付け間違いは，Ⅲ誘導が逆になったり $aV_L$ と $aV_F$ 誘導が逆になりますが，元の心電図がないと鑑別は困難です。さらに言うと，右足に付いている黒も含めて付け間違うと少しややこしいです。両足で挟んだ誘導はほぼ平坦に近い形になることを覚えておくとよいです。左右手以外の付け間違いを見抜く方法を表3で紹介します。

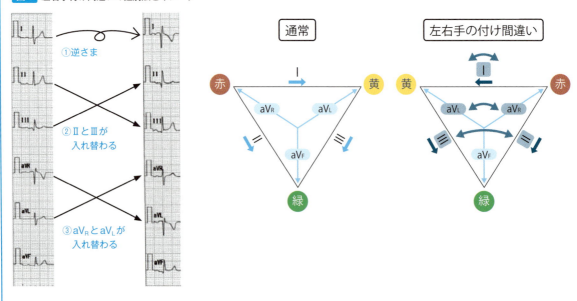

図1 左右手付け間違いの鑑別法とイメージ

表2 左右手の付け間違いを疑ったときにみるポイント
① Ⅰ誘導が逆
② $aV_R$ 誘導と $aV_L$ 誘導が入れ替わっている
③ Ⅱ誘導とⅢ誘導が入れ替わっている
④ $aV_F$ 誘導はそのまま

表3 左右手以外の付け間違いを疑ったときにみるポイント
① $aV_R$ 誘導様の完全に逆になっている誘導を探す
② 両足で挟んだらほぼ平坦な波形になっている
③ 間違えた電極に挟まれた四肢誘導は逆になっている
（赤色と黄色を付け間違うとⅠ誘導が逆向きになる）

アドバンス編｜問題043

## 問題 043

80歳，男性。高血圧にて近位通院中。最近息切れがあり，心電図異常とのことで他院から紹介受診。他院で記録した心電図を持参した。所見として正しいものを1つ選べ。

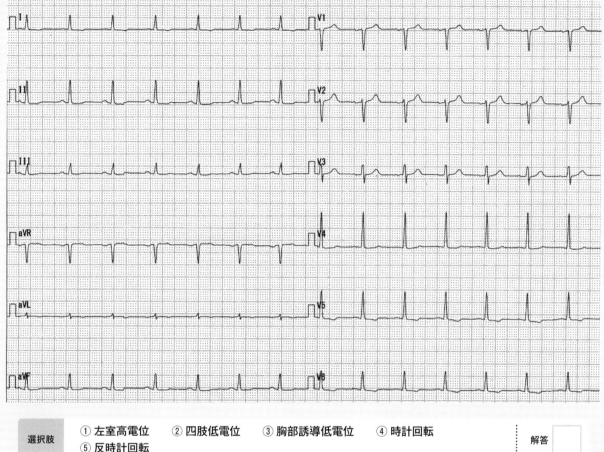

選択肢
① 左室高電位　② 四肢低電位　③ 胸部誘導低電位　④ 時計回転
⑤ 反時計回転

解答 ▶ ①

**正答の選択根拠**

自施設と他施設で心電図の設定が異なることがあるので注意が必要です。同期あるいは連続心電図なのか，較正波が変わっていないかに気をつけましょう。計測上 $V_1$ 誘導の S 波＋ $V_5$ 誘導の R 波は 19mm 程度で，通常であれば 1.9mV となり高電位の基準を満たしません。しかし，よくみると較正波が通常の半分になっています。つまり，1メモリの波高値が倍になっているため，波高値としては 3.8mV 程度あることから，左室高電位の定義を満たします。

**その他の選択肢について**

② 四肢誘導低電位の基準（全四肢誘導で 5mm 以下）は満たしません ➡ 問題 014，p30
③ 胸部誘導低電位の基準（全胸部誘導で 10mm 以下）は満たしません ➡ 問題 014，p30
④ 時計回転の基準（移行帯が $V_5$-$V_6$ 誘導）は満たしません ➡ 問題 009，p19
⑤ 反時計回転の基準（移行帯が $V_1$-$V_2$ 誘導）は満たしません ➡ 問題 008，p17

## 問題043を解くための必須知識BOX　▶テーマ：高電位のひっかけ

### 043-1　較正波（キャリブレーション）に注意

　較正波とは心電図の横についている凸のような形をしたものです。この記号は上向きに電位の高さ，つまり1mVを表しています。較正波が10メモリ分あれば，1メモリが0.1mVです（図1）。しかし，較正波が5メモリ分しかなければ，1メモリが0.2mVとなり（図2），見かけ上半分の電位になってしまいます。通常は1mm＝1メモリ＝0.1mVですが，たまに左室肥大があると自動的に較正波を半分にしてしまう機種もあるため注意が必要です。

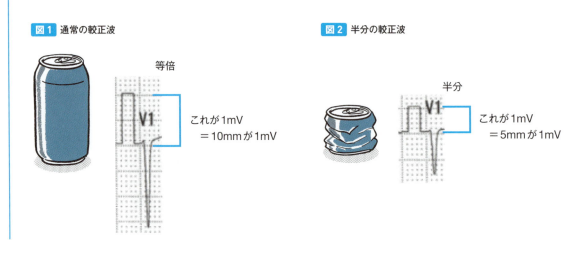

図1 通常の較正波　　図2 半分の較正波

### 043-2　高血圧と左室肥大

　そもそもなぜ高血圧があると左室肥大が起きるのかというと，それだけ心臓に負担がかかるからです。血圧とは血管の抵抗なので，抵抗が高いということは血液を送るのにそれだけ心臓に負担がかかります。心臓に負担がかかるとそれだけ心筋が頑張ってパンプアップするため，左室肥大が起きます。これだけ聞くとよいことのようにも聞こえますが，限度を超えると内腔の狭小化や不整脈の基質を生み出し，悪影響を与えます。左室肥大を引き起こす原因として，神経液性因子と器械的な刺激が関係しているといわれています。神経液性因子は交感神経やカテコラミンのことです。これらが活性化すると，心筋細胞を活性化させ，左室心筋の肥大を引き起こします。器械的な刺激とは，物理的に心筋が受ける影響のことです。血圧が高いということは，心臓から大血管に血液を送るためにたくさんのエネルギーを必要とし，それだけ心筋の壁そのものにも負荷がかかります。

## 問題 044

80歳，男性。大動脈弁狭窄症にてカテーテル治療前の心電図を示す。所見として正しいものを1つ選べ。

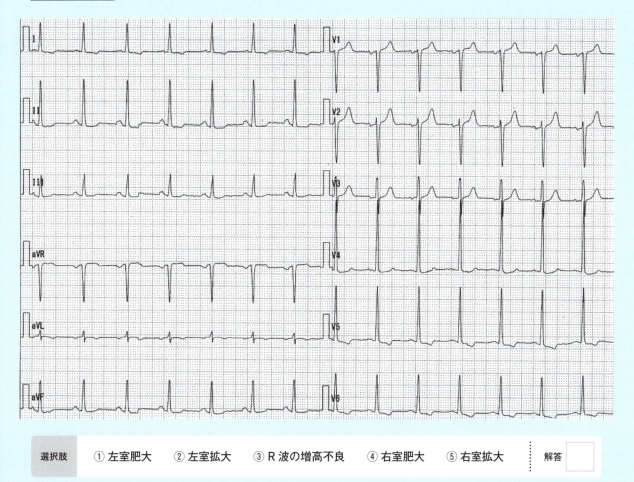

選択肢　① 左室肥大　② 左室拡大　③ R波の増高不良　④ 右室肥大　⑤ 右室拡大　解答 □

---

### 解答 ▶ ①

**正答の選択根拠**

高齢男性で大動脈弁狭窄症があることから左室の圧負荷が示唆されます。$RV_5 + SV_1$ が波高値として3.8mV程度あることから左室高電位の定義を満たします ➡ 問題013，p28。さらにストレイン型の陰性T波を認めることから左室肥大と考えます。

**その他の選択肢について**

② 左室拡大は左室高電位と $V_5$，$V_6$ 誘導でT波の増高を認めます ➡ 問題045，p102
③ R波の増高不良はありません ➡ 問題011，p24
④ $V_1$～$V_3$ 誘導の R＞S や $V_5$，$V_6$ 誘導のS波はありません ➡ 問題084，p184
⑤ 右脚ブロックはありません ➡ 問題084，p184

## 問題044を解くための必須知識BOX　▶テーマ：左室肥大

### 044-1　陰性T波の種類

　陰性T波には大きく3つの種類が存在します（図1）。ストレインT波（strain T wave）は左右非対称でなだらかに下がる陰性T波です。左室肥大でみられ，オーバーシュートを伴います（後述）。冠性T波（coronary T wave）は虚血性心疾患でみられる左右対称の陰性T波です。巨大陰性T波（giant negative T wave）は10mm以上の低下を伴う陰性T波です。たこつぼ型心筋症や心尖部肥大型心筋症などでみられます。

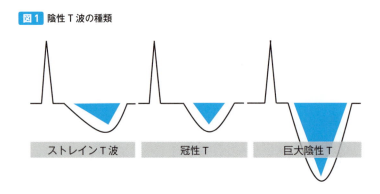

図1　陰性T波の種類

ストレインT波　　冠性T　　巨大陰性T

### 044-2　左室肥大の定義

　左室肥大は左室高電位の基準（問題013，p28）に加え，$V_5$，$V_6$誘導でストレイン型の陰性T波を認めます。左室肥大の原因としては，高血圧，大動脈弁狭窄症，肥大型心筋症などが挙げられます。また，肥大の基準としてSokolow-Lyon電位[1]だけではなく，Cornellの電位[2]が使われることがあります。これは$V_3$誘導のS波＋$aV_L$誘導のR波が男性で28mm，女性で20mm以上あれば左室肥大とするものです。さらに2017年にはPegueroらが胸部誘導で最も深いS波＋$V_4$誘導のS波の総和が男性で28mm以上，女性で23mm以上あれば左室肥大とする新しい基準[3]を提唱しています。これは若年であれば疑陽性が多いものの，高齢者においては左室の筋肉量の増加を反映しているものと考えられています。

　心不全患者の20％は心電図で左室肥大の所見を呈するといわれ，長期予後の悪化が指摘されています[4]。左室肥大が心臓に悪い大きな理由は，心筋虚血と拡張障害を引き起こすということです。心筋が肥大すると心筋が必要とする血液量が増えます。しかし，血流はそう簡単には増えないので，徐々に末梢に血液が行き渡らなくなります。冠動脈は心外膜から心内膜に入り込んでいくため，心内膜側が虚血になります。この状態が長く続くことで，心内膜下虚血から心機能低下へと連鎖していきます。さらに，心臓全体の大きさは一定以上に大きくなることはありません。それにもかかわらず，肥大すると徐々に内側に肥大してきて，内腔が狭くなってきます。心臓が血液を送り出すためには，一度心腔内に血液を引き込んでそこから血液を送る必要があります。内腔が狭いと十分に血液を引き込むことができず，拡張障害を引き起こします。左室内腔の狭小化→左室が拡張できない→血液を左室に引き込めない→1回拍出量の低下→心不全というカスケードになるわけです。

> **左室肥大の鑑別法**
> ① V₅，V₆ 誘導の R 波の高さ＞ 2.6mV，V₁ 誘導の S 波＋ V₅ 誘導の R 波＞ 3.5mV
> ② 左室高電位＋ V₅，V₆ 誘導のストレイン T（＋オーバーシュート）→左室肥大

## 044-3　T波のオーバーシュートとは

　左室肥大によるストレインT波を認めるときに，T波の終末部に陽性となる部分を認めることがあります。これをT波のオーバーシュートとよび，ストレインT波に特徴的にみられます。本症例でもオーバーシュートの所見を認めます（図2）。

**図2** T波のオーバーシュート

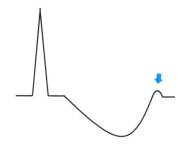
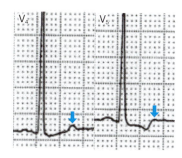

### 文献

1) Sokolow M, Lyon TP: The ventricular complex in left ventricular hypertrophy as obtained by unipolar precordial and limb leads. Am Heart J. 1949; 37: 161-186.
2) Ishikawa J, Ishikawa S, Kario K: Jichi Medical School（JMS）Cohort Study Investigators Group. Levels of cornell voltage and cornell product for predicting cardiovascular and stroke mortality and morbidity in the general Japanese population. Circ J. 2014; 78: 465-475.
3) Gamrat A, Trojanowicz K, Surdacki MA, et al: Diagnostic Ability of Peguero-Lo Presti Electrocardiographic Left Ventricular Hypertrophy Criterion in Severe Aortic Stenosis. J Clin Med . 2021; 10: 2864.
4) Gottdiener JS, Arnold AM, Aurigemma GP, et al: Predictors of congestive heart failure in the elderly: the Cardiovascular Health Study. J Am Coll Cardiol. 2000; 35: 1628-1637.

アドバンス編｜問題045

## 問題 045

79歳，男性。大動脈弁閉鎖不全症にて術前の心電図を示す。所見として正しいものを1つ選べ。

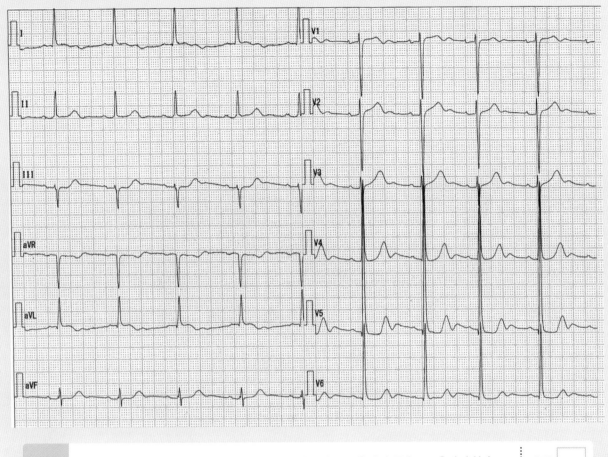

選択肢　①左室肥大　②左室拡大　③R波の増高不良　④右室肥大　⑤右室拡大　解答

### 解答 ▶ ②

| 正答の選択根拠 | 患者背景として高齢男性で大動脈弁閉鎖不全症があることから左室の容量負荷が示唆されます。$RV_5 + SV_1$ が波高値として 3.5mV 以上あることから左室高電位の定義を満たします ⇒ 問題 013, p28。さらにT波の増高を認めることから左室拡大と考えます。本症例では $V_5$ 誘導のR波は $V_4$ 誘導のS波に重なって判別不可能ですが，それを差し引いても左室高電位の基準は満たしています。 |
|---|---|
| その他の選択肢について | ①左室肥大は左室高電位と $V_5$，$V_6$ 誘導でストレインT波を認めます ⇒ 問題 044, p99<br>③R波の増高不良はありません ⇒ 問題 011, p24<br>④$V_1$，$V_3$ 誘導の R＞S や $V_5$，$V_6$ 誘導のS波はありません ⇒ 問題 084, p184<br>⑤右脚ブロックはありません ⇒ 問題 084, p184 |

# アドバンス編 | 問題046

## 問題045を解くための必須知識BOX　▶テーマ：左室拡大

### 045-1　左室拡大の基礎

　左室高電位となる理由には主に2つあり，なんらかの圧負荷による左室肥大から起きる起電力の上昇か，なんらかの容量負荷によって左室拡大から左室が胸壁に近づくことによるものです。左室拡大は左室高電位に加え，$V_5$，$V_6$誘導でT波の増高を認めます。これは容量負荷や左室内腔の拡大によって左室が胸壁に近づくことが原因であり，大動脈弁閉鎖不全症や拡張型心筋症などでみられます。小児や体格の小さな人だと，正常であってもこの左室高電位の基準を満たしてしまうことがあるため，小児の左室高電位の基準は成人よりも高めに設定されています。一方でなんらかの弁膜症や心筋症を合併しているときは軸偏位や左房負荷を合併することがあるので，そのほかの所見も見逃さないようにしましょう。

> **左室拡大の鑑別法**
> ・左室高電位＋$V_5$，$V_6$誘導でT波の増高

## 問題 046

85歳，女性。心筋症にて循環器科にて定期通院中の心電図を示す。所見から疑われる疾患を1つ選べ。

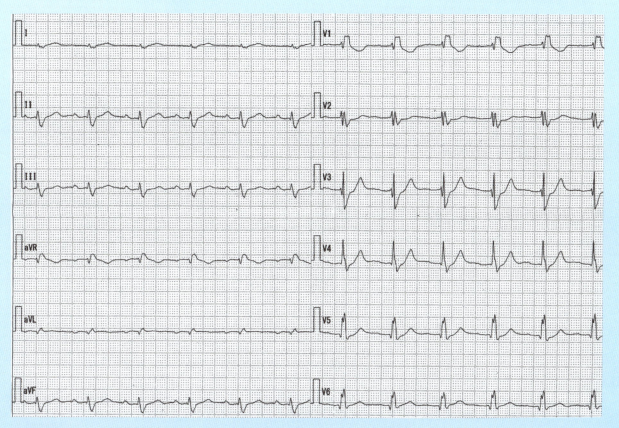

選択肢
① 完全左脚ブロック　② 完全右脚ブロック　③ 不完全右脚ブロック
④ WPW症候群　⑤ 非特異的心室内伝導障害

解答　□

解答 ▶ ⑤

| 正答の選択根拠 | 洞調律ですが，wide QRS になっています。V₁ 誘導では右脚ブロック様の rsR' 型になっていますが，V₆ 誘導では左脚ブロック様の 2 峰性の R 波を呈しており，どちらの脚ブロックの条件にも当てはまりません。この場合，非特異的心室内伝導障害といいます。 |
|---|---|
| その他の選択肢について | ① 左脚ブロックは V₁ 誘導で QS 型，V₆ 誘導で 2 峰性の R 波を認めます ➡ 問題 026，p55<br>② 完全右脚ブロックは QRS 幅が 120msec 以上，V₁ 誘導で rsR' 型，V₆ 誘導で S 波のスラーを認めます ➡ 問題 025，p53<br>③ 不完全右脚ブロックは QRS 幅が 120msec 未満，V₁ 誘導で rsR' 型，V₆ 誘導で S 波のスラーを認めます ➡ 問題 025，p53<br>④ WPW 症候群は PQ 短縮とデルタ波が特徴的です ➡ 問題 029，p62 |

 問題 046 を解くための必須知識 BOX　▶テーマ：非特異的心室内伝導障害（NICD）

### 046-1　心室内伝導障害の診断

心房から調律されているにもかかわらず，QRS 幅が 120msec 以上あれば心室内伝導障害と診断します（図 1）。そのなかで V₁ 誘導で V₆ 誘導で典型的な波形を認めれば右脚，あるいは左脚ブロックと診断します。そしてどちらの条件も満たさないにもかかわらず，wide QRS 波を呈している場合を非特異的心室内伝導障害（non-specific intraventricular conduction delay：NICD）といいます。例えば V₁ 誘導では右脚ブロック様の rsR' 型でありながら V₆ 誘導では左脚ブロック様の 2 峰性の R 波を呈している場合などが当てはまります。

図1 心室内を伝導するのに時間がかかる
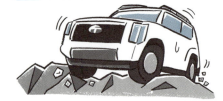

アドバンス編｜問題047

問題 **047**　78歳，女性。健診の心電図を示す。所見として正しいものを1つ選べ。

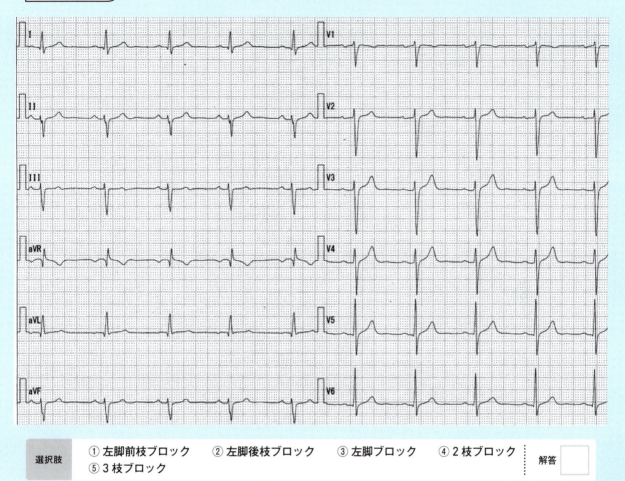

選択肢　① 左脚前枝ブロック　② 左脚後枝ブロック　③ 左脚ブロック　④ 2枝ブロック
　　　　⑤ 3枝ブロック

解答

---

解答 ▶ ①

 正答の選択根拠

この心電図は正常洞調律ですが，Ⅱ，Ⅲ，$aV_F$ 誘導で QRS 波が陰性になっており，左軸偏位だと思った人もいるかもしれません。間違いではありませんが選択肢にもありません。ここはもう一歩進んで考えます。高度左軸偏位を認めた場合は左脚前枝ブロックを疑います。

 その他の選択肢について

② 左脚後枝ブロックであれば高度右軸偏位となります　➡ 問題 048, p107
③ 左脚ブロックであれば QRS 幅が 120msec 以上で $V_1$ 誘導で rS 型，$V_6$ 誘導で 2 峰性の R 波を認めます　➡ 問題 026, p55
④ 左脚前枝，左脚後枝，右脚のブロックを疑う所見のうち，どれか 2 つの所見を認めれば 2 枝ブロックです　➡ 問題 048, p107
⑤ 2 枝ブロックに PQ 延長を伴えば 3 枝ブロックになります　➡ 問題 049, p110

105

## 問題047を解くための必須知識BOX　　▶テーマ：左脚前枝ブロック（LAFB）

### 047-1　左脚前枝ブロックを満たす条件

　左脚前枝ブロック（left anterior fascicular block：LAFB）は－45°以上の高度左軸偏位を認めます。かつ，波形としてはⅠ，$aV_L$誘導でqR型，Ⅱ，Ⅲ，$aV_F$誘導でrS型を認めることが条件です。軸偏位だけだと下壁梗塞などで異常Q波が出現するだけで条件を満たしてしまうことがあるため，このような波形の定義が存在します。

　高度左軸偏位（－45°以上）を診断するためにはⅠと$aV_F$誘導を利用します（図1）。直行する誘導になるので，Ⅰ誘導の陽性成分と$aV_F$誘導の陰性成分を比較して$aV_F$誘導の陰性成分が大きければ，少なくとも軸は－45°以上と考えられ，左脚前枝ブロックの条件の1つを満たすことになります。

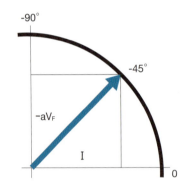

図1　高度左軸偏位（－45°以上）の判断

> **Point　左脚前枝ブロックの鑑別法**
> ① －45°以上の高度な左軸偏位
> ② Ⅰ誘導の陽性成分 ＜ $aV_F$誘導の陰性成分
> ③ Ⅰ，$aV_L$誘導でqR型，Ⅱ，Ⅲ，$aV_F$誘導でrS型

### 047-2　左脚前肢ブロックによる症状

　左脚前肢ブロックはそれだけで症状が出ることはまずありません。ほかの枝もあることで伝導遅延を起こすことはないため，PQやQRS幅は正常範囲になります。一般的に左脚前枝は後枝よりも長く，薄く，幅の狭い線維束であるため，障害を受けやすいとされています。さらに，左脚後枝が右冠動脈や左回旋枝などの複数枝から栄養されているのに対して，左脚前肢は左前下行枝の中隔枝のみからの血液供給であることも障害を受けやすい原因とされています。

# 問題 048

78歳，女性。ふらつきにて精査のため受診した。心電図所見として正しいものを1つ選べ。

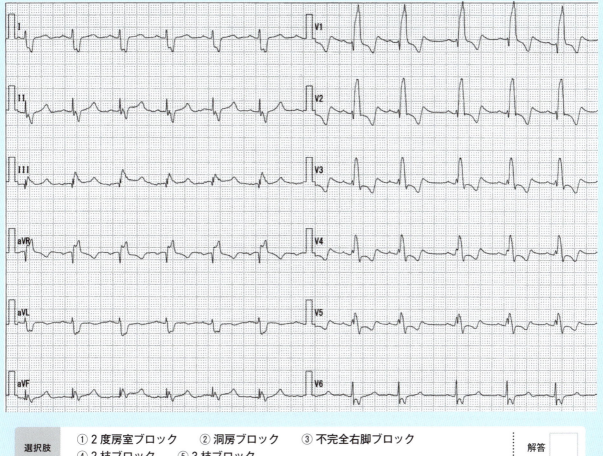

**選択肢**
① 2度房室ブロック　② 洞房ブロック　③ 不完全右脚ブロック
④ 2枝ブロック　⑤ 3枝ブロック

解答

---

**解答 ▶ ④**

**正答の選択根拠**

洞調律ですが，wide QRSになっています。完全右脚ブロックと右軸偏位を認め，2枝ブロックの診断です。右脚ブロックに右軸偏位を合併している場合，右脚と左脚後枝の2枝の伝導がブロックされています。

**その他の選択肢について**

① 2度房室ブロックは数拍に1拍，QRS波のみが脱落するものです ➡ 問題021，p43
② 洞房ブロックは唐突にP波とQRS波が脱落します ➡ 問題017，p35
③ 不完全右脚ブロックであればQRS幅が120msec未満で$V_1$誘導でrsR'型，$V_6$誘導でS波のスラーを認めます ➡ 問題025，p53
⑤ 3枝ブロックは2枝ブロックにPQ延長を伴ったものです ➡ 問題049，p110

## 問題048を解くための必須知識BOX　▶テーマ：2枝ブロック

### 048-1　左脚後枝ブロックを満たす条件

　左脚後枝ブロック（left posterior fascicular block：LPFB）は＋120°以上の高度右軸偏位を認めます。さらに，波形としてはⅠ，aV_L 誘導で rS 型，Ⅱ，Ⅲ，aV_F 誘導で qR 型を認めることが条件です。

　ただ，高度右軸偏位について誘導とのベクトルで相性がよくない＋120°を計算することはなかなか難しいので，筆者は＋135°という基準で代用します（図1）。つまり，Ⅰ誘導の陰性成分と aV_F 誘導の陽性成分を比較してⅠ誘導の陰性成分のほうが大きければ少なくとも＋135°以上と考えられ，左脚後枝ブロックの条件の1つを満たすことになります。

**図1** 高度右軸偏位（＋135°以上）の判断

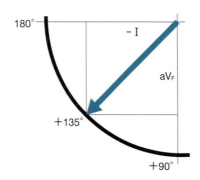

**左脚後枝ブロックの鑑別法**
① ＋120°以上の高度な右軸偏位
② おおよそⅠ誘導の陰性成分＞aV_F 誘導の陽性成分
③ Ⅰ，aV_L 誘導で rS 型，Ⅱ，Ⅲ，aV_F 誘導で qR 型

### 048-2　2枝ブロックの鑑別

　左脚ブロックは広い意味で左脚前枝と後枝の2枝ブロックと考えるほうがまとめやすいですが，一般的に2枝ブロックというと右脚＋左脚前枝ブロックと右脚＋左脚後枝ブロックのことを指します。条件は両者を合わせたものです。つまり，右脚＋左脚前枝ブロックだと完全右脚ブロック＋左軸偏位，右脚＋左脚後枝ブロックだと完全右脚ブロック＋右軸偏位になります（表1，2）。残された1枝の伝導は問題ないため（図2），全体として PQ 間隔は延長しません。

**表1** 2枝ブロック

| 心電図波形 | 右脚ブロック | |
|---|---|---|
| イメージ | | |

| 心電図波形 | 右脚ブロック＋左軸偏位 | 右脚ブロック＋右軸偏位 |
|---|---|---|
| 2枝ブロック | ＝右脚と左脚前枝ブロック | ＝右脚と左脚後枝ブロック |
| イメージ | | |

**表2** 左脚ブロック

| 心電図波形 | 高度左軸偏位 | 高度右軸偏位 |
|---|---|---|
| 1枝ブロック | 左脚前枝ブロック | 左脚後枝ブロック |
| イメージ | | |

| 心電図波形 | 左脚ブロック ||
|---|---|---|
| イメージ | | |

> **Point**
> **2枝ブロックの鑑別法**
> ① 右脚＋左脚前枝ブロック＝完全右脚ブロック＋左軸偏位
> ② 右脚＋左脚後枝ブロック＝完全右脚ブロック＋右軸偏位
> （③ 左脚前枝＋左脚後枝ブロック＝完全左脚ブロック）

**図2** 正常に伝導する脚はある

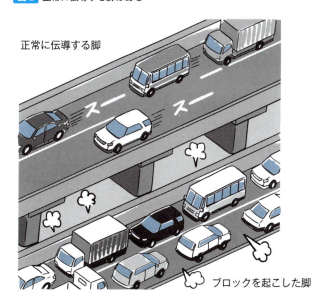

## アドバンス編｜問題049

**問題 049** 92歳，男性。食後に失神したため，救急搬送された。来院時は意識清明だった。心電図所見として誤っているものを1つ選べ。

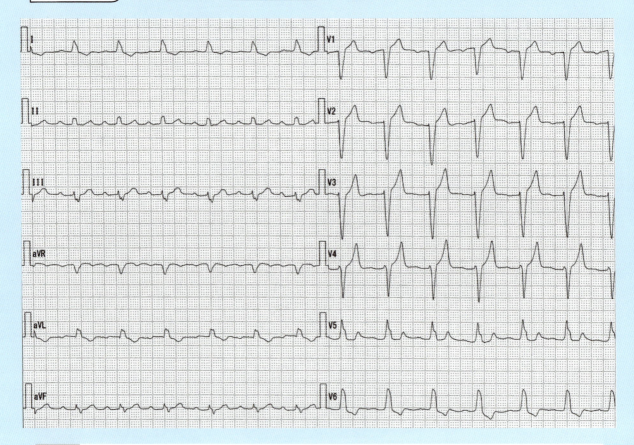

選択肢
① 房室伝導障害がある　② 房室結節の伝導が途絶していない
③ 右脚の伝導が途絶している　④ 左脚前肢の伝導が途絶している
⑤ 左脚後枝の伝導が途絶している

解答

---

**解答 ▶ ③**

**正答の選択根拠**

wide QRS 波形で V₁ 誘導で QS 型，V₆ 誘導で 2 峰性の R 波を認め，完全左脚ブロックを認めます ➡ 問題 026，p55。さらに 1 度房室ブロックを伴っており ➡ 問題 020，p41，3 枝ブロックと考えます。完全左脚ブロックであるため，唯一伝導しているのは右脚です。

**その他の選択肢について**

① 脚ブロック波形のため，伝導障害はあります
② 脚の伝導障害はありますが，房室結節の伝導が途絶しているわけではありません。もし，途絶していれば完全房室ブロックになります ➡ 問題 024，p50
④⑤ 完全左脚ブロック波形のため，左脚のどのレベルの障害かは不明ですが，少なくとも前枝も後枝も伝導はしていません ➡ 問題 026，p55

## 問題049を解くための必須知識BOX　▶テーマ：3枝ブロック

### 049-1　3枝ブロックを満たす条件

関連するアドバンスBOXは
問題103（p224）へ

　3枝ブロックの最も紛らわしいポイントは言葉にあります。脚が3つともブロックされて伝導されないとすれば，これは完全房室ブロックになります。ところが3枝ブロック＝完全房室ブロックではありません（図1）。これを勘違いしている人が多いです。3枝ブロックとは前述の2枝ブロックに200msec以上のPQ延長を伴った状態を指します（表1）。つまりこれは2枝がブロックされていて，1枝が伝導遅延を起こしながらもぎりぎりつながっている状態なのです。あえていえば，「3枝ブロック」ではなく「2.5枝ブロック」のような感じです。ただし，これも結局は最後の1枝の伝導が途絶すれば完全房室ブロックになるため（表2），リスクが高い状態であることには変わりがありません。みかけたら定期的な心電図フォローと，失神などの徐脈を疑うような症状がないかを確認する必要があります。

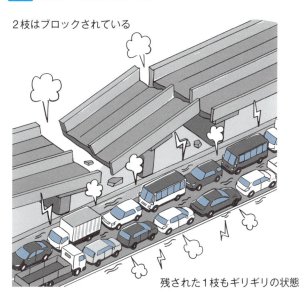

**図1** まだ脚への道路は完全に塞がっていない

2枝はブロックされている

残された1枝もギリギリの状態

　右脚ブロックは「基本的に経過観察でよい」と教わったと思います。しかし，先述したように軸偏位などがあると複数の脚ブロックからの房室ブロックのリスクが隠れていることがありますので，注意が必要です。自動測定でも見落とされることもあるので，右脚ブロックをみたら「放っておいてよい」と考えるのではなく，軸偏位やPQ間隔を確認するようにしましょう。

表1 右脚ブロックから3枝ブロックへの移行

| 心電図波形 | 右脚ブロック ||
|---|---|---|
| イメージ | || 
| 心電図波形<br>2枝ブロック | 右脚ブロック＋左軸偏位<br>＝右脚と左脚前枝ブロック | 右脚ブロック＋右軸偏位<br>＝右脚と左脚後枝ブロック |
| イメージ | | |
| 心電図波形<br>3枝ブロック | ＋PQ延長（1度房室ブロック合併）<br>右脚　　：伝導なし<br>左脚前枝：伝導なし<br>左脚後枝：伝導遅延 | 右脚　　：伝導なし<br>左脚前枝：伝導遅延<br>左脚後枝：伝導なし |
| イメージ | | |

表2 左脚ブロックから3枝ブロックへの移行

| 心電図波形 | 高度左軸偏位 | 高度右軸偏位 |
|---|---|---|
| 1枝ブロック | 左脚前枝ブロック | 左脚後枝ブロック |
| イメージ | | |
| 心電図波形 | 左脚ブロック ||
| イメージ | || 
| 心電図波形<br>3枝ブロック | ＋PQ延長（1度房室ブロック合併）<br>右脚　　：伝導遅延<br>左脚前枝：伝導なし<br>左脚後枝：伝導なし ||
| イメージ | || 

**3枝ブロックの鑑別法**

① 3枝ブロック≠完全房室ブロック
② 3枝ブロックは完全房室ブロックのリスクではある
③ 3枝ブロックをみたら定期的な心電図フォローと失神などの症状がないか確認

# アドバンス編｜問題050

## 問題 050

92歳，男性。食後に失神したため，救急搬送された。来院時は意識清明だった。一時帰宅したが，1週間後に再度失神し救急搬送され，心電図が記録された。所見より疑われる疾患を2つ選べ。

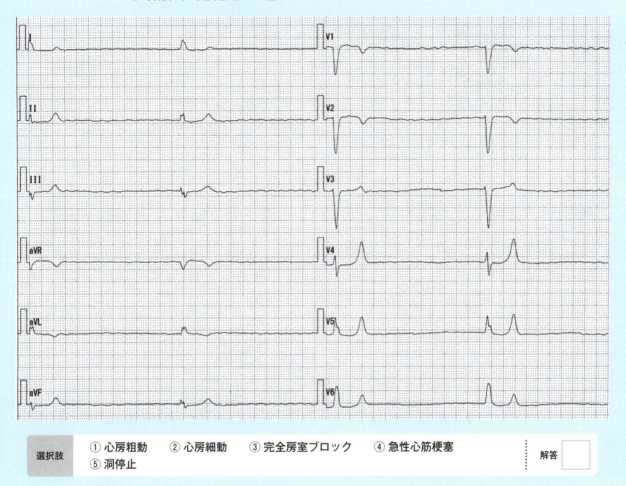

| 選択肢 | ① 心房粗動　② 心房細動　③ 完全房室ブロック　④ 急性心筋梗塞　⑤ 洞停止 | 解答 | |
|---|---|---|---|

---

### 解答 ▶ ②，③

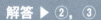
**正答の選択根拠**

これは前問で出てきた3枝ブロックの患者です。まず心拍数が30bpmを切っていて，高度の徐脈であることがわかります。P波は消失しており，細動波があることから心房細動は明らかです。さらに，心房細動であれば本来RRは不整になるはずですが，ここではRR一定になっています。これは心房細動に完全房室ブロックを合併している状態を疑います。もともと3枝ブロックであればその可能性は十分に考えられます。

**その他の選択肢について**

① 鋸歯状波はありません ➡ 問題037，p81
④ 心筋梗塞を疑うようなST上昇や胸痛症状はありません ➡ 問題061，p134
⑤ P波は消失していますが，細動波があるので洞停止ではなく心房細動です ➡ 問題018，p37

問題050を解くための必須知識BOX　▶テーマ：3枝ブロック→心房細動＋完全房室ブロック

## 050-1　3枝ブロックからの完全房室ブロックは危険

　3枝ブロックは完全房室ブロック（complete atrioventricular block：cAVB）とは異なりますが，完全房室ブロックのリスクになります．しかも，3枝ブロック患者の完全房室ブロックの進行は危険です．なぜだかわかりますか？ ヒントはどこから補充調律が出るかということです．3枝ブロックがわかっているということは脚のレベルで伝導が途絶しているということであり，それ以下からしか補充調律が出せません．つまり，心室から調律を補充するほかないのです．しかし，下位調律になるほど調律は不安定で，心拍数は遅く，循環動態が維持できないことが多いです．従って，3枝ブロック患者の完全房室ブロックへの進行は特に注意が必要です．

 050-2　完全房室ブロックのペースメーカはいつ入れる？

関連するアドバンスBOXは
問題024（p50）へ

　完全房室ブロックは原則ペースメーカの適応です．ただし，診断されたときの状態には個人差があります．刺激伝導系は企業や病院組織と同じで，指示系統がトップから順番に降りていきます．そしてトップからの指示がなんらかの異常により来なくなると現場は困ってしまうため，個々の箇所におけるトップが代行して指揮を執るようにプログラムされています．これを補充調律といいます．もし洞不全症候群で洞調律がなくなれば，房室結節などからの接合部補充調律や心室筋から心室補充調律が出現します．房室ブロックになった場合も，それより下位から調律が出るようになります．

　問題はどこから出ているかという点です．より上位からの補充が出るほどnarrow QRS波であり，心拍数も保たれていることが多いです．接合部からの調律であれば比較的narrow QRSで心拍数も40〜50bpm程度あり，循環動態も維持されていてなんら症状がない人もいます．このような人であれば完全房室ブロックとはいえ，夜中に緊急で恒久的ペースメーカ植込みをせずとも翌朝人員を確保して安全に手技に臨んだほうがよさそうですね．一方で，より下位である心室からの調律である場合はwide QRS波となり，心拍数も20〜30bpm程度，循環動態が破綻して血圧低下や心不全になっていることもあります．このような場合は緊急で恒久的ペースメーカを植込むか，一時ペーシングで心不全を治療してから治療することも考慮します．心不全の状態でさらに負担をかけるのも危険ですし，心不全になっているときはうっ血しているので，心不全が治ればリードの位置が変わってしまう可能性もあります．完全房室ブロックを見つけたら，診断だけでなくどこから補充調律が出ていて，循環動態が維持されているかどうかをまず確認しましょう（もちろん，いつペースメーカを入れるかは状況によるので，あくまで個人的な見解）．

　問題050の症例では心拍数は30bpm程度しかなく，wide QRSのため，心室からの補充調律が疑われます．心室調律では原則wide QRS波になります．左右の心室から同時に補充調律が出ればnarrow QRS波になることはありえるかもしれませんが，それは考慮する必要がないほどの確率でしょう．

# 問題 051

67歳，男性。泌尿器科術前検査時の心電図を示す。所見として正しいものを2つ選べ。

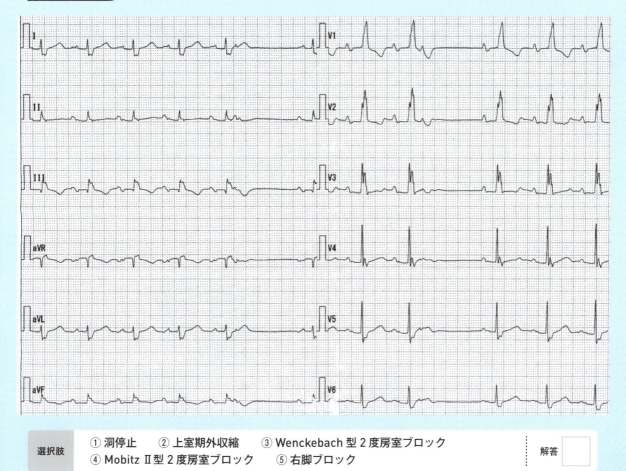

選択肢　① 洞停止　② 上室期外収縮　③ Wenckebach 型 2 度房室ブロック
　　　　④ Mobitz Ⅱ 型 2 度房室ブロック　⑤ 右脚ブロック

解答

---

## 解答 ▶ ②，⑤

**正答の選択根拠**

ベースは洞調律ですが，間に RR の突然の延長を認めます。よくみると脱落直前の T 波に乗るように，P 波らしきものが確認できます。PP 間隔を確認すると短くなっているため，洞性 P ではなく，非伝導性の上室期外収縮と考えます。もともと右脚ブロックもあり，1 度房室ブロックも伴っていることから房室結節の伝導能は低下していると考えられます。

**その他の選択肢について**

① 洞停止による RR の延長ではありません ➡ 問題 018，p37
③④ 洞性 P 波からの QRS 波の脱落ではないため，2 度房室ブロックではありません ➡ 問題 021，p43

## 問題051を解くための必須知識BOX　▶テーマ：上室期外収縮（PAC）

### 051-1　上室期外収縮の種類

関連するベーシックBOXは
問題027（p58）へ

　通常，上室期外収縮（premature atrial contraction：PAC）は，洞調律とは異なるところからP波が早期に出現し，後の刺激伝導系は通常と同じ経路をたどります（図1上）。P波の形は洞調律とは異なりますが，QRS波に関してはnarrow QRSとなり洞調律と同じ形をとります。ただし，いくつか例外があります。

　非伝導性PACは期外収縮のタイミングが早すぎるせいで，房室結節を通過することができず，QRS波が追従できない状態です（図1下，図2）。先行するP波が直前のT波に重なってみえにくいこともあり，突然のRR延長から洞停止と間違えることもあります。さらに1拍脱落したようにみえるため，2度房室ブロックと間違えられることがあります。この鑑別方法としては，PP間隔を確認することです。2度房室ブロックであればPP間隔は一定なのに，QRS波が脱落します。脱落する箇所でPP間隔が短縮していれば，非伝導性上室期外収縮と考えます。

**図1** 通常のPACと非伝導性PACの経路

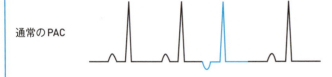
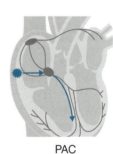
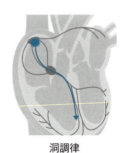
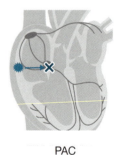

**図2** 非伝導性PACはタイミングが早すぎる

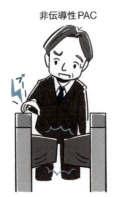

# アドバンス編｜問題052

## 問題 052
70歳，男性。胆石症の手術目的で入院した際の心電図を示す。所見として正しいものを1つ選べ。

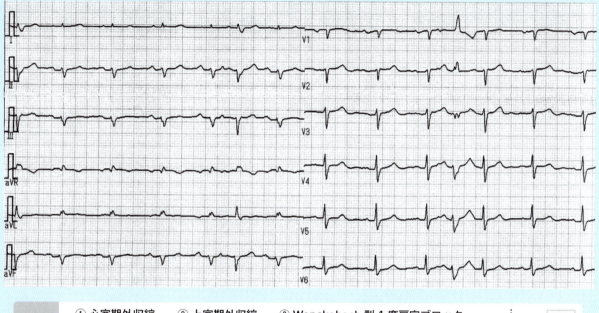

**選択肢**
① 心室期外収縮　② 上室期外収縮　③ Wenckebach型1度房室ブロック
④ 左室高電位　⑤ 反時計回転

解答 ☐

**ヒント**　wide QRSの期外収縮ですが，直前のT波に注目！

### 解答 ▶ ②

|  正答の選択根拠 | ベースは洞調律ですが，間に期外収縮を認めます。wide QRS波だから心室期外収縮，ではありません。これは先行するP波を認めるため上室期外収縮です。早過ぎる上室期外収縮によって片方の脚の不応期に当たると出現します。伝導できるほうの脚を伝ってしか伝導できず，脚ブロック波形を呈しています。これを変行伝導といいます。 |
|---|---|
|  その他の選択肢について | ①先行するP波があるため，心室期外収縮ではありません ➡ 問題055，p123<br>③PP間隔は短縮しているため，Wenckebach型1度房室ブロックではありません ➡ 問題021，p43<br>④⑤左室高電位の所見はなく，移行帯も正常範囲です ➡ 問題008，p17 問題104，p226 |

アドバンス編｜問題053

## 問題052を解くための必須知識BOX　▶テーマ：変行伝導を伴う上室期外収縮

### 052-1　変行伝導を伴う上室期外収縮の基礎

関連するベーシックBOXは
問題028（p60）へ

　変行伝導を伴う上室期外収縮（PAC）は片方の脚が不応期になって片方の脚からしか伝導できなかった状態です。不応期とは，脱分極した後，一定期間興奮できなくなっている状態のことです。左右脚のどちらかは伝導しているため，QRS波は出現していますが，脚ブロックと同じ状態になっているために，<u>wide QRS波</u>になります。多くの場合は右脚のほうが左脚よりも不応期が長く，脱分極後にしばらく興奮することができません。そんなときにPACが出現すれば，右脚を伝導することができず左脚のみを伝導します。その結果，ブロック様波形を呈します（図1）。一見すると心室期外収縮にもみえるために，先行するP波があるかは確認する必要があります。

図1　変行伝導を伴うPAC

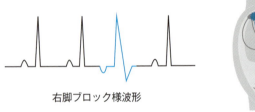

右脚ブロック様波形

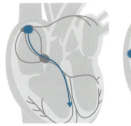

洞調律

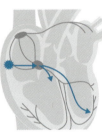

PAC

---

**問題053**　65歳，女性。健診の心電図を示す。所見より調律の起源として最も疑われる部位を1つ選べ。

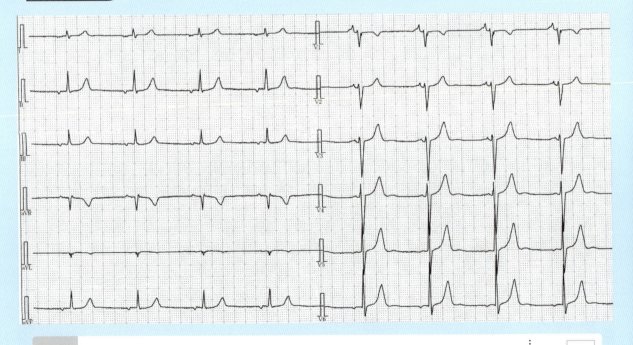

選択肢　①洞結節　②右心耳　③左下肺静脈　④右下肺静脈　⑤冠静脈洞入口部　　解答

118

**解答 ▶ ③**

**正答の選択根拠**
心電図検定も1級レベルになってくるとここまで問われます。上室期外収縮の起源なんて考えたこともなかったという人は一緒に解いてみましょう。基本は3ステップで起源となる場所を把握することができます。STEP1 Ⅱ，Ⅲ，aV_F 誘導陰性→心房の下のほう，STEP2 V_1 誘導陽性→左房，STEP3 Ⅰ，aV_L 誘導陰性→左側であることから，本症例においては左下肺静脈起源を疑います。詳細は次頁までの解説をご参照ください。

## 問題053を解くための必須知識BOX ▶テーマ：上室期外収縮の起源

### 053-1 上室期外収縮起源の推定方法

上室期外収縮（PAC）の起源を推測するには，P波の極性を確認する必要があります。そのP波の極性を，PVCと同じような理屈で考えれば推定可能です（BOX054-1, p121参照）。ただQRS波よりも波形が小さく，T波とかぶったりすると極性の判断が難しいことも多々あります。基本的には以下の3ステップで進めます（図1）。

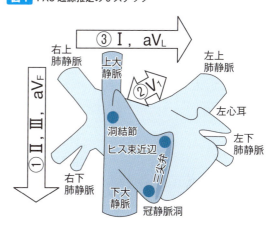

**図1** PAC起源推定の3ステップ

① Ⅱ，Ⅲ，aV_F 誘導で上か下かをみる
② V_1 誘導で右房か左房かをみる
③ Ⅰ，aV_L 誘導で左右をみる

① Ⅱ，Ⅲ，aV_F 誘導は上下を判断します。陽性であれば<u>上</u>に起源，陰性であれば<u>下</u>に起源があります。

② V_1 誘導は体の正面からみている誘導であり，向かってくる方向に陽性，離れていく方向に陰性です。右房が前，左房が後ろの関係性なので，右房起源ならV_1 誘導のP波の極性は<u>陰性</u>に，左房起源ならV_1 誘導のP波の極性は<u>陽性</u>になります。そのどちらともいえないプラスマイナスの場合は中隔に起源がある可能性があります。加えてそのような場合，両心房が同時に興奮するため，P波の幅が短縮しています。

③ Ⅰ，aV_L 誘導で左右を判断します。これらは右から左に興奮伝播するときに陽性になるため，右側に起源があると<u>陽性</u>，左側に起源があると<u>陰性</u>となります。

PACは基本的に出やすい箇所が決まっています。それ以外の個所については12誘導心電図で判定するのは難しいです。例えば左房後壁からPACが出たとして，V_1 誘導は陽性にはなるとしても，それ以外の極性は後壁のどこから出るかで変動しすぎます。期外収縮は組織的に不安定な箇所から出現するといわれています。組織的に不安定というのは，心筋組織と血管組織が複雑にくっついている部分です。そのため肺静脈や大静脈，冠静脈洞が出やすい箇所というのは納得できます。例えていえば，まったく性質の異なる組織を無理やりくっつけていて，しかもボンドで一直線にくっついているわけではなく，血管成分が多いところや心筋組織が多いところなど複雑に入り組んでくっついているわけです。このようなところはストレスがかかるために期外収縮の起源となりやすく，場合に

よっては心房細動のトリガーになります。

　表1に考えるべきPAC起源の一覧を記載しておきます。まずは解剖とともに頭に叩き込んでください。といってもこれも丸暗記ではなく，上下左右の流れを理解すればそこにあるものを推定するのは難しくありません。図1とともに覚えましょう。余力があればさらに続きの注意ポイントも読んでおいてくださいね。

**表1　PAC起源の考え方**

| $V_1$ 陽性＝左房起源 | Ⅰ, $aV_L$ 陽性 | Ⅰ, $aV_L$ 陰性 |
|---|---|---|
| Ⅱ, Ⅲ, $aV_F$ 陽性 | 右上肺静脈 | 左上肺静脈，左心耳[※2] |
| Ⅱ, Ⅲ, $aV_F$ 陰性 | 右下肺静脈[※1] | 左下肺静脈 |

| $V_1$ 陰性＝右房起源 | Ⅰ, $aV_L$ 陽性 | Ⅰ, $aV_L$ 陰性 |
|---|---|---|
| Ⅱ, Ⅲ, $aV_F$ 陽性 | 洞結節，上大静脈，右心耳[※3] | —[※4] |
| Ⅱ, Ⅲ, $aV_F$ 陰性 | 冠静脈洞入口部[※5] | — |

## 053-2　ワンステップ上のPAC起源推定メソッド

　最後に超上級者向けに，さらにワンステップ上のPAC判読のコツを伝授します。表1の注釈を基に解説します。

**表1 ※1**：右下肺静脈は下とはいいながら，実際のところ心房全体でみればそれほど下でもないことがあります。そのためⅡ，Ⅲ，$aV_F$ 誘導が陰性ではなくても洞調律よりも低いP波であれば，少なくとも洞調律よりは下方起源と推察し，右下肺静脈起源と考えます。

**表1 ※2**：この2つはほぼ同じ所にあり，体表心電図でこれらを鑑別するのはほぼ不可能です。

**表1 ※3**：これらは全部右房の上方にあり，鑑別は極めて難しいです。洞調律がわかっているならばそれより高いP波であれば，上大静脈起源と判断します。心房成分において一番高いところにあるのは上大静脈だからです。右心耳は右房の前面に位置するため，$V_1$ 誘導で洞調律よりも強い陰性成分がみられるはずです。

**表1 ※4**：右房は縦に長く，左房は横に長い構造になっています。Ⅰ，$aV_L$ 誘導が陰性であればその時点で左房の左半分に起源があると考えて差し支えありません。

**表1 ※5**：冠静脈は回旋枝に伴走する静脈で，心筋からの静脈血を回収して右房に開口しています。開口部は中隔かつ心房成分のなかで最も下位になっています。そのためⅡ，Ⅲ，$aV_F$ 誘導で強陰性であれば，冠静脈洞の可能性は高いです。$V_1$ 誘導に関しては冠静脈洞のどのあたりから出てくるかで大きく異なるため，プラスマイナスであったり陽性であったりします。しかも冠静脈洞入口部は房室結節に近いために，PQ間隔が短くなります。

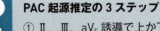

**Point：PAC起源推定の3ステップ**
① Ⅱ，Ⅲ，$aV_F$ 誘導で上か下かをみる
② $V_1$ 誘導で右房か左房かをみる
③ Ⅰ，$aV_L$ 誘導で右か左かをみる

# 問題 054

50歳，男性。健診で異常を指摘され受診した際の心電図を示す。所見より最も疑われる心室期外収縮の起源を1つ選べ。

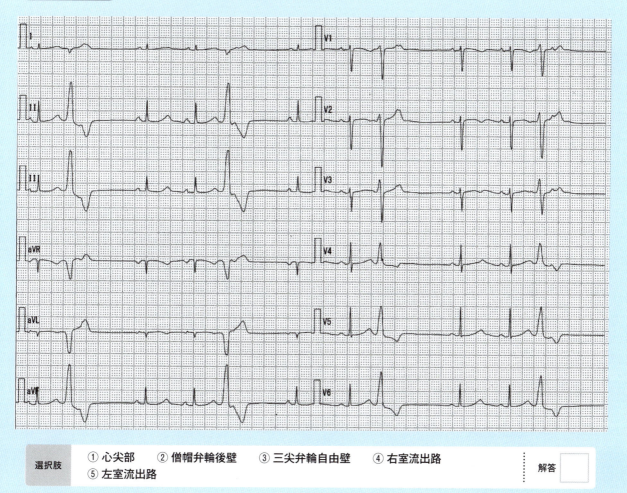

選択肢　① 心尖部　② 僧帽弁輪後壁　③ 三尖弁輪自由壁　④ 右室流出路
　　　　⑤ 左室流出路

解答

---

## 解答 ▶ ④

|  正答の選択根拠 | 中年の男性。健診なので特に症状はなさそうです。心室期外収縮は左脚ブロック型でⅡ，Ⅲ，$aV_F$誘導で陽性です。このことから起源は右室の流出路近辺であることが疑われます。余談ですが，PVCとはいえ，やや narrow QRS 気味なのとⅠ，$aV_L$誘導が陰性であることから，右室流出路のなかでも前壁側に起源があると考えます。ここまで読めればマイスター級です。 |
|---|---|
|  その他の選択肢について | ①②③⑤ いずれも次頁の表1をご確認ください |

## 問題054を解くための必須知識BOX　▶テーマ：心室期外収縮の起源

### 054-1　心室期外収縮起源の推定方法

　その心室期外収縮（premature ventricular contraction：PVC）がどこから出ているか考えたことはありますか？大半の人は12誘導心電図をみても「PVCか，ふーん」で終わっているようです。一般的に流出路や心筋梗塞後の場所はPVCが出現しやすいところとなります。PVCのアブレーションをするときには場所によって準備が異なるため，不整脈医にとっては起源を推定することが大事です。近年は心電図検定の上位級において複数の起源問題が出題されています。それだけ苦手とする人が多く，専門医に近い考え方が必要になる領域です。なるべくシンプルに解説しますので，しっかり理解していきましょう。

**図1** PVC起源推定の4ステップ

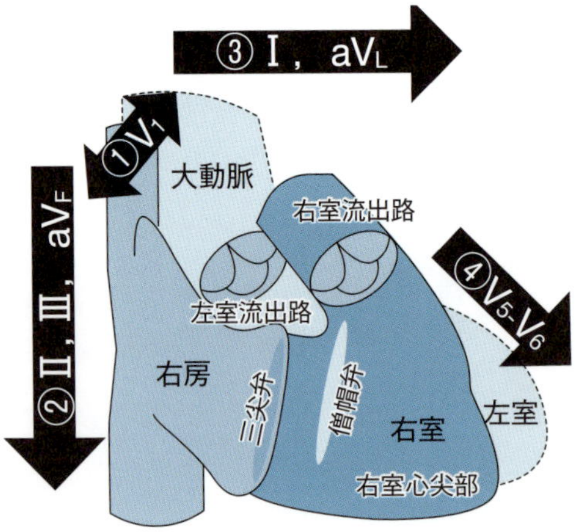

　ポイントは全部で4ステップです（図1）。大体の起源はこれでわかります。もちろん，心室がはっきりと区切られているわけではないので，「この所見だからここ」という覚え方ではなく，「この極性だからこの辺が起源なんだろうなあ」とイメージできるようにしておけば，心室頻拍の起源やペーシング箇所の推定などにも応用が利きます。

> ① $V_1$ 誘導でどちらの脚ブロック波形かをみる（右室か左室か）
> ② Ⅱ，Ⅲ，$aV_F$ 誘導で上か下かをみる
> ③ Ⅰ，$aV_L$ 誘導で左右をみる
> ④ $V_5$，$V_6$ 誘導で心基部か心尖部かをみる

　まず①$V_1$誘導で右脚ブロック様ならば左室起源，左脚ブロック波形なら右室起源です。なぜなら脚ブロックを起こしているということは，ブロックと逆の心室が先に興奮しているということであり，そこが起源の場合に近いからです。つまり，右脚ブロックなら左室が先に興奮するということであり，それは左室起源である場合と近い波形になるからです。次に②Ⅱ，Ⅲ，$aV_F$誘導を確認します。流出路や弁輪前壁起源であれば心臓の上のほうなので，Ⅱ，Ⅲ，$aV_F$誘導が陽性となります。逆に心尖部や弁輪後壁起源ならば陰性になります。バラバラなときは側壁や中隔などが起源となります。次に③Ⅰ，$aV_L$誘導は体の右から左に陽性となる誘導です。これらが陽性であれば弁輪や心基部起源となり，陰性であればより左側にある心尖部起源を示唆します。④$V_5$，$V_6$誘導もⅠ，$aV_L$誘導と同じ理解です。心尖部起源の場合，離れていく方向のためQS型の波形になります。QSがより深いほど，そこが起源に近い可能性があります。表1に考えるべきPVC起源の一覧を記載しておきます。

**表1** PVC起源の考え方

| 右脚ブロック様＝左室起源 | Ⅰ，$aV_L$陽性，$V_5$，$V_6$陽性 | Ⅰ，$aV_L$陰性，$V_5$，$V_6$陰性 |
|---|---|---|
| Ⅱ，Ⅲ，$aV_F$陽性 | 左室弁輪前壁，流出路 | 左室前壁心尖部寄り |
| Ⅱ，Ⅲ，$aV_F$陰性 | 左室弁輪後壁，下壁 | 左室心尖部 |
| 左脚ブロック様＝右室起源 | Ⅰ，$aV_L$陽性，$V_5$，$V_6$陽性 | Ⅰ，$aV_L$陰性，$V_5$，$V_6$陰性 |
| Ⅱ，Ⅲ，$aV_F$陽性 | 右室弁輪前壁，流出路 | 右室前壁心尖部寄り |
| Ⅱ，Ⅲ，$aV_F$陰性 | 右室弁輪後壁，下壁 | 右室心尖部 |

**PVC 起源推定の 4 ステップ**
① V₁ 誘導でどちらの脚ブロック波形かをみる（右室か左室か）
② Ⅱ，Ⅲ，aV_F 誘導で上か下かをみる
③ Ⅰ，aV_L 誘導で左右をみる
④ V₅，V₆ 誘導で心基部か心尖部かをみる

## 問題 055

50歳，男性。健診で異常を指摘され受診した際の心電図を示す。所見より正しい疾患を1つ選べ。

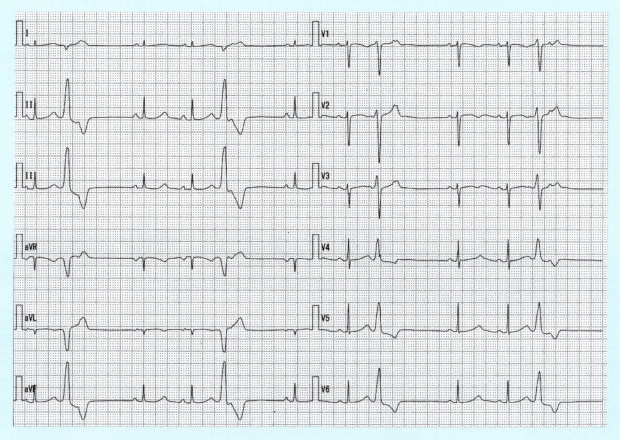

**選択肢**
① 完全代償性休止期を伴う心室期外収縮　② 間入性心室期外収縮
③ 2度房室ブロック　④ 非代償性休止期を伴う心室期外収縮
⑤ 変行伝導を伴う上室期外収縮

解答

解答 ▶ ①

正答の
選択根拠

中年の男性。健診なので特に症状はなさそうです。wide QRS の期外収縮を認めます。先行する P 波がないので，心室期外収縮と考えます。期外収縮の T 波部分には洞調律の P 波がみえますが，期外収縮の影響で房室結節が不応期になっていて，伝導できなくなっています。これによって，心室期外収縮を挟んだ RR 間隔がちょうど洞調律の RR 間隔の 2 倍になっています。これを，完全代償性休止期を伴う心室期外収縮といいます（図1）。

図1 完全代償性休止期を伴う心室期外収縮

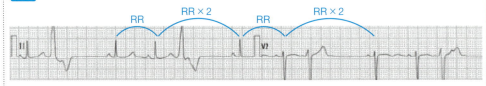

その他の
選択肢に
ついて

② RR 間隔に影響を与えない心室期外収縮を間入性の心室期外収縮といいます ➡ 問題 056，p126
③ 期外収縮によって次の P-QRS 伝導が skip されていますが，これは期外収縮によるもので，房室ブロックがあるわけではありません
④ 非代償性休止期は期外収縮を挟んだ RR が 2 倍よりも短いものを指します。早いタイミングで洞興奮をリセットしてしまうために起きます
⑤ 先行する P 波はありません ➡ 問題 052，p117

##  問題 055 を解くための必須知識 BOX　▶テーマ：3 種類の心室期外収縮

###  055-1　心室期外収縮と休止期

　心室期外収縮（PVC）には間入性 PVC，完全代償休止期を伴う PVC，非代償性休止期を伴う PVC の 3 つの種類があります。

　間入性 PVC は前後の RR 間隔にまったく影響しないものです。室房伝導しないために洞調律に一切の影響を与えず，次の洞調律が出現するころには房室結節も不応期を脱しているため，普段どおり興奮できている状態です（図2）。

図2 間入性 PVC

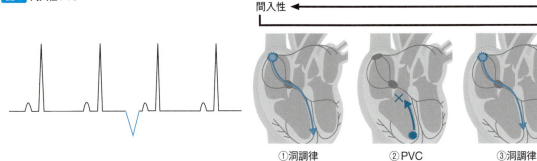

完全代償休止期を伴うPVCは，PVCを挟んだRR間隔が洞調律のRRのちょうど2倍になっている状態です。これはPVC直後の洞調律が房室結節を順行伝導することができないために，1拍skipしてしまっています。多くの場合，PVCの直後に洞性P波を認めます。PP間隔が一定であれば洞性P波と判断します（図3）。

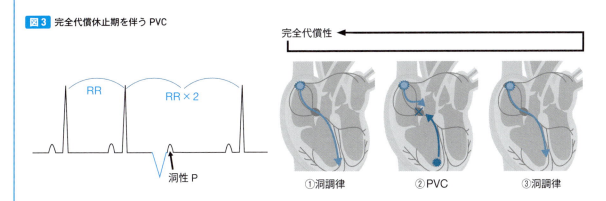

図3 完全代償休止期を伴うPVC

　非代償性休止期を伴うPVCはPVCを挟んだRR間隔が洞調律のRRのちょうど2倍にはなっていない状態です。これはPVCから逆行性に室房伝導した興奮が，通常よりも早いタイミングで洞結節を興奮させてしまうため，洞興奮がリセットされてしまうために起きます。PVCの直後に洞性P波よりも早いタイミングの逆行性P波を認めます（図4）。

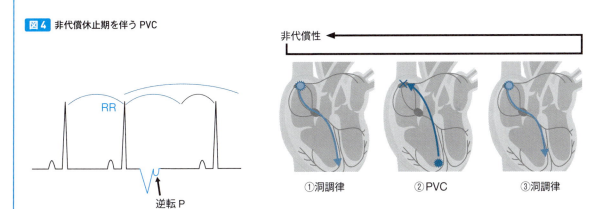

図4 非代償性休止期を伴うPVC

アドバンス編 | 問題 056

## 問題 056

48歳，男性。健診で異常を指摘されて受診した際の心電図を示す。所見として正しいものを1つ選べ。

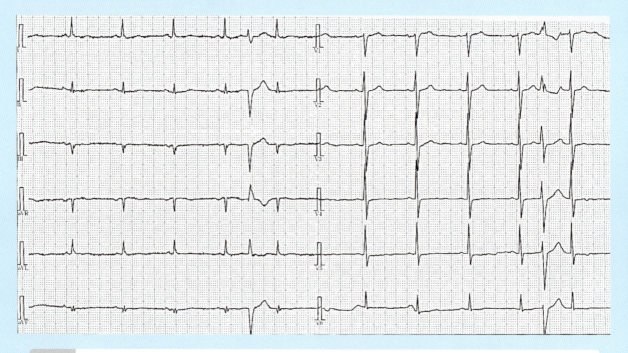

選択肢
① 完全代償性休止期を伴う心室期外収縮　② 間入性心室期外収縮　③ 補充調律
④ 非代償性休止期を伴う心室期外収縮　⑤ 変行伝導を伴う上室期外収縮

解答 ☐

ヒント：wide QRSの期外収縮です。先行するPはありますか。RRの間に入る期外収縮で，RRに影響を与えてないようですね

### 解答 ▶ ②

|  正答の選択根拠 | 右から2拍目にwide QRS波の期外収縮を認めます。先行するP波はなく，心室期外収縮と考えます。RR間隔に影響を与えていないことから間入性の心室期外収縮です。詳細は1つ前のBOXの図2（p124）を参照してください。 |
|---|---|
| その他の選択肢について | ①④ 代償休止を伴う期外収縮であればRR間隔はskipされます ➡ 問題055, p123<br>③ 補充調律であれば直前とのRR間隔は通常より長くなります<br>⑤ 先行するP波はありません ➡ 問題052, p117 |

# アドバンス編 | 問題 057

**問題 057**　27歳，女性。基礎心疾患なし。健診の心電図を示す。所見より最も疑われる疾患を1つ選べ。

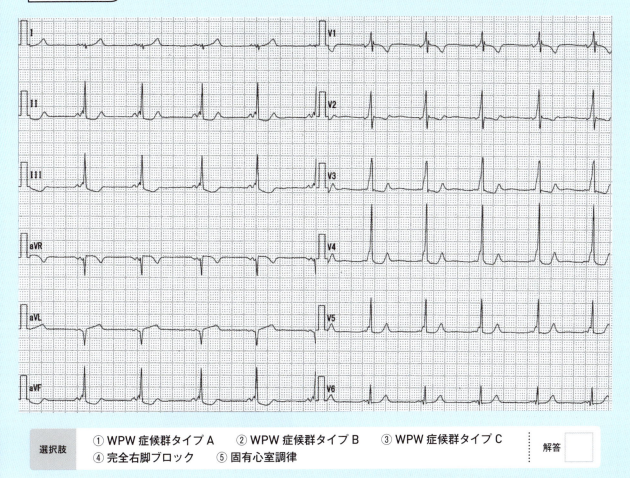

**選択肢**　① WPW 症候群タイプ A　② WPW 症候群タイプ B　③ WPW 症候群タイプ C
④ 完全右脚ブロック　⑤ 固有心室調律

解答 □

---

**解答 ▶ ①**

**正答の選択根拠**

wide QRS 波を認めます。心室調律や脚ブロックは鑑別には挙がりますが，よくみると PQ の短縮とデルタ波を認めますので，WPW 症候群と考えます。デルタ波は $V_4$〜$V_6$ 誘導でとらえやすいので，確認しておきましょう。次に $V_1$ 誘導を確認すると R > S 波形であり，WPW 症候群タイプ A を疑います。WPW 症候群タイプ A は僧帽弁輪にケント束が存在します。

**その他の選択肢について**

② $V_1$ 誘導で rS 型ではありません
③ $V_1$ 誘導で QS 型ではありません
④ ケント束によりこのような波形になっていて，右脚ブロック波形ではありません ➡ 問題 025, p53
⑤ ケント束によりこのような波形になっています。先行する P 波があるため，心室調律ではありません

## 問題057を解くための必須知識BOX　▶テーマ：WPW症候群タイプA

### 057-1　WPW症候群のタイプとケント束付着部位

　ケント束はその心房と心室の伝導をつなぐトンネルであるということから，房室弁輪に付着するのが常です。房室弁には右房と右室の間にある三尖弁と左房と左室の間になる僧帽弁があります。そして，左右の部屋の間には中隔が存在します。これらのどこにケント束があるかは波形やデルタ波の極性をみて判断します。よくみるシェーマだと，心室は左右に並んでいます。しかし，これだとケント束の付着部位を理解するには，逆に難しくなってしまいます。実際，右心系と左心系は前後の関係になっているので，体の前からみて三尖弁→中隔→僧帽弁輪の順に並びます。その前提で3つあるタイプの違いを押さえていきましょう。

　僧帽弁輪に付着するケント束をWPW症候群タイプA，三尖弁輪に付着するケント束をWPW症候群タイプB，中隔に付着するケント束をWPW症候群タイプCといいます（図1）。これらを見分けるにはまず，$V_1$誘導の波形を確認します。タイプAは$V_1$誘導でR＞S，タイプBは$V_1$誘導でrS型，タイプCは$V_1$誘導でQS型となります。$V_1$誘導は体の前面から見た誘導であり，通常の房室結節を伝導した場合はrS型の波形となります。これは$V_1$誘導からみると中隔を通る興奮が向かってくる興奮としてrで確認され，心室自体の興奮が離れていく興奮としてS波で確認されます。タイプAの場合，$V_1$誘導からみると奥から向かってくるように興奮がみえるため，$V_1$誘導でR波が高くなります。タイプBの場合は，奥から少しだけこちらに向かう興奮もありますが，基本的に心室興奮は手前から離れていく方向のため，rS型の波形となります。タイプCの場合，ケント束によって中隔の興奮が飛ばされてしまうために，本来あるはずのrをスキップしてしまい，QS型となります。

**図1** ケント束の付着部位とWPW症候群の3タイプ

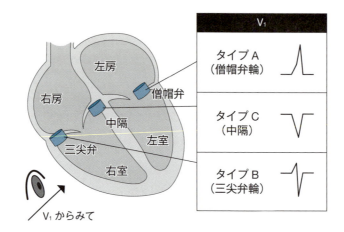

　さらに，各デルタ波の極性をみればそれぞれのタイプにおいて上の方か下の方かそれ以外かまで判断できます。デルタ波はQRS波の立ち上がりから20msec後ろの部分で判定します。上がっているなら陽性，下がっているなら陰性，変化がないあるいは上下にブレて戻っているならプラスマイナスです。

　$V_1$誘導の波形を確認してタイプがわかったら，Ⅱ，Ⅲ，$aV_F$誘導を確認します。Ⅱ，Ⅲ，$aV_F$誘導は体の下に向かって陽性となる誘導です。つまり，これらが陽性であれば上から下に心室が興奮するということであり，ケント付着部位が弁輪の前壁側であるといえます。逆に考えればⅡ，Ⅲ，$aV_F$誘導が陰性であった場合は下から上に心室が興奮するということであり，ケント付着部位が弁輪の後壁側であるといえます。Ⅱ，Ⅲ，$aV_F$誘導の極性がバラ

バラであれば，そのどちらでもない，高さとして真ん中くらいにあるケント束ということになります。大事なことは弁輪の「前後壁側」とは体の上下であるということです。体でいう「前後」とは中隔側と側壁（自由壁側）を分けるものになります。これを理解しないと体の前と前壁がゴチャゴチャになるので注意してください（図2）。

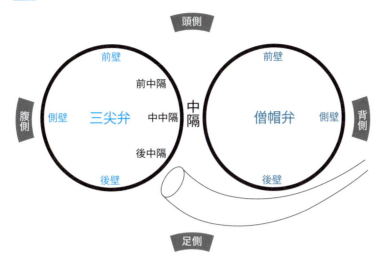

**図2** ケント束付着部位の鑑別（弁輪を心室から見上げた図）

最後に後壁のケント束を疑った場合にはⅡ誘導を確認してください。これがQS型の波形であればケント束は心外膜側（冠静脈洞）にあることが疑われます。なぜならⅡ誘導という最も心臓の興奮伝播に一致した誘導においてまったく陽性成分が出ないということは，通常のケント束の興奮ではありえないからです。また，表1はケント束付着部位の早見表です。

**表1** ケント束付着部位一覧

|  | タイプA＝僧帽弁輪<br>V₁でR＞S | タイプB＝三尖弁輪<br>V₁でrS型 | タイプC＝中隔<br>V₁でQS型 |
|---|---|---|---|
| Ⅱ，Ⅲ，aV_F すべてデルタ波陽性 | 僧帽弁輪前壁 | 三尖弁輪前壁 | 前中隔 |
| Ⅱ，Ⅲ，aV_F すべてデルタ波陰性 | 僧帽弁輪後壁 | 三尖弁輪後壁 | 後中隔 |
| Ⅱ，Ⅲ，aV_F デルタ波極性バラバラ | 僧帽弁輪側壁 | 三尖弁輪側壁 | 中中隔 |

**ケント束付着部位一撃鑑別法**
① V₁誘導をみる→タイプA，B，Cを診断
② Ⅱ，Ⅲ，aV_F誘導をみる→前壁か後壁か側壁かを診断
③ 後壁が疑われればⅡ誘導を確認し，心外膜側かは確認する

アドバンス編｜問題058

## 問題 058

14歳，男性。健診の心電図を示す。所見よりケント束付着部位として最も疑われる部位を1つ選べ。

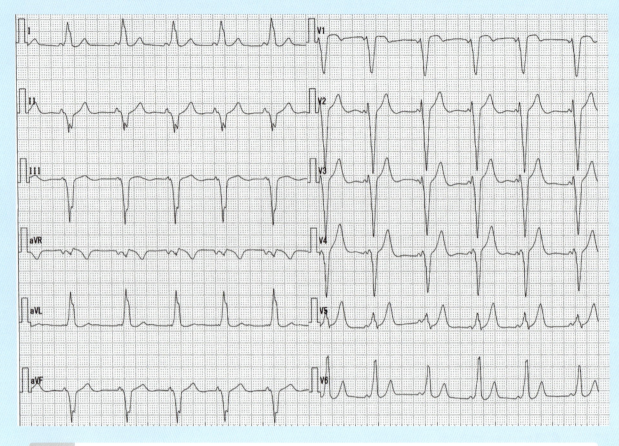

選択肢　① 僧帽弁輪前側壁　② 前中隔　③ 中中隔　④ 三尖弁輪側壁
　　　　⑤ 冠静脈洞入口部

解答

### 解答 ▶ ⑤

 正答の選択根拠

顕性のWPW症候群のケント束の局在判断です。V₁誘導を確認するとrS型の波形であり，WPW症候群タイプBを疑います。次にⅡ，Ⅲ，aV_F誘導を確認するとデルタ波の極性はすべて陰性になっています。三尖弁輪後壁の辺りを疑ったところで，Ⅱ誘導を再度確認します。完全にQS型の波形になっており，心外膜のケント束を疑うため，冠静脈洞が答えです。ちなみに，タイプBとCのWPW症候群はタイプAに比べてケント束の位置が近いために，PQがかなり短くなり，P波とQRS波が近接します。前頁の表1で紹介したケント束付着部位の早見表をおさらいしてください。

 その他の選択肢について

①② Ⅱ，Ⅲ，aV_F誘導で陰性のため僧帽弁前壁，前中隔ではありません
③ V₁誘導でQS型ではありません
④ Ⅱ，Ⅲ，aV_F誘導でデルタ波の極性はバラバラではありません
（すべてBOX057-1，p128，129参照）

アドバンス編｜問題059

問題 **059** 35歳，女性。基礎心疾患なし，健診異常で受診した。心電図所見より正しい疾患を1つ選べ。

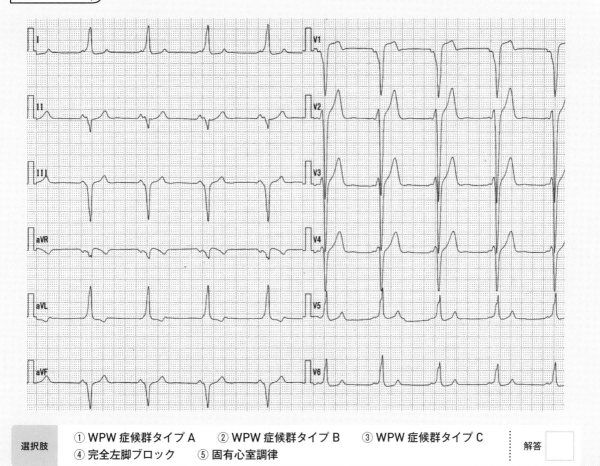

選択肢　① WPW症候群タイプA　② WPW症候群タイプB　③ WPW症候群タイプC
　　　　④ 完全左脚ブロック　⑤ 固有心室調律

解答

**解答 ▶ ③**

正答の選択根拠

wide QRS波を認めます。心室調律や脚ブロックは鑑別には挙がりますが，よくみるとPQの短縮とデルタ波を認めるため，WPW症候群です。デルタ波をとらえやすいV₄〜V₆誘導を確認してください。次にV₁誘導をみるとQS型の波形であり，WPW症候群タイプCを疑います。タイプCは中隔のケント束によってV₁誘導でQS型の波形となります。ちなみにⅡ，Ⅲ，aV_F誘導で全部陰性のデルタ波のため，後中隔ケントの存在が示唆されます。さらに詳しく知りたい方は下記の参考文献も確認してください。筆者は9分割表（BOX057-1の表1，p129）が理解できれば十分と考えます。

その他の選択肢について

① V₁誘導でR＞Sになっていません ⇒ 問題057，p127
② V₁誘導でrS型の波形になっていません ⇒ 問題057，p127
④ 左脚ブロックではなく，ケント束によってこのような波形になっています
⑤ 先行するP波があるので心室調律ではありません

参考文献
1）Ditac G, Cottinet PJ, Le MQ, et al: Carbon footprint of atrial fibrillation catheter ablation. Europace. 2023; 25: 600-609.

アドバンス編｜問題 060

## 問題 060

50歳，女性。健診の心電図を示す。所見より最も疑われる疾患を1つ選べ。

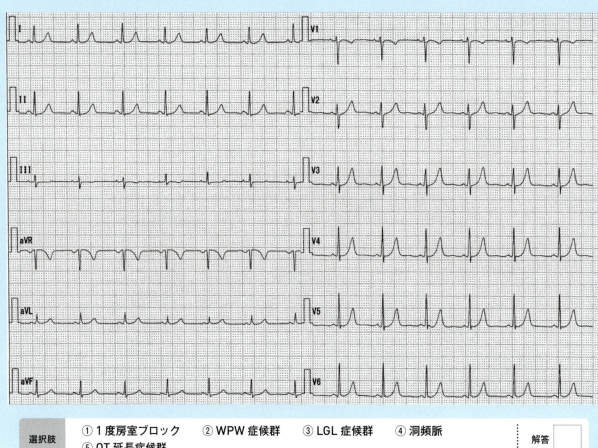

選択肢
① 1度房室ブロック　② WPW 症候群　③ LGL 症候群　④ 洞頻脈
⑤ QT 延長症候群

解答

---

解答 ▶ ③

正答の
選択根拠

一見すると異常はないようにみえるかもしれません。ポイントは PQ 時間です。通常の PQ 時間は 0.12～0.2 秒で，0.12 秒未満である場合には PQ 間隔が短縮していると考えられます。PQ 時間が短縮する疾患は WPW 症候群と LGL 症候群です。違いは QRS 波の幅が拡大しているかどうかです。QRS 幅が拡大しデルタ波を呈していれば WPW 症候群，ただ PQ 時間が短縮しているだけであれば LGL 症候群となります。本症例は QRS 幅の拡大はみられず，LGL 症候群と考えます（図1）。

図1 PQ の短縮と QRS 幅に注目（Ⅱ誘導の拡大図）

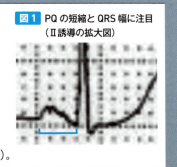

その他の
選択肢について

① PQ 延長はしておらず，むしろ短縮しています ➡ 問題 020，p41
② デルタ波を呈していません ➡ 問題 057，p127
④ 心拍数は 80bpm 前後で，頻脈というほどではありません ➡ 問題 001，p2
⑤ T 波の終わりが RR の半分を超えてないので，QT 延長はありません ➡ 問題 015，p31

## 問題060を解くための必須知識BOX　▶テーマ：LGL症候群

### 060-1　LGL症候群と副伝導路

　LGL症候群はLown, Ganong, Levineという発見者の文字をとったところから命名されています（Lown-Ganong-Levine syndrome）。PQ時間は短縮しますが，WPW症候群のようにQRS幅の拡大がないのが特徴です。なぜPQ時間が短縮し，QRS幅が変わらないのか。これにはジェームズ束という副伝導路の存在が関係しているといわれています[1]。WPW症候群におけるケント束は心房―心室をつなぐ副伝導路であり，心室の先行興奮を引き起こすことでPQ短縮とQRS幅の拡大がみられます。

　一方，ジェームズ束は心房―房室結節間に副伝導路が付着しています。副伝導路の存在によって伝導がショートカットされるためにPQ時間は短縮します。ただ，遠位付着部位が房室結節で，その後の興奮は刺激伝導系を通るために通常どおりのnarrow QRS波形となります。余談ではありますが，同じような副伝導路にマハイム束があります。これは心房―脚間とつなぐ副伝導路です。このようにつなぐ箇所によりいろいろなパターンの副伝導路が存在します（図2）。しかも，その各々に両方向性の伝導か一方向の伝導しかないので起きうる頻拍はまったく異なります。そもそも順行伝導がなければ通常の12誘導心電図ではなにも発見できません。これらの副伝導路はリエントリー回路を形成する原因となりうるため，上室頻拍を起こす可能性があります。

図2　さまざまな副伝導路

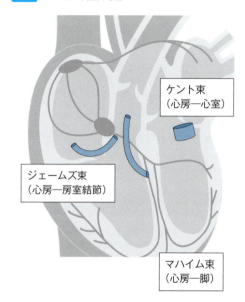

ケント束（心房―心室）
ジェームズ束（心房―房室結節）
マハイム束（心房―脚）

**LGL症候群のまとめ**
① PQ短縮のみがみられ，QRS幅は変わらない
② ジェームズ束は心房―房室結節をつなぐ副伝導路

### 文献

1) James TN: Morphology of the human atrioventricular node, with remarks pertinent to its electrophysiology. Am Heart J. 1961; 62: 756-771.

## アドバンス編｜問題061

**問題 061** 68歳，男性。ゴルフ中に突然の意識消失。周囲の人によって蘇生処置が施され，救急搬送された。心電図所見より心筋梗塞部位として最も疑われる部位を1つ選べ。

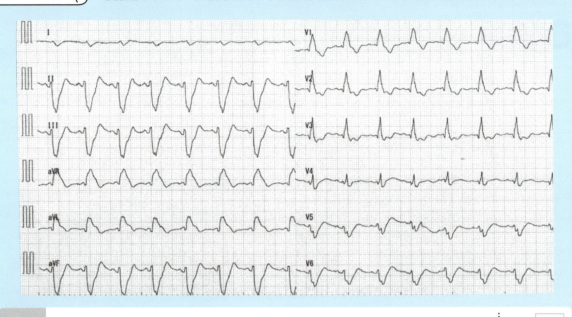

| 選択肢 | ① 左冠動脈主幹部 | ② 左前下行枝 | ③ 左回旋枝 | ④ 右冠動脈 | ⑤ 対角枝 | 解答 | |
|---|---|---|---|---|---|---|---|

---

**解答 ▶ ①**

### 正答の選択根拠

これをみて「ヤバい」と思えますか？ そう感じられるのなら，あなたの虚血判定スキルは確実にレベルアップしているでしょう。P波自体は洞調律のP波と考えますが，wide QRS波になっていて，下壁誘導と前胸部誘導でSTは下がっています。何よりaV$_R$誘導のST上昇に注目です。これは左冠動脈主幹部の急性心筋梗塞によるものです。左冠動脈主幹部の心筋梗塞であれば，前胸部のSTは上昇することが多いですが，あまりにも広範にダメージを受けるとそのミラーイメージでSTが下がったり，ST上昇と打ち消しあったりしてわかりにくくなることがあります。本症例も「STが派手に上昇しているのがaV$_L$とaV$_R$誘導くらいだからまあ大丈夫でしょ」ではなく，「aV$_R$誘導でしか上昇できなくなるほど広範にダメージがあって，ミラーイメージと打ち消しあっているのだろう。意識消失は致死性不整脈を起こした可能性が高く，一刻を争う非常に危険な状態である」と認識する必要があります。さらに，伝導障害によるwide QRSと，おそらく心不全による洞頻脈になっています。直ちに患者をカテーテル室に運ぶだけでは足りません。循環動態をサポートするデバイスの挿入（大動脈バルーンパンピングや人工心肺装置），昇圧薬投与のための複数ルート確保，急変時対応できる人員の呼びかけ，電気ショックや集中治療室の準備など，これ1枚みただけでそこまで想定したいです。

### その他の選択肢について

上記のとおりaV$_R$誘導のST上昇は①でなければ単独の血管閉塞としては説明ができません
② V$_1$〜V$_4$誘導でのST上昇がありません
③ Ⅰ，aV$_L$，V$_5$，V$_6$誘導のST上昇がありません ➡ 問題064，p140
④ Ⅱ，Ⅲ，aV$_F$誘導のST上昇がありません ➡ 問題065，p142
⑤ aV$_L$誘導の限局したST上昇がありません

## 問題061を解くための必須知識BOX　▶テーマ：左冠動脈主幹部心筋梗塞

### 061-1　目でみる冠動脈の走行と位置（上級編）

関連するベーシックBOXは
問題030（p64），問題031（p68）へ

　虚血性心疾患・上級編です。初級編との大きな違いは，冠動脈3枝の鑑別だけでなく，どのレベルで障害されているかまで心電図から推測する力が求められる点です。心電図検定でいえば1級レベルに該当します。もちろん，実臨床においても治療方針や準備が変わることがあるので，障害部位を推察することには意味があります。左前下行枝（left anterior descending artery：LAD）と左回旋枝（left circumflex artery：LCx）と右冠動脈（right coronary artery：RCA）の解説は初級編に譲ります。この3枝のどれが責任血管であるかという点に加えて，上級編ではどのレベルで障害されているかまで論理的に理解できるようになりましょう。心筋梗塞の閉塞箇所を確認するうえで覚えなければいけない血管が，追加で2つあります。RCAの枝である右室枝とLADの枝である対角枝です（図1）。どちらもその本幹の心筋梗塞が起きたときにその枝を巻き込むかどうかで得られる所見が変わります（図2）。

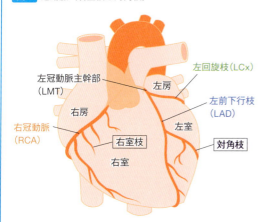

**図1** 冠動脈（右室枝と対角枝）

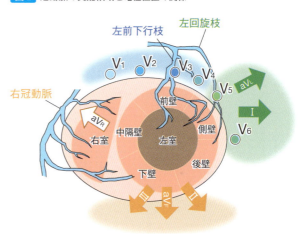

**図2** 冠動脈の支配領域と電極位置の関係

（BOX030-3の図4一部再掲）

### 061-2　前壁虚血鑑別法

　次頁の図3は前胸部誘導でST上昇をみた際の鑑別法です。$aV_R$誘導のST上昇をみたら左冠動脈主幹部（LMT）の心筋梗塞を疑います。LMTの心筋梗塞の場合，広範に心筋が障害されている可能性が高く，心不全や致死性不整脈のリスクも高いです。$aV_R$誘導のST上昇と同時に心不全による頻脈や心室頻拍による意識消失，伝導障害によるwide QRS波を合併したりします。

　胸部誘導のST上昇に併せて$aV_R$誘導の上昇を認めれば，かなり派手な心電図となり，緊急性がわかりやすいです。問題061の症例も十分緊急性が高い心電図なのですが，前胸部誘導のST上昇はそれほど派手ではありません。これは「前胸部誘導の虚血によるST上昇」と「広範に心筋がやられすぎていることによる後壁心筋梗塞のミラーイメージとしての前壁ST低下」が拮抗してあまり変化がみられないことがあるからです。

## アドバンス編｜問題062

**図3** 前胸部誘導でST上昇をみた際の鑑別チャート

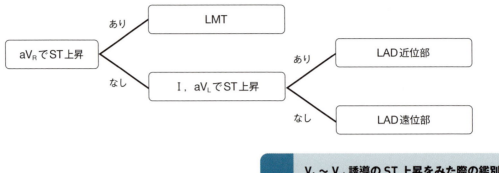

!  V₁〜V₄誘導のST上昇をみた際の鑑別法
① aV_R 誘導で ST 上昇があるか
② I，aV_L 誘導で ST 上昇があるか

**問題 062**　59歳，男性。当日の朝から持続する胸痛にて受診した際の心電図を示す。所見より最も疑われる心筋梗塞部位を1つ選べ。

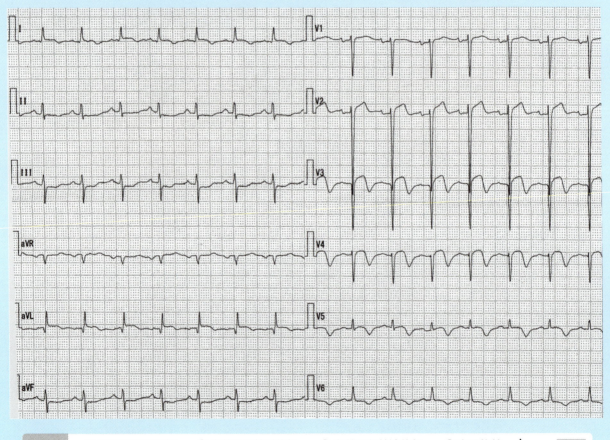

選択肢　① 左冠動脈主幹部　② 左前下行枝近位部　③ 左前下行枝遠位部　④ 左回旋枝　⑤ 右冠動脈　　解答　☐

解答 ▶ ②

| 正答の選択根拠 | 本症例では V₂〜V₄ 誘導で ST 上昇を認め，まずは前下行枝の急性冠症候群を疑います。I，aV_L 誘導でもわずかに ST 上昇しており，aV_L 誘導には異常 Q 波を認めるため，対角枝も巻き込んでいるものと考えます。以上から左前下行枝近位部の心筋梗塞を疑います。aV_R 誘導に ST 上昇はありません。下壁誘導はミラーイメージで ST が低下しています。|
|---|---|
| その他の選択肢について | ① aV_R 誘導で ST 上昇がみられないため左冠動脈主幹部は否定されます ● 問題 061，p134<br>③ aV_L 誘導でもわずかに ST 上昇しているため左前下行枝遠位部は否定されます ● 問題 063，p138<br>④ I，aV_L 誘導の ST 上昇は説明できますが，V₂〜V₄ 誘導の ST 上昇の説明がつかないため左回旋枝は否定されます ● 問題 064，p140<br>⑤ II，III，aV_F 誘導の ST 上昇はないため右冠動脈は否定されます ● 問題 065，p142 |

## 問題062を解くための必須知識BOX　▶テーマ：左前下行枝近位部心筋梗塞

### 062-1　左前下行枝近位部計測と鑑別法

関連するアドバンス BOX は問題 108（p231）へ

　前胸部誘導で ST 上昇があり，aV_R 誘導で ST がなければ左前下行枝（LAD）の虚血を疑います。LAD の心筋梗塞を疑ったら I，aV_L 誘導を確認します。それらの ST が上がっていた場合，対角枝を巻き込んで虚血になっている可能性があるため，LAD 近位部の心筋梗塞を疑います（図1）。I，aV_L 誘導で ST 上昇がなければ LAD 遠位部の心筋梗塞を疑います。

　余談ですが，もし前胸部誘導と下壁誘導の ST が上がっていた場合は LAD と右冠動脈（RCA）の 2 枝病変か wrapped LAD の心筋梗塞を疑います。wrapped LAD とは，心尖部を回って前壁から下壁までをぐるりと栄養している LAD を指します（BOX063-2，p139 参照）。

図1 前胸部誘導で ST 上昇をみた際の鑑別チャート

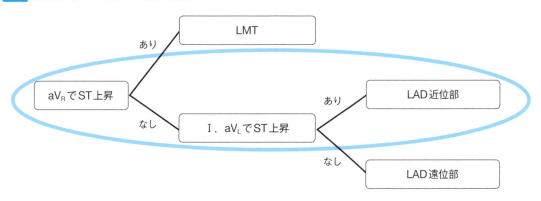

アドバンス編｜問題063

**問題 063**　80歳，男性。前日の晩から続く胸部不快にて受診時の心電図を示す。所見より最も疑われる心筋梗塞部位を1つ選べ。

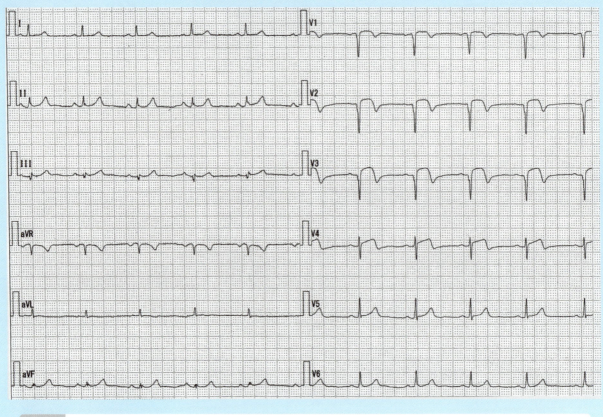

選択肢　① 左冠動脈主幹部　② 左前下行枝近位部　③ 左前下行枝遠位部　④ 左回旋枝　⑤ 右冠動脈

解答

---

解答 ▶ ③

|  正答の選択根拠 | 本症例では $V_1 \sim V_4$ 誘導でR波の増高不良，ST上昇，陰性T波を認め，まずは前下行枝の急性冠症候群を疑います。$aV_R$誘導のSTは上昇しておらず，Ⅰ，$aV_L$誘導のSTも変化がないことから左前下行枝遠位部の心筋梗塞を疑います。 |
|---|---|
|  その他の選択肢について | ① $aV_R$誘導でST上昇がみられないため，左冠動脈主幹部は否定されます　⇒ 問題061, p134<br>② $aV_L$誘導でSTの変化がないため，左前下行枝近位部は否定されます　⇒ 問題062, p136<br>④ Ⅰ，$aV_L$，$V_5$，$V_6$誘導でST上昇がみられないため，左回旋枝は否定されます　⇒ 問題064, p140<br>⑤ Ⅱ，Ⅲ，$aV_F$誘導でST上昇がみられないため，右冠動脈は否定されます　⇒ 問題065, p142 |

## 問題063を解くための必須知識BOX　▶テーマ：左前下行枝遠位部心筋梗塞

### 063-1　左前下行枝近位部と遠位部の鑑別点

前胸部誘導でST上昇，$aV_R$誘導でST上昇なし，I，$aV_L$誘導でST上昇なし→左前下行枝（LAD）遠位部の心筋梗塞です（図1）。

図1　前胸部誘導でST上昇をみた際の鑑別チャート

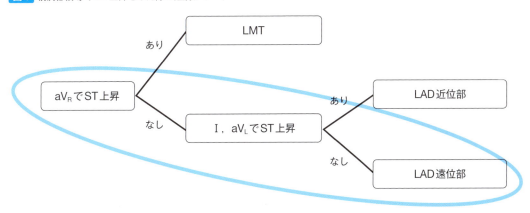

### 063-2　wrapped LADの虚血

通常，左前下行枝（LAD）は主に左室の前壁を栄養し，心筋梗塞を起こすと$V_1$〜$V_4$誘導でSTが上昇します。しかし，なかには心尖部をグルッと回り込んで心尖部から下壁まで栄養する，灌流域が大きいLADが存在します。これをwrapped LADといい，このようなLADが心筋梗塞を起こすと前壁だけでなく，下壁まで虚血を引き起こし，LADの心筋梗塞にもかかわらず，II，III，$aV_F$誘導のST上昇を認めることがあります。$V_1$〜$V_4$とII，III，$aV_F$誘導のST上昇をみたら，LADと右冠動脈（RCA）の2枝病変か，wrapped LADの心筋梗塞を疑う必要があります。さらに，わが国から巨大なRCAの心筋梗塞のケースレポートが報告されています[1]。RCAが心尖部から前壁の一部まで栄養していて，それが心筋梗塞を起こすことで$V_2$〜$V_4$，II，III，$aV_F$誘導でSTが上昇し，まるでたこつぼ型心筋症のような所見だったとのことです。そのほかの可能性として，LADが完全閉塞していて，RCAから側副血行路が発達している症例におけるRCAの心筋梗塞であったり，その逆で，RCAが完全閉塞していて，LADから側副血行路が発達している症例におけるLADの心筋梗塞といった場合にも前胸部と下壁の両方のST上昇を認めます。心電図1枚でこれらを鑑別するのはきわめて困難であると考えます。

#### 文献
1) Shibutani H, Akita Y, Yutaka K, et al: Acute myocardial infarction with "wrap around" right coronary artery mimicking Takotsubo cardiomyopathy: a case report. BMC Cardiovasc Disord. 2016; 16: 71.

# アドバンス編 | 問題064

**問題 064**　68歳，男性。糖尿病と脂質異常症にて他院通院中。当日朝からの断続的な胸痛にて救急受診した。心電図所見より最も疑われる心筋梗塞部位を1つ選べ。

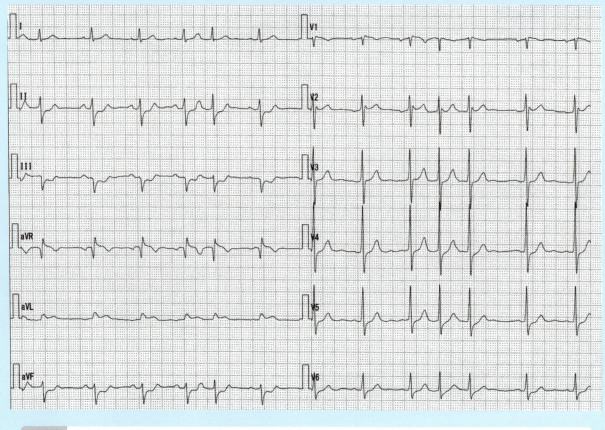

**選択肢**
① 左回旋枝近位部　② 左回旋枝遠位部　③ 左前下行枝近位部
④ 右冠動脈近位部　⑤ 右冠動脈遠位部

解答 □

---

**解答 ▶ ①**

| | |
|---|---|
| 正答の選択根拠 | 左回旋枝の心筋梗塞は発見が難しいケースが多々あります。本症例もきわめて判断が難しいですが，aV_L誘導のST上昇がポイントです。さらに下壁誘導でSTが低下していることを考えると高位側壁まで虚血に陥っている可能性があり，左回旋枝近位部の心筋梗塞を疑います。 |

図1　aV_L誘導でのST上昇

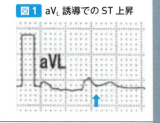

| | |
|---|---|
| その他の選択肢について | ② Ⅱ，Ⅲ，aV_F誘導でSTが低下しているため，左回旋枝遠位部は否定されます<br>③ Ⅰ誘導でST上昇がみられないため，左前下行枝近位部は否定されます　➡ 問題062，p136<br>④⑤ Ⅱ，Ⅲ，aV_F誘導でSTが低下しているため，右冠動脈は否定されます　➡ 問題065，p142<br>　　問題066，p145 |

## 問題064を解くための必須知識BOX　▶テーマ：左回旋枝心筋梗塞

### 064-1　後壁虚血の鑑別

　後壁梗塞は左回旋枝（LCx）の虚血で起きます。一番の問題は後壁を反映する誘導が少ないために，ST上昇がわかりにくいことが多々あることです。教科書的にはLCxの心筋梗塞であればⅠ，$aV_L$，$V_5$，$V_6$誘導でのST上昇となりますが，そのすべての誘導でのST上昇の条件を満たさないこともあります。そのため，後壁梗塞を見逃さないためには，前壁のST低下をみたら後壁のST上昇を疑うことがまず重要です。さらに$V_7$〜$V_9$誘導の後壁誘導を記録することも有用です（図2）。後壁誘導で0.5mmのST上昇をみたら後壁梗塞を疑います。

　さらにLCxが下壁まで栄養している場合，下壁誘導でSTが上昇することがありますが，その場合はⅢ誘導よりもⅡ誘導でより上昇幅が大きくなります。逆に下壁でミラーイメージとしてのST低下を認める場合には，対側である高位側壁での心筋梗塞が疑われ，つまりLCx近位部の心筋梗塞が示唆されます（図3）。

図2　後壁誘導の取り方

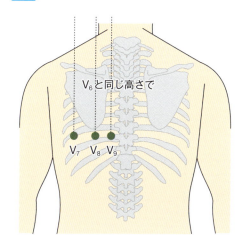

図3　LCxが下壁まで栄養している場合に下壁誘導でSTが上昇するしくみ

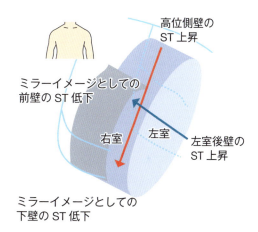

**LCxの心筋梗塞の鑑別法**
① 前胸部誘導でST低下していたら後壁誘導を確認する
② 下壁誘導 Ⅲ＜ⅡのST上昇
③ 後壁誘導（$V_7$〜$V_9$）で0.5mm以上のST上昇
④ 後側壁のST上昇があり，かつ，下壁誘導でST低下をみたらLCx近位部の梗塞を疑う

# アドバンス編｜問題 065

**問題 065**　54歳，女性。買い物中に息が苦しくなり，救急搬送された。心電図所見より最も疑われる心筋梗塞部位を1つ選べ。

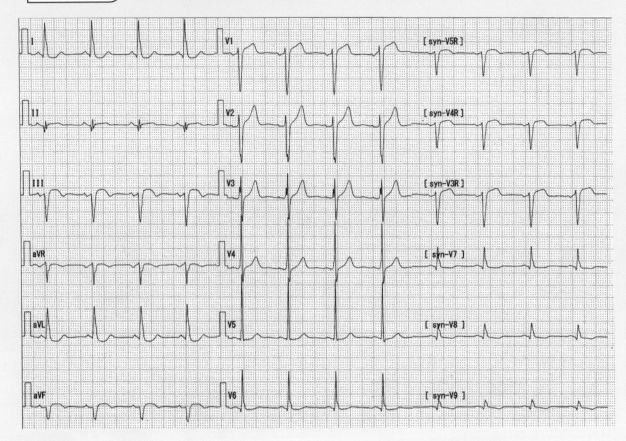

選択肢　① 左回旋枝　② 左前下行枝近位部　③ 左前下行枝遠位部　④ 右冠動脈近位部　⑤ 右冠動脈遠位部

解答

---

**解答 ▶ ④**

| | |
|---|---|
| **正答の選択根拠** | Ⅱ，Ⅲ，$aV_F$ 誘導での ST 上昇＆異常 Q 波を認め，右冠動脈の心筋梗塞が疑われます。さらに右側誘導の $V_{3R}$，$V_{4R}$ に 1mm 以上の ST 上昇を認め，右室梗塞の合併が示唆されます。よって右室枝を巻き込むような右冠動脈近位部の心筋梗塞と考えます（図1）。 |

**図1** ST 上昇（$V_{3R}$，$V_{4R}$ 誘導の拡大図）

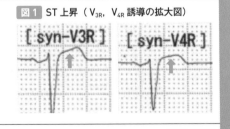

| | |
|---|---|
| **その他の選択肢について** | ① Ⅰ，$aV_L$，$V_5$，$V_6$ 誘導で ST 上昇がみられないため，左回旋枝は否定されます ➡ 問題 064，p140<br>②③ $V_1$ ～ $V_4$ 誘導での ST 上昇がみられないため，左前下行枝遠位部は否定されます ➡ 問題 063，p138<br>⑤ $V_1$ 誘導で ST 上昇がみられるため，右冠動脈遠位部は否定されます ➡ 問題 066，p145 |

## 問題065を解くための必須知識BOX　▶テーマ：右冠動脈近位部心筋梗塞

### 065-1　下壁虚血の鑑別

　Ⅱ，Ⅲ，aV_F 誘導の ST 上昇をみたら下壁の虚血を疑います。下壁を栄養するのは右冠動脈（RCA）のことのほうが多いですが，左回旋枝（LCx）が栄養することもあります。そのためどちらの心筋梗塞の可能性が高いかを判断するのと，その近位部か遠位部かを判断する必要があります。

　まず RCA と LCx のどちらが原因で下壁誘導の ST が上昇しているかを鑑別します。方法はいくつかありますが，下壁の虚血が疑われるという前提での話となります。最も RCA 領域を反映するのはⅢ誘導です。それに対し，LCx 領域を反映する後下壁を反映するⅡ誘導や $V_6$ 誘導の ST 上昇具合と比較することでそれらしさの確信度を上げていきます。

> **Point**
> **RCA の虚血が疑われる場合の鑑別法**
> ① Ⅲ誘導 ST ↑　＞　Ⅱ誘導 ST ↑
> ② Ⅲ誘導 ST ↑　＞　$V_6$ 誘導 ST ↑
> ③ Ⅲ誘導 ST ↑　＞　$V_3$ 誘導 ST ↓
> ④ aV_L 誘導 ST ↓　＞　Ⅰ誘導 ST ↓

図2　直接的に RCA の虚血を鑑別する方法

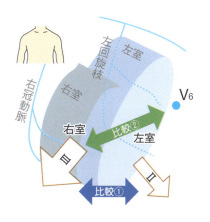

図3　間接的に RCA の虚血を鑑別する方法

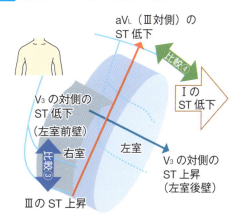

　図2, 3を参照してください。まずⅡ誘導とⅢ誘導（①），あるいは $V_6$ 誘導とⅢ誘導（②）を比較すると，Ⅲ誘導がより RCA 領域を反映することがわかります。

　次に③を解説します。$V_3$ 誘導は左室の前壁にあります。従って，$V_3$ 誘導の ST 低下は左室前壁の対側である左室後壁の ST 上昇を示唆します。そのため，左室後壁の ST 上昇（$V_3$ 誘導で ST↓）と左室中隔下壁（Ⅲ誘導）の ST 上昇を比較することで RCA と LCx のどっちよりに虚血をきたしているかが判定できます。つまり，Ⅲ誘導の ST 上昇が大きければ RCA の心筋梗塞だとわかります。

　④に関しては，そもそもⅠ，aV_L 誘導で ST が上昇していれば LCx の虚血を疑います。もし LCx の梗塞でⅠ，aV_L 誘導の ST がミラーイメージで低下するということであれば，かなり後壁に LCx が回り込んでいて，かつ，そ

の遠位部での梗塞を起こした場合に限られてくると考えます。そのなかでも $aV_L$ 誘導はより RCA 領域の ST 上昇を反映しての ST 低下となるため，I よりも $aV_L$ 誘導の ST 低下が明らかであれば RCA 領域の虚血を疑います。ただし，現実的には II，III，$aV_F$ 誘導で ST が上昇し，I，$aV_L$ 誘導で ST 低下をみれば，RCA 心筋梗塞でほぼ間違いなく，これを使うことはないと思われます。続いて梗塞部位が RCA の近位部か遠位部かの判断をします。

最後にマイスター級のワンポイント追加です。RCA の超近位部からは洞結節枝が出ています。これよりも近位で閉塞すると，洞結節が虚血になり，洞不全症候群をきたすことがあります。こちらも絶対というわけではありませんが，下壁の ST 上昇をみて洞徐脈を認めたときには RCA の入り口から閉塞している可能性を考えましょう。

$V_{3R}$，$V_{4R}$，$V_{5R}$ とは右側誘導のことです。右側誘導は通常の $V_3$，$V_4$，$V_5$ の左右対称の右側につける誘導のことです（図4）。言葉のとおり，右側の電位が取れます。つまり，右室の ST を反映するため，右側誘導で ST 上昇がみられたら右室梗塞を起こしていて，右室枝を巻き込んで RCA 近位部の心筋梗塞を起こしていると考えます。ちなみに右胸心でも右側誘導を記録することがあります。右胸心患者では心尖部が右側にあるため，通常の胸部誘導では R 波が下がっていきます。右胸心患者に右側誘導を取ると，心尖部が近づくような通常の心電図に似た波形を記録することができます。

また，$V_1$ 誘導に関しては図5のように実は左室前壁だけでなく，右室の前面に配置されていることがわかります。従って，右室梗塞を起こすと $V_1$ 誘導の ST も上昇するため，II，III，$aV_F$ 誘導と $V_1$ 誘導の ST 上昇をみたら右室枝を巻き込んだ RCA 近位部の心筋梗塞を疑います。しかし，ここで問題なるのはミラーイメージです。通常下壁の心筋梗塞を起こすと，ミラーイメージとして前壁の ST が低下します。右室梗塞を起こすとこれと拮抗して，「右室梗塞による $V_1$ の ST 上昇」と「下壁の虚血のミラーイメージとしての $V_1$ 誘導の ST 低下」がぶつかり合うのです。結果，RCA 近位部閉塞において $V_1$ 誘導の ST は上がるか，拮抗してあまり変化しないということになります。

最後に $V_3$ 誘導についてです。$V_1$ 誘導の話に近いのですが，もし RCA 遠位部梗塞だった場合，ミラーイメージとして前胸部誘導の ST は低下します。よって，下壁虚血の III 誘導の ST 上昇と前胸部誘導 $V_3$ の ST 低下の程度が同じくらいになります。しかし，RCA 近位部梗塞を起こすと右室梗塞による ST 上昇の影響を受けて $V_3$ 誘導の ST 低下が小さくなります。これが RCA 近位部梗塞を起こした際に III 誘導の ST 上昇度合に比べて $V_3$ 誘導の ST 低下が小さくなるという理由です。$V_3$ 誘導の ST 低下が III 誘導の ST 上昇に比べて半分ほどしかない場合，RCA 近位部の梗塞を疑います。

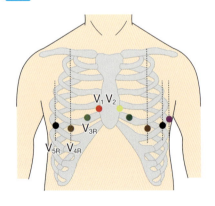

図4　右側誘導の取り方

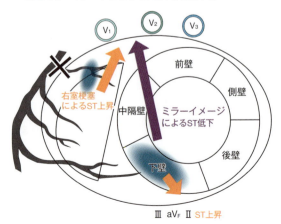

図5　RCA 近位部閉塞においては，$V_1$ 誘導で右室梗塞による ST 上昇とミラーイメージによる ST 低下が拮抗する

アドバンス編｜問題066

**RCA 近位部梗塞の鑑別法**
① $V_{3R}$, $V_{4R}$, $V_{5R}$ 誘導で 1mm 以上の ST 上昇
② $V_1$ 誘導で ST 上昇あるいは変化しない
③ $V_3$ 誘導で ST↓が Ⅲ 誘導 ST↑の半分以下

## 文献

1) Zhou P, Wu Y, Wang M, et al: Identifying the culprit artery via 12-lead electrocardiogram in inferior wall ST-segment elevation myocardial infarction: A meta-analysis. Ann Noninvasive Electrocardiol. 2023; 28: e13016.

### 問題 066

75歳，女性。朝から持続する胸痛にて受診時の心電図を示す。心筋梗塞部位として最も疑われるものを1つ選べ。

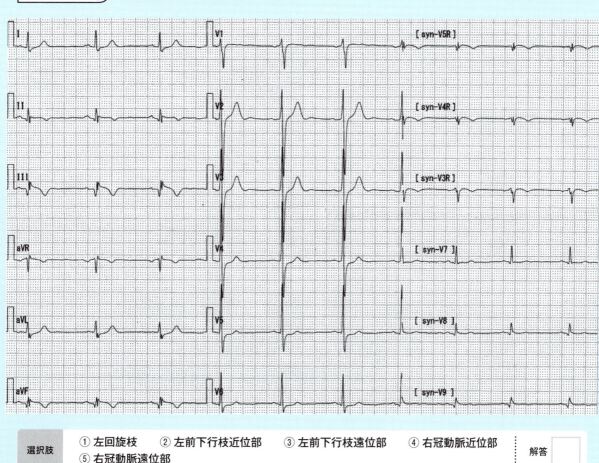

選択肢　① 左回旋枝　② 左前下行枝近位部　③ 左前下行枝遠位部　④ 右冠動脈近位部　⑤ 右冠動脈遠位部

解答

解答 ▶ ⑤

|  正答の選択根拠 | Ⅱ，Ⅲ，aV_F 誘導での ST 上昇＆異常 Q 波を認め，右冠動脈の心筋梗塞が疑われます。Ⅰ，aV_L，V_4〜V_6 誘導でのわずかな ST 低下はミラーイメージの可能性があります。V_3R，V_4R 誘導では ST 上昇は認めず，右室梗塞が疑われない点から RCA 遠位部の心筋梗塞と考えます。異常 Q 波と陰性 T 波の出現から半日程度は経過している可能性があります。 |
|---|---|
|  その他の選択肢について | ① Ⅰ，aV_L，V_5，V_6 誘導で ST 上昇がみられないため，左回旋枝は否定されます ➡ 問題 064，p140<br>②③ V_1〜V_4 誘導で上昇がみられないため，左前下行枝は否定されます ➡ 問題 062，p136　問題 063，p138<br>④ V_3R，V_4R 誘導では ST 上昇がみられないため，右冠動脈近位部は否定されます ➡ 問題 065，p142 |

## 問題 066 を解くための必須知識 BOX　▶テーマ：右冠動脈遠位部心筋梗塞

### 066-1　右冠動脈遠位部心筋梗塞の鑑別

　Ⅱ，Ⅲ，aV_F 誘導での ST 上昇をみたらまず下壁の虚血を疑います。次にⅢとⅡ，ⅢとV_6 誘導を比べて右冠動脈（RCA）や左回旋枝のどちらが下壁を栄養していて，虚血の原因となっている可能性が高いかを判断します。Ⅲ誘導の ST 上昇度が大きければ RCA の虚血を疑います。最後にどの領域で閉塞しているかを考えます。RCA 遠位部梗塞鑑別のコツは近位部閉塞のときの逆になります。右室枝を巻き込まないため，V_3R，V_4R 誘導の ST 上昇はみられません。ミラーイメージによって前胸部誘導での ST 低下がはっきりみえます。RCA 近位部閉塞ならば下壁誘導の ST 上昇と比較して，前胸部誘導での ST 低下はあまりみられません。RCA 遠位部閉塞であれば，がっつりミラーイメージを反映して前胸部誘導で ST が低下するので，Ⅲ誘導の ST 上昇具合と V_3 誘導の ST 低下具合は同じくらいになります。これも判断材料の 1 つになります。異常 Q 波は表 1 も参考にしてください。問題 066 の症例では異常 Q 波と陰性 T 波がみられるため，発症半日〜1 日は経過していると考えられます（図1）。

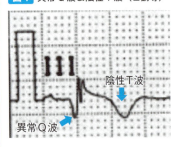

図1　異常 Q 波＆陰性 T 波（Ⅲ誘導）

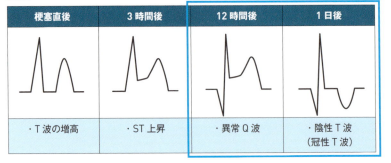

表1　心筋梗塞による心電図波形の経時的変化

| 梗塞直後 | 3 時間後 | 12 時間後 | 1 日後 |
|---|---|---|---|
| ・T 波の増高 | ・ST 上昇 | ・異常 Q 波 | ・陰性 T 波（冠性 T 波） |

### Point: RCA 遠位部梗塞の鑑別ステップ

① $V_{3R}$, $V_{4R}$, $V_{5R}$ 誘導で 1mm 以上の ST 上昇がない
② $V_1$ 誘導で ST 低下する
③ $V_3$ 誘導の ST↓が Ⅲ 誘導 ST↑の 0.5～1.2 倍程度（ST の下がり具合と上がり具合が同じくらい）

72歳，男性。喫煙者で病院嫌い。健診も受けていない。最近疲れやすいとのことで家族に連れられ受診した。心電図所見より最も疑われる疾患を1つ選べ。

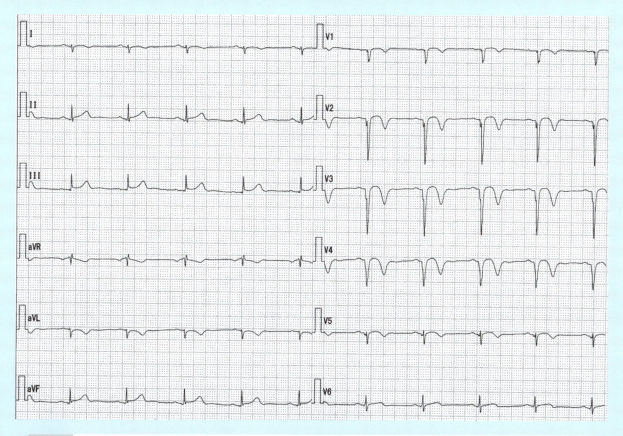

選択肢
① 左回旋枝の陳旧性心筋梗塞
② 左前下行枝の陳旧性心筋梗塞
③ 右冠動脈の陳旧性心筋梗塞
④ 閉塞性肥大型心筋症
⑤ 高血圧性心疾患

解答

| 解答 ▶ ② | |
|---|---|
| 正答の選択根拠 | 前胸部誘導での異常Q波の陰性T波を認めます。I，aV_L 誘導でも陰性T波があることを考えると少なくとも対角枝を巻き込む左前下行枝近位部の陳旧性心筋梗塞を疑います。 |
| その他の選択肢について | ① I，aV_L 誘導にも陰性T波があるため，回旋枝も閉塞している可能性はあります。ただし，前胸部誘導での異常Q波と陰性T波の説明が付かないため，選択肢としては間違いとします ➡ 問題068，p149<br>③ II，III，aV_F 誘導で異常Q波や陰性T波はみられません ➡ 問題069，p151<br>④⑤ 左室肥大でみられる SV_1 ＋ RV_5 ＞ 35mm の所見はありません ➡ 問題013，p28 |

問題067を解くための必須知識BOX　▶テーマ：左前下行枝陳旧性心筋梗塞

 **067-1　左前下行枝陳旧性心筋梗塞の鑑別**

　左前下行枝（LAD）は左室の前壁を広域に栄養している血管です。心電図だと V_1 〜 V_4 誘導が同領域を反映するため，V_1 〜 V_4 誘導の異常Q波がみられます。また，起電力が低下しているため，R波の増高不良がみられることもあります。さらには，それに伴って移行帯が V_5 〜 V_6 誘導にずれ込む時計回転も合併することがあります。対角枝や左回旋枝を巻き込んで心筋壊死があれば側壁誘導でも異常Q波や陰性T波がみられることもありますし，下壁まで栄養するような灌流域の大きい LAD の陳旧性心筋梗塞であれば下壁誘導での同様の異常所見がみられることもあります。広範に左室前壁の心筋壊死による壁運動低下と壁の菲薄化を起こすと，心室がコブのよう膨らんでしまいます。これを心室瘤といい，血栓や心不全の原因となります。**心室瘤があると心電図ではST上昇と陰性T波が残存します**。本症例でも広範な LAD の陳旧性心筋梗塞によって心室瘤の所見を認めました。

　LAD の心筋梗塞後で，前壁から心尖部まで心筋が障害された場合，広範に壁の菲薄化と壁運動異常を認めます。エコーを当てると心基部は収縮するものの心尖部は収縮しない様子がみられます。全体として拍出力が落ちているので，心不全のリスクがあるのはもちろん，心室瘤などの一部の症例では血流が悪くなった心尖部で流れが淀み，血栓が形成されることがあります（図1）。左室内血栓は脳梗塞のリスクになるので，禁忌がなければ抗凝固療法を行う必要があります。

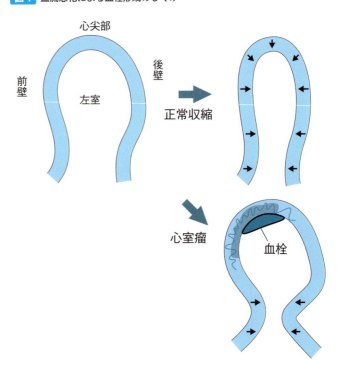

図1　血流悪化による血栓形成のしくみ

アドバンス編｜問題 068

**Point**

**LAD 陳旧性心筋梗塞の鑑別法**
① 前胸部誘導で異常 Q 波
② 前胸部誘導での R 波の増高不良と時計回転を合併することもある
③ 心室瘤があると，陰性 T 波や ST 上昇が残存することもある

問題 **068**　65歳，男性。他院でカテーテル治療後，転居に伴って当院を受診するようになった。心電図所見より最も疑われる疾患を2つ選べ。

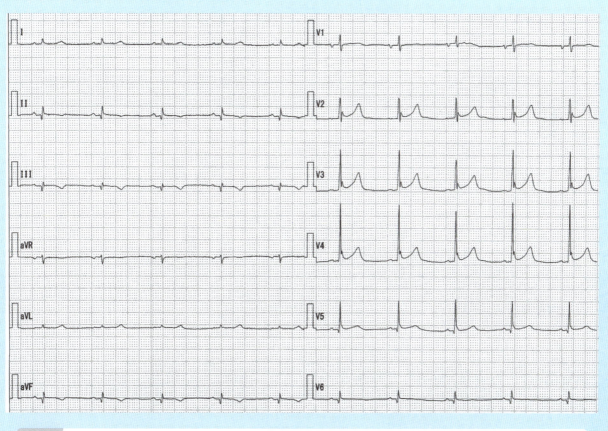

| 選択肢 | ① 後壁の陳旧性心筋梗塞　② 下壁の陳旧性心筋梗塞　③ 前壁の陳旧性心筋梗塞<br>④ WPW 症候群　⑤ 完全右脚ブロック | 解答 | |

解答 ▶ ①, ②

| 正答の選択根拠 | 所見としてはV₁誘導のR＞S，下壁誘導の異常Q波です。V₅，V₆誘導でもわずかながらQ波を認めます。下壁〜後壁領域の陳旧性心筋梗塞を疑います。通常，後壁の領域は左回旋枝が栄養しますが，大きい右冠動脈が栄養することもあり，これだけでどちらの血管が詰まったかを判断するのは難しいです。 |
|---|---|
| その他の選択肢について | ③ 前胸部誘導で異常Q波はありません ➡ 問題067，p147<br>④ デルタ波はありません ➡ 問題029，p62<br>⑤ V₁誘導は右脚ブロックのrsR'型ではなく，後壁梗塞によるRs型の波形であり，wide QRSでもありませんので，右脚ブロックではありません ➡ 問題025，p53 |

## 問題068を解くための必須知識BOX　▶テーマ：左回旋枝陳旧性心筋梗塞

### 068-1　左回旋枝陳旧性心筋梗塞の鑑別

通常V₁誘導ではR波よりもS波のほうが大きいです。しかし，後壁梗塞を起こした場合，V₁誘導のR波がS波よりも大きくなることがあります。後壁を栄養しているのは通常は左回旋枝です。本来後壁の心筋梗塞を起こすと，当然後壁誘導でQ波を呈します。しかし，後壁には直接反映させる誘導がなく，みえないことも多いです。代わりにV₁誘導でR波として確認できます。これは体の前面であるV₁誘導からみたときに壊死心筋に流れ込む興奮が，V₁誘導からみて向かってくる方向になるためです。V₁誘導でR＞Sを認めれば後壁梗塞，つまり左回旋枝の陳旧性心筋梗塞を鑑別に挙げる必要があります（図1）。

**図1** 後壁梗塞で高いR波がみられる理由

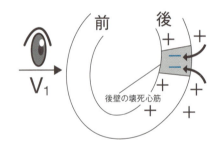

ちなみに，右室肥大でもV₁誘導のR波は上昇します。こちらは，そもそも右室を反映するV₁誘導において右室の起電力が上昇することで，V₁誘導のR波が上昇するというしくみです。

> **LCx陳旧性心筋梗塞の鑑別法**
> ① V₁誘導でR＞S
> ② I，aV_L，V₅，V₆誘導で異常Q波，陰性T波

アドバンス編｜問題069

## 問題 069

78歳，男性。昔，心筋梗塞で搬送されたことがあるようだが，詳細な記憶はないとのこと。心電図所見より最も疑われる疾患を1つ選べ。

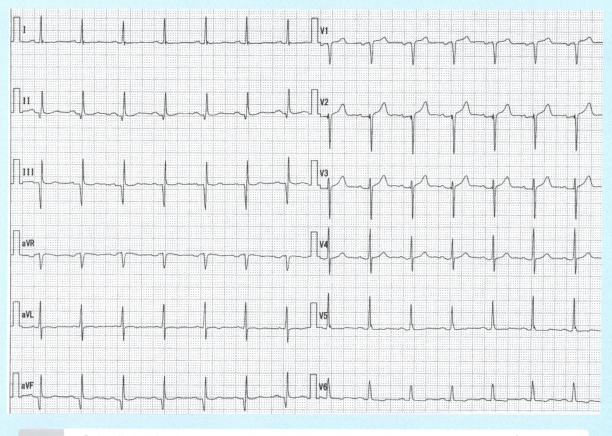

選択肢
① 左回旋枝の陳旧性心筋梗塞　② 左前下行枝の陳旧性心筋梗塞
③ 右冠動脈の陳旧性心筋梗塞　④ 左脚ブロック　⑤ 高血圧性心疾患

解答

---

**解答 ▶ ③**

 正答の選択根拠

所見としては下壁誘導の異常 Q 波です（図1 矢頭）。下壁領域の陳旧性心筋梗塞を疑います。BOX065-1（p143）の解説にもあるように，下壁は右冠動脈が栄養することが多いですが，左回旋枝が栄養することもあります。ただ，本症例ではⅡ誘導よりもⅢ誘導のほうが異常 Q 波が大きく，右冠動脈が責任血管と考えます。

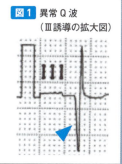

図1　異常 Q 波
（Ⅲ誘導の拡大図）

 その他の選択肢について

① 側壁誘導に異常 Q 波や V₁ 誘導での R > S はありません ➡ 問題 068，p149
② 前胸部誘導で異常 Q 波はありません ➡ 問題 067，p147
④ wide QRS で典型的な波形ではありません ➡ 問題 026，p55
⑤ 高血圧による左室高電位を疑う所見はありません ➡ 問題 013，p28

## 問題069を解くための必須知識BOX　▶テーマ：右冠動脈陳旧性心筋梗塞

### 069-1　右冠動脈の陳旧性心筋梗塞の鑑別

　問題069の症例では明らかにⅢ，aV_F誘導に異常Q波を認め，右冠動脈（RCA）の陳旧性心筋梗塞を疑います。同誘導では陽性T波になっていますが，陳旧性心筋梗塞ではT波は陽性に戻ることも陰性のまま残ることもあります。通常，下壁領域はRCAから栄養されているため，下壁の陳旧性心筋梗塞を疑うときにはまずRCAを責任血管として疑います。ただ，まれに左回旋枝から下壁が栄養されていることもあります。その場合には側壁を反映するⅠ，aV_L誘導での異常Q波やV_1誘導でのR波の増高がみられます（問題068の波形参照）。問題069の心電図ではそのような所見は得られないことから，シンプルにRCAの陳旧性心筋梗塞を疑います。Ⅱ誘導よりもⅢ誘導のほうが異常Q波が大きい点もRCAである可能性を示唆します。

**RCA陳旧性心筋梗塞の鑑別法**
① Ⅱ，Ⅲ，aV_F誘導で異常Q波
② 異常Q＝Rの1/4以上のQ波，Q幅1mm以上

### 069-2　側副血行路などによる閉塞箇所推定困難例

　心電図検定などで出題される波形は，型どおり読めば答えである心筋梗塞の責任血管にたどり着けるようになっています。しかし，実臨床ではもっと複雑なパターンが存在していて，多枝病変や冠動脈の慢性完全閉塞が存在すると心電図での推定がきわめて難しくなります。慢性完全閉塞があると，心臓がほかの血管から側副血行路を形成していて，無理やりほかから血流を維持するために，本来ありえない心電図変化が起こります。

　1つ経験実例を紹介します。ある患者はⅡ，Ⅲ，aV_F誘導のST上昇型急性心筋梗塞で運ばれました。通常であればRCAの閉塞が疑われる状況ですが（図2の①），結果はLAD遠位部の閉塞でした（図2の③）。なぜならRCA近位部の慢性完全閉塞があり，LADからの側副血行路が発達していたからです（図2の②）。その日はLADに対し経皮的冠動脈形成術（PCI）を施行し，後日完全に閉塞しているRCA近位部に対する治療を行いました。話はそれだけで終わりません。数年後にST変化のない頻回の胸痛に見舞われ再度カテーテル検査を行うと，LAD近位部が閉塞を起こしていたのです。しかし，もともと側副血行路が発達しており，LADにはRCAから血流が最低限維持されていたため，幸い大事には至りませんでした（図2の④）。逆に言うと，RCAの治療をしておかなかったら，LAD近位部閉塞を起こした際に側副血行路を送っていたRCAの灌流領域まで超広範に虚血を引き起こし，重大な事態になっていたであろうことは言うまでもありませんね。

**図2** 慢性完全閉塞による側副血行路の形成

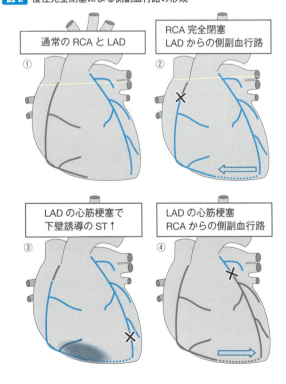

① 通常のRCAとLAD
② RCA完全閉塞　LADからの側副血行路
③ LADの心筋梗塞で下壁誘導のST↑
④ LADの心筋梗塞　RCAからの側副血行路

| 問題 070 | 63歳，女性。突然の動悸にて受診。心電図所見より最も疑われる疾患を1つ選べ。|

洞調律時

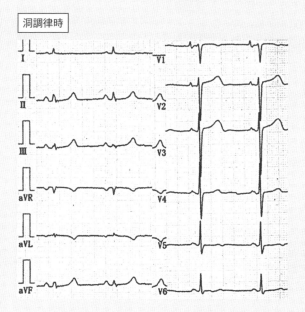

動悸時

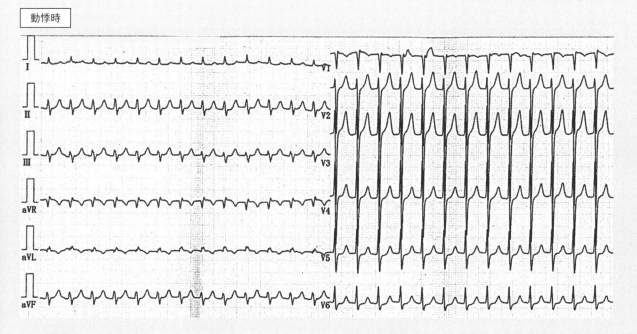

選択肢　① 心房粗動　② 心房細動　③ 心室頻拍　④ 房室回帰頻拍
　　　　⑤ 房室結節リエントリー頻拍

解答

**解答 ▶ ⑤**

正答の選択根拠

心拍数は 150bpm，リズムはレギュラーな narrow QRS 頻拍です。P 波は……目を凝らしてもないですかね。特に PSVT を疑って，Ⅱ，V₁ 誘導における ST-T 部分に注目してみましょう。ここではⅡ誘導で pseudo s'（図 1 矢頭），V₁ 誘導で pseudo r' を認めます（図 1 矢印）。これは逆行伝導した心房波がみえています。順行伝導による心室波と逆行伝導による心房波が近接するためにみえる現象で，房室結節リエントリー頻拍でみられます。房室結節リエントリー頻拍は中年の女性で比較的多くみられます。

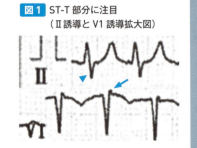

**図1** ST-T 部分に注目
（Ⅱ誘導とV1誘導拡大図）

その他の選択肢について

① 鋸歯状波はありません ➡ 問題 037，p81
② リズムはレギュラーであり，細動波はありません ➡ 問題 038，p83
③ wide QRS 頻拍ではありません ➡ 問題 039，p85
④ 房室回帰頻拍では ST 部分に逆行伝導した P 波がみえることが多いです ➡ 問題 071，p156

 **問題070 を解くための必須知識BOX** ▶テーマ：房室結節リエントリー頻拍（AVNRT）

### 070-1　房室結節リエントリー頻拍の基礎

関連するアドバンスBOXは問題 036（p79）へ

房室結節リエントリー頻拍（atrioventricular nodal reentrant tachycardia：AVNRT）は narrow QRS でリズムがレギュラーな頻拍を呈する代表疾患で，発作性上室頻拍（PSVT）の 7 割を占めるといわれています。AVNRT は中年の女性に好発し，房室回帰頻拍（atrioventricular reciprocating tachycardia：AVRT）に比べるとやや好発年齢は高めです。

### 070-2　房室結節リエントリー頻拍と房室回帰頻拍との鑑別

AVNRT は心拍数がやや遅めであったり，頻拍中の P 波があまりみえないといった点が AVRT との鑑別ポイントになります（表 1）。

**表1** AVNRT と AVRT の鑑別ポイント

|  | 好発年齢 | 心拍数 | デルタ波 | 頻拍中の P 波 | 頻拍中の P 波の形 |
|---|---|---|---|---|---|
| AVNRT | 50 歳以降 | 150bpm 前後 | なし | みえないか QRS 終わりにある | 小さくて narrow |
| AVRT | 若年 | 180bpm 前後 | ある（ただしないこともある） | ST 部分にみえる | やや幅広 |

154

模式で示すと，図2の黒矢印がAVRTの伝導路，青矢印がAVNRTの伝導路です。AVNRT（房室結節リエントリー頻拍）は，文字どおり房室結節を異常電気信号が回ることで起きます。房室結節は遅く通れる遅伝導路と早く通れる速伝導路があり，遅伝導路を上から下（順伝導↓），速伝導路を下から上（逆伝導↑）に伝導することで頻拍になります。図2を単純にみると回路が小さく，頻拍レートが早くなりそうですが，遅伝導路を順伝導するには時間がかかるため，結果的に電気的な頻拍にかかる時間は長くなり，150bpm前後の頻拍レートになります。

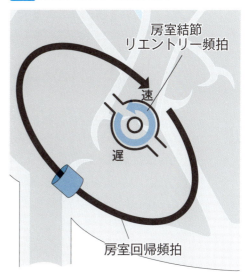

図2 AVNRTとAVRTの伝導路の違い

　また，頻拍中に遅伝導路を順行し（図3薄青矢印），心室興奮するまでの時間（図3白矢印）と速伝導路を逆行して心房興奮するまでの時間（図3濃青矢印）において白矢印と濃青矢印の時間がほぼ同じくらいであるためにAVNRTではP波がみえないか，あってもQRSの終わりにわずかにみえる程度になります。これがⅡ誘導でのpseudo s'やV₁誘導でのpseudo r'とよばれるものです。

　そして，これは房室結節という刺激伝導系で起きるため，逆行P波は小さくて幅の狭いものになります。ただし，このP波幅がnarrowかを判定するのはほぼ不可能です。

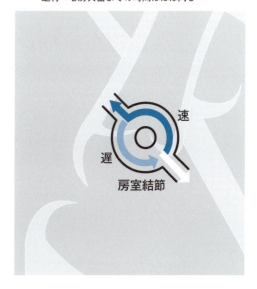

図3 遅伝導路順行→心室興奮と速伝導路を逆行→心房興奮までの時間はほぼ同じ

> **Point**
> **AVNRT鑑別の勘所**
> ① 中年女性に多い
> ② レートはだいたい150bpm前後
> ③ 逆行伝導のPはみえないかpseudo s'，pseudo r'としてみえる

## 問題 071

36歳，男性。動悸にて受診。動悸時と洞調律時の心電図を示す。所見より最も疑われる疾患を1つ選べ。

動悸時

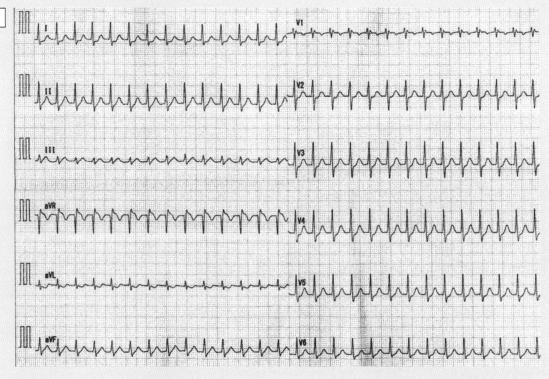

洞調律時

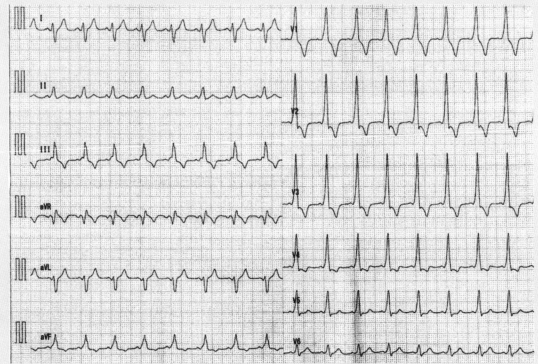

選択肢　① 心房粗動　② 心房細動　③ 心室頻拍　④ 房室回帰頻拍　⑤ 房室結節リエントリー頻拍

解答

**解答 ▶ ④**

 正答の選択根拠

これは narrow QRS レギュラー頻拍です。比較的若い年齢です。Ⅱ誘導で P 波らしきものがみえますので short RP' 頻拍と言えます（図 1 矢印）。ちなみに，この QRS の後ろの P' 波が次の QRS に近づく程度に遅れていれば long RP' 頻拍といいます。これだけでは房室結節リエントリー頻拍（AVNRT）と房室回帰頻拍（AVRT）との鑑別は難しいです。もちろん，実臨床でもこういうことはよくあって，そもそも AVRT と AVNRT を 12 誘導心電図で完全に鑑別はできないのです。あくまで「どちらっぽい」という見立てができるというだけです。教科書的には逆行伝導した P 波が，QRS に隠れるかわずかにみえるものを AVNRT，ST 部分にみえるものを AVRT となっています。しかし，頻拍への理解を深める意味でも，鑑別の精度を上げることは重要です。本症例では洞調律の波形をみるとデルタ波を認めるため，通常の考え方では AVRT をまず疑います（BOX070-2 の表 1，p154 参照）。

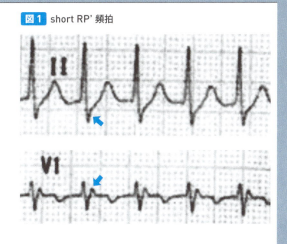

**図1** short RP' 頻拍

 その他の選択肢について

① 鋸歯状波はありません ● 問題 037，p81
② リズムはレギュラーであり，細動波はありません ● 問題 038，p83
③ wide QRS 頻拍ではありません ● 問題 039，p85
⑤ 房室結節リエントリー頻拍を除外できるわけではないですが，デルタ波がある洞調律時の波形があることがヒントになっていると考えて房室回帰頻拍を疑いましょう ● 問題 070，p153

##  問題 071 を解くための必須知識 BOX　▶テーマ：房室回帰頻拍（AVRT）

### 071-1　WPW症候群で起きうる頻拍

　ケント束付着によって起きる頻拍は 3 種類あります。オルソドロミック AVRT，アンチドロミック AVRT，pre-excited AF（atrial fibrillation）です（図 2）。このうち，アンチドロミック AVRT と pre-excited AF はケント束と順行伝導する必要があります。

　オルソドロミック AVRT は房室結節を順行伝導し，ケント束を逆行伝導することで回路を形成します。順行伝導が刺激伝導系を通るため，波形としては narrow QRS 波形を呈します。PSVT との鑑別が必要です。アンチドロミック AVRT はケント束を順行伝導し，房室結節を逆行伝導することで回路を形成します。順行伝導がケント束のため，ケント束の心室側付着部位から興奮します。つまり，波形としては wide QRS 波形となり，心室頻拍との鑑別が必要になります。

Pre-excited AF は慣習的に偽性心室頻拍（pseudo VT）といわれているものですが，pseudo VT は和製英語のため海外では通じません。順行伝導を有するケント束をもっている人に心房細動が合併することで生じます。心房細動のレートは 300bpm よりも早く，有効な拍出にはならず心房は震えているだけ（＝細動）の状態となっています。これをすべて心室に通していると危険なため，房室結節は一定のレート以上の興奮が心室に伝わらないようにするリミッターの機能をもっています。これを<u>減衰伝導</u>といいます。ケント束はこの減衰伝導特性をもっていないので，受けた興奮をそのままトンネルのように心室に伝えてしまいます。そのため，心室頻拍や心室細動の波形と見誤ることもありますし，そのまま本物の心室細動の原因となることがあります。

**図2** ケント束付着によって起きる3種類の頻拍

オルソドロミック AVRT　　　アンチドロミック AVRT　　　pre-excited AF

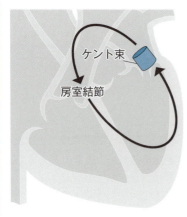 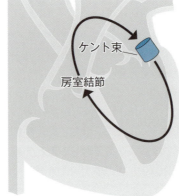 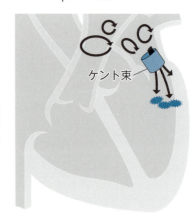

## 071-2　房室回帰頻拍の基礎

関連するアドバンス BOX は
問題 036（p79）へ

　ケント束は生まれつきもっているものであり，AVNRT に比べると若年発症しやすいです。また，解剖学的な頻拍回路は大きいかもしれませんが，電気回路的には伝導遅延をあまり起こさないため，頻拍レートは AVNRT よりは早くなりがちです。AVNRT はヒス束から心室への伝導と心房への伝導がほぼ同時のため，P 波は QRS に隠れて確認しにくいですが，AVRT では房室結節を通った興奮が心室を興奮させ，その次にケント束を通って<u>心房に順番に伝導するため，ST 部分に P 波が確認されます</u>。AVNRT と AVRT の鑑別ポイントは BOX070-2 の<u>表 1</u>（p154）をおさらいしてください。

> **Point**
>
> **WPW 症候群の鑑別法**
> ① 若年に多い
> ② 普通は ST 部分に逆行伝導した P 波がみられる
> ③ 起きる頻拍にはオルソドロミック AVRT，アンチドロミック AVRT，pre-excited AF がある

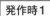

63歳，男性。主訴は動悸。発作時1と2の12誘導心電図を示す。所見より最も疑われる疾患を1つ選べ。

発作時1

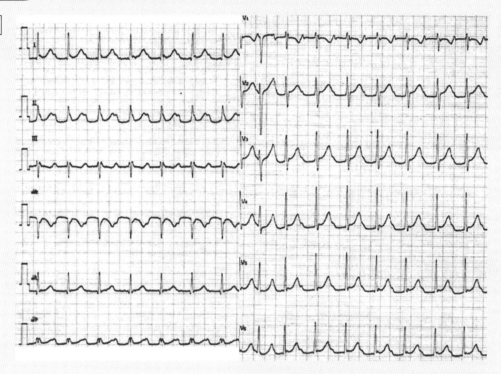

発作時2

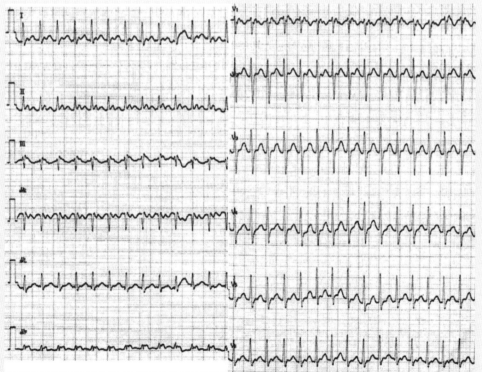

選択肢　① 心房細動　② 心房粗動　③ 心房頻拍　④ 房室結節リエントリー頻拍
　　　　⑤ 房室回帰頻拍

解答

解答 ▶ ③

|  正答の選択根拠 | 発作時1の心電図は2：1で心室に伝導し，発作時2の心電図は1：1で心室に伝導しています。下壁誘導の極性からは右房上方からの心房頻拍が疑われます。詳細はBOX072-1を参照してください。 |
|---|---|
|  その他の選択肢について | ①② 細動波や鋸歯状波はありません ➡ 問題037, p81 問題038, p83<br>④ 房室結節リエントリー頻拍における逆行性伝導のP波は通常，下壁誘導で陰性です ➡ 問題070, p153<br>⑤ 房室回帰頻拍で心房と心室が2：1伝導することはありません ➡ 問題071, p156 |

 問題072を解くための必須知識BOX ▶テーマ：心房頻拍（AT）

 **072-1** 奥が深い心房頻拍～本症例が心房頻拍である理由

関連するベーシックBOXは問題036（p79）へ

　発作時1の心電図は心拍数100bpm程度で，RRのちょうど半分くらいにP波らしきものがみえます（図1上青矢印）。この段階では少なくとも細動波や鋸歯状波はなく，PSVTであるということしかわかりません。発作時2の心電図では心拍数が200bpm前後でP波らしきものはここにみえます（図1下青矢印）。ちょうど心拍数が倍になっているということを素直に考えれば，発作時1の心電図でも間にP波があることが予測されます（図1上黒矢印）。つまり，発作時1の心電図は2：1伝導の頻拍ということがわかります。

　この段階で房室回帰頻拍（AVRT）は除外されます。通常，AVRTは心室を回路に含むことが条件であり，2：1伝導で頻拍が続くことはありえません。房室伝導がブロックされた瞬間に頻拍が停止してしまいます（図2）。残るは心房頻拍（atrial tachycardia：AT）か，下部共通管を有する房室結節リエントリー頻拍（AVNRT）の鑑別です。下部共通管とは房室結節からヒス束に続く1本道の回路のことです。ロータリーのように形成されている遅伝導路と速伝導路の下位にあります。下部共通管を有さない場合，房室伝導がブロックされ，頻拍の停止となります（図3左）。下部共通管があると下部共通管自体は頻拍回路に含まれないため，AVNRTが持続することがあります（図3右）。

図1 RR間のP波を探す

発作時1（V₁誘導）

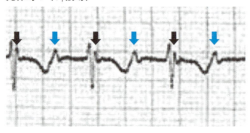

発作時2（V₁誘導）

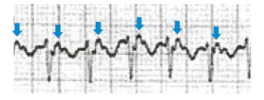

図2 房室回帰頻拍で房室伝導ブロックが起きたら必ず頻拍は停止する

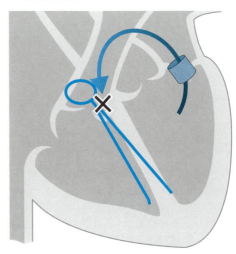

この説明をしておいてなんですが，問題072の症例においては心房頻拍が正解です。なぜなら，頻拍中のP波が陽性だからです。**AVNRTの場合，心房興奮は房室結節を回って下から起きるため，原則Ⅱ，Ⅲ，aV_F誘導で陰性P波になります**。ちなみに本症例はアブレーション治療を行っていて，術中に誘発されたのは上大静脈を起源とする心房頻拍でした。上大静脈は右房の上方についているため，Ⅱ，Ⅲ，aV_Fで陽性のP波となるのも納得です。

**図3** 頻拍が続く＝下部共通管がある

下部共通管なし
（心室伝導ブロック＝頻拍停止）

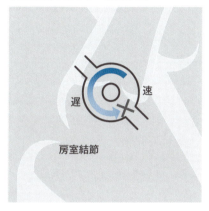

下部共通管あり
（心室伝導がブロックされても頻拍持続）

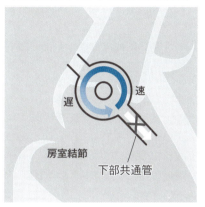

## 072-2　心房頻拍の定義

　心房頻拍の定義は実に複雑です。広義でいうと，「心房で起きる」「頻拍」がすべて心房頻拍になります。つまり，心房細動も心房粗動も心房頻拍といえば心房頻拍です。ただし，実際には狭義の意味合いで用いられるほうが多く，実臨床の現場でもそのほうがしっくりきます。狭義の心房頻拍とは，巣状興奮する心房頻拍を差します。すなわちリエントリーではなく，自動能などによって異常興奮する細胞が原因と考えるものです。

　そもそも古くは心房細動と心房粗動と心房頻拍を下記のように定義していました。

- マイクロリエントリー＝心房が細動＝心房細動＝細動波＝心房興奮周期300bpm以上
- マクロリエントリー＝弁輪を旋回＝心房粗動＝鋸歯状波＝心房興奮周期250〜300bpm
- 巣状興奮＝自動能＝心房頻拍＝基線あるP波＝心房興奮周期150〜250bpm

　昔はこれでよかったのです。細動すれば心房細動，弁輪を大きく旋回するなら心房粗動，focal（巣状）に異常興奮する細胞がある場合は心房頻拍，でこと足りました。昔は心内をどう電気が巡っているかはわからなかったのです。しかし，今は違います。手術やアブレーションの発展によっていろんなことがわかるようになり，逆に医原性に不整脈の回路を生み出してしまうこともあります。例えば，「自動能だと思っていたら局所で小さく旋回する頻拍だった」といったことが心内電位をmappingするとわかってしまいます。また，手術を行うことで切開線ができてしまい，本来はありえない（弁輪ではなく）切開線を旋回するような回路による頻拍が生まれてしまうこともあります。これには心臓手術の方法が確立されてきたことと，術後成績が上がってきて長生きできるようになったことが要因です。もちろん，長期成績が上がるのはよいことです。以前は先天性の心疾患に手術を行ってもそれほど長くは生きられなかったのです。先天性心疾患の手術を行ったおかげで，慢性期の切開線を旋回する頻拍が問題になるくらいには長生きできるようになったとも考えるべきでしょう。成人先天性心疾患という単語も生まれてきています。

少し話が脱線したので，定義の話に戻ります。上記の考え方の問題点として，マイクロリエントリーでも心房頻拍様の波形になったり，心房粗動の波形であっても弁輪を旋回するリエントリーとは限らない，などといったシンプルなイコール関係が成り立たなくなったことが挙げられます。従って，

- 細動波＝心房細動
- The 鋸歯状波であり，マクロリエントリーを強く疑う＝通常型（三尖弁輪を反時計回転する）心房粗動
- 心房レート 100bpm 以上の基線のある P 波＝巣状心房頻拍

まずはこれを覚えましょう。この 3 つに関しては多くの見解が一致し，コンセンサスを得やすいところです。

## 072-3　心房頻拍の定義（controversy）

上記（BOX072-2 内）の 3 つ以外の異型波形をどうよぶかは明確には決まっていません。例えば，アブレーション後に左房の通電ラインを旋回するような心房レート 200bpm の頻拍が出現したとします。通電ラインを大きく旋回する（マクロリエントリー）ので鋸歯状波がみえ，これを心房粗動という人もいます。一方，弁輪を旋回するわけじゃないし，頻拍レートも遅めだから心房頻拍だ，という人もいるわけです。どちらも正解で，心内波形を確認しなければそもそも回路は同定できません。「左房のリエントリー性の心房頻拍が疑われます」と言えればかなり本質をついた解答でしょう。心房頻拍の定義についてそのように考えて柔軟に対応しましょう。

表1 は定義のまとめです。なお，筆者のようなアブレーションに携わる身としては，典型的でないものに関しては左房起源が疑われるかどうかが適切に伝わればよいと考えています。通常型の心房粗動であれば三尖弁輪を旋回するものであり，右房へのアプローチだけで済んでリスクも低めです。一方，左房起源が疑われた場合，右房から心房中隔に穴をあけて左房にカテーテルを挿入する必要があり，リスクが少し上がります。

> ここをどうよぶか意見が分かれる。
> 「心房内リエントリー頻拍」とよぶこともある

**表1** 心房頻拍の定義

| 疾患 | 心房細動 | 心房粗動 | 心房粗動 or 心房頻拍 | 心房頻拍 |
|---|---|---|---|---|
| 成因 | マイクロリエントリー | 弁輪を旋回<br>マクロリエントリー | 非弁輪旋回型<br>マクロリエントリー | 巣状心房興奮型 |
| 心電図波形 | 細動波 | 鋸歯状波 | 鋸歯状波など | 基線のある P 波 |

## 072-4　P波の位置によるnarrow QRS頻拍推定鑑別法

Narrow QRS 頻拍時の際，まず P 波の位置を確認します。RR の中間地点よりも前に P 波が確認できれば short RP' 頻拍，中間地点よりも後ろに P 波が確認できれば long RP' 頻拍となります。short RP' 頻拍のなかでも，QRS波に P 波が隠れる，あるいは RP 間隔が 70msec 以内のものを very short RP' 頻拍といい，通常型 AVNRT を強く疑います。RR の中間地点よりも前に P 波がありますが，RP 間隔が 70msec 以上ある場合には AVRT をまずは疑います。ただし，これは通常型 AVNRT でも比較的みられるため除外はできません。Long RP' 頻拍の場合，心房頻拍や非通常型房室結節リエントリー頻拍の可能性があり，まれに permanent form of junctional reciprocating tachycardia（PJRT）という，減衰伝導を伴う副伝導路を逆行する頻拍によって起きることもあります。これらはどれも確実に診断を導くものではなく，あくまで可能性が高いという点に注意です。例えば，short RP' 頻拍であっても心房頻拍の可能性はありますし，very short RP' 頻拍であっても AVRT の可能性は否定できません。

アドバンス編 | 問題 073

**問題 073** 45歳，男性。主訴は動悸。心電図所見より最も疑われる疾患を1つ選べ。

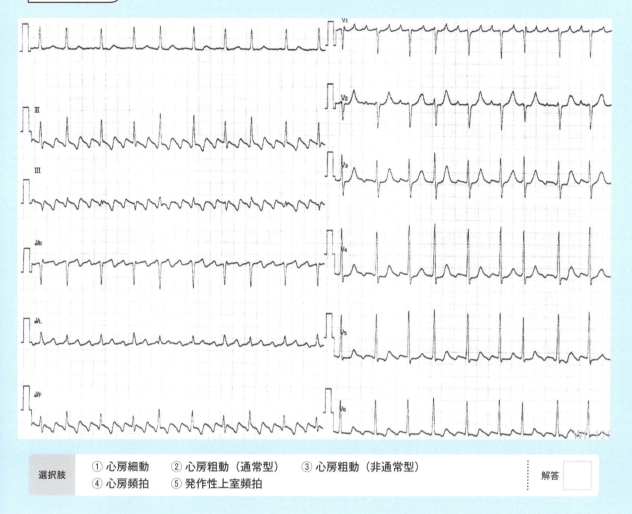

選択肢
① 心房細動　② 心房粗動（通常型）　③ 心房粗動（非通常型）
④ 心房頻拍　⑤ 発作性上室頻拍

解答

ヒント　RRの間にギザギザがみえますか。これは超典型的な鋸歯状波です。

解答 ▶ ②

正答の選択根拠

下壁誘導で心拍数300bpm程度の鋸歯状波を認めます。心房粗動の診断は容易です。通常型心房粗動は鋸歯状波の極性がⅡ，Ⅲ，aV_F誘導で陰性，V_1誘導で陽性，V_6誘導で陰性となります。本症例は通常型心房粗動と診断します。

その他の選択肢について

① 細動波はありません ➡ 問題 038，p83
③ 鋸歯状波の極性が異なります ➡ 問題 074，p165
④⑤ 心房頻拍や上室頻拍を疑うPレートではなく，基線もありません ➡ 問題 072，p159

## 問題073を解くための必須知識BOX　▶テーマ：通常型心房粗動（common AFL）

### 073-1　通常型心房粗動と実臨床向きのとらえ方

　心房粗動（AFL）は鋸歯状波を認める不整脈であり，異常な電気信号が房室弁の周囲を旋回することで起きます。房室弁には右房―右室間に三尖弁，左房―左室間に僧帽弁輪があるので，そのどちらかを（心室側からみて）時計回転か反時計回転するかによって波形が変わります。いわゆる通常型心房粗動（common AFL）の波形は三尖弁輪を反時計回転する波形であり，極性はⅡ，Ⅲ，$aV_F$誘導で陰性，$V_1$誘導で陽性，$V_6$誘導で陰性です。三尖弁輪を時計回転するものをreverse common型といい，極性も逆でⅡ，Ⅲ，$aV_F$誘導で陽性，$V_1$誘導で陰性，$V_6$誘導で陽性となります。それ以外の僧帽弁を回るタイプには一定の波形はないため，どちらにも当てはまらない極性の鋸歯状波は非通常型心房粗動としてまとめます。

　通常型を「三尖弁輪反時計回転のみ」にするか「回転によらず三尖弁輪を旋回するもの」とするかに規定はありませんが，筆者の意見としては「三尖弁輪反時計回転のみ」を通常型としています。なぜならreverse common型が必ずしも極性が逆とは限らず，超典型的な鋸歯状波になるのは"三尖弁輪を反時計回転するもの"だけだからです。極性がわかりにくいこともちろんありますが，基本的には尖ったほうという理解で構いません。まずは典型例として通常型心房粗動の波形を覚えましょう。**下壁誘導でしっかりした向きの鋸歯状波です。** 慣れてくると極性がわかりにくいということ自体で非通常型である可能性を疑うことができるようになります。

　近年は心房頻拍（AT）とAFLの定義が不明瞭になってきています。旧来は房室弁を旋回する鋸歯状波を呈するもの＝AFL，巣状に興奮し基線を認める頻拍＝ATでした。しかし，心臓手術やアブレーションの技術が発展し，切開線や焼灼線を原因とした本来ありえないような回路を旋回することもあります（心房内リエントリー頻拍としてよぶこともある）。そのような場合，不整脈医としては治療の準備やリスクが異なるので，（巣状興奮であれリエントリー性であれ）「術後心房頻拍」とまとめたほうが臨床感覚として理解しやすいです（表1）。通常型心房粗動に対するアブレーションは右房にある三尖弁輪と下大静脈の間にラインを引くようにアブレーションを行いますが，左房に原因があった場合には心房中隔に穴をあけて左房に侵入する必要がありますので，リスクが異なります。

**表1** 術後心房頻拍としてとらえる場合の考え方（筆者案）

| 大区分 | 弁輪旋回型 | | | 非弁輪旋回型 |
|---|---|---|---|---|
| 中区分 | 通常型AFL<br>（common AFL） | reverse common型AFL<br>（reverse common AFL） | 非通常型AFL<br>（uncommon AFL） | 術後心房頻拍 |
| 様態 | 三尖弁輪を反時計回転 | 三尖弁輪を時計回転 | 僧帽弁輪を旋回 | 切開線や焼灼ラインを旋回 |
| 心電図での鑑別 | Ⅱ，Ⅲ，$aV_F$で**陰性**<br>$V_1$で**陽性**<br>$V_6$で**陰性** | Ⅱ，Ⅲ，$aV_F$で**陽性**<br>$V_1$で**陰性**<br>$V_6$で**陽性** | 決まりはなし | 決まりはなし |

**通常型AFLのポイント**
① 鋸歯状波の極性はⅡ，Ⅲ，$aV_F$誘導で陰性，$V_1$誘導で陽性，$V_6$誘導で陰性
② 三尖弁を（心室からみて）反時計回転する
③ 典型的な鋸歯状波をまず覚える

# アドバンス編 | 問題 074

**問題 074** 80歳，女性。主訴は息切れ。基礎心疾患なし。心電図所見より最も疑われるものを1つ選べ。

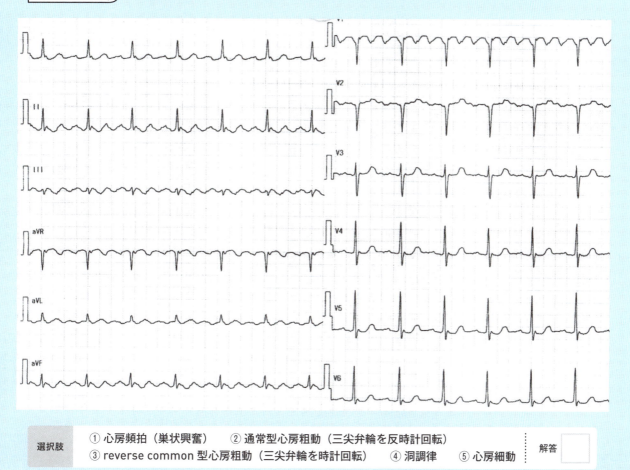

選択肢
① 心房頻拍（巣状興奮）　② 通常型心房粗動（三尖弁輪を反時計回転）
③ reverse common 型心房粗動（三尖弁輪を時計回転）　④ 洞調律　⑤ 心房細動

解答 ▶ ③

| | |
|---|---|
| **正答の選択根拠** | RR 間隔は頻拍とはよべない程度のもので，リズムはレギュラーです。P 波はみえず，基線の揺れを認めます。心房レートは 300bpm 程度，鋸歯状波です。次に極性を確認すると，$V_1$ 誘導は陰性，$V_6$ 誘導は陽性です。II，III，$aV_F$ 誘導はどちらが尖っているかわかりにくいですね。本症例は陽性として reverse common 型としました。少なくとも典型的な通常型の鋸歯状波とは異なります。 |
| **その他の選択肢について** | ① 巣状興奮を疑うような基線はありません ➡ 問題 072, p159<br>② 通常型とは鋸歯状波の極性が異なります ➡ 問題 073, p163<br>④ 洞性 P 波はありません ➡ 問題 006, p13<br>⑤ 細動波はありません ➡ 問題 038, p83 |

## 問題074を解くための必須知識BOX　▶テーマ：reverse common AFL

### 074-1　reverse common AFLの鑑別

　Reverse common型の心房粗動は三尖弁輪を時計回転するものを指します。鋸歯状波の極性は通常型とは逆になっており，Ⅱ，Ⅲ，aV_F誘導で陽性，V_1誘導で陰性，V_6誘導で陽性です。ただし，この極性だからといってreverse common型とは限らないこともあるので，これを見つけたら通常型の波形が捕まることはないか探しに行きます。アブレーション治療を前提とした場合，この波形だけみて三尖弁輪の治療をするだけでよいのか，左房に侵入して精査する必要があるのかで，準備する内容がまったく違うからです。通常型の波形も見つかっていて，特に心臓の既往歴がなければ，三尖弁輪を時計回転あるいは反時計回転するものとしてまずは治療を行うということはよくあります。もちろん，いずれにせよ左房に侵入する準備は必要です。

　通常型と比較して極性が「逆」と言いましたが，形が真逆にはなっていないのがおわかりでしょうか。Ⅱ，Ⅲ，aV_F誘導で明らかに下向きの鋸歯状波が通常型です。逆行型はそれと比べるとわかりづらく，山型になっています（表1）。わかりにくいということそのものが，通常型とは違うことを示しているとも言えるかもしれません。この違いがわかるようになれば，もう心房粗動に惑わされることはきっとありません。

**表1** 通常型と非通常型における鋸歯状波の違い

| 大区分 | 弁輪旋回型 ||
|---|---|---|
| 中区分 | 通常型 | reverse common型 |
| 様態 | 三尖弁輪を反時計回転 | 三尖弁輪を時計回転 |
| 心電図での鑑別 | Ⅱ，Ⅲ，aV_Fで**陰性**<br>V_1で**陽性**<br>V_6で**陰性** | Ⅱ，Ⅲ，aV_Fで**陽性**<br>V_1で**陰性**<br>V_6で**陽性** |
| Ⅱ誘導 | | |
| イメージ | | |

アドバンス編｜問題075

**問題 075** 74歳，男性。主訴は動悸。高血圧，糖尿病にて近医通院中。心電図所見より最も疑われる疾患を1つ選べ。

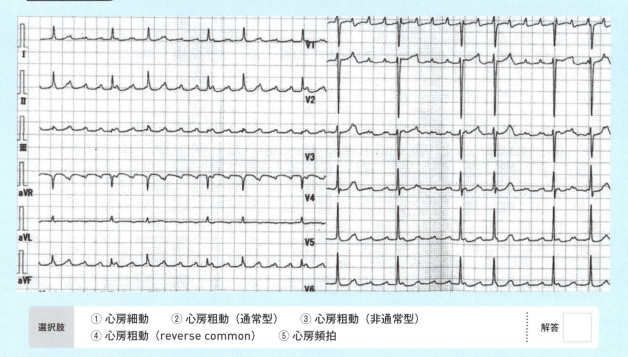

選択肢　① 心房細動　② 心房粗動（通常型）　③ 心房粗動（非通常型）
　　　　④ 心房粗動（reverse common）　⑤ 心房頻拍

解答

---

**解答 ▶ ③**

**正答の選択根拠**

本来は平坦であり，P波がみえるはずのRRの間にギザギザした鋸歯状波がみえますか？ RR間隔はバラバラだとしても，鋸歯状波のレートは一定であり，心房粗動と診断します。上級編では通常型，reverse common型，非通常型を鑑別できるようになりましょう。通常型はⅡ，Ⅲ，aV_F誘導で陰性，V_1誘導で陽性，V_6誘導で陰性であり，reverse common型はこれとまったく逆です。そのどちらでもない場合には，非通常型と診断します。本症例ではⅡ，Ⅲ，aV_F誘導は陽性，V_1誘導で陽性，V_6誘導でも陽性であるため，非通常型心房粗動です。

**その他の選択肢について**

① 細動波はありません ➡ 問題038，p83
②④ 鋸歯状波の極性はこれらには当てはまりません ➡ 問題073，p163 問題074，p165
⑤ 心房頻拍のような基線はありません ➡ 問題072，p159

---

### 問題075を解くための必須知識BOX　▶テーマ：非通常型心房粗動（uncommon AFL）

#### 075-1　非通常型心房粗動（uncommon AFL）の定義

　非通常型心房粗動（uncommon AFL）は，通常型でもreverse common型でもない鋸歯状波の極性を呈します（表1）。つまり，基本的には僧帽弁輪を時計回転，あるいは反時計回転するものと考えてください。回転方向は心

電図では鑑別できず，非通常型としてくくります．回転方向を考えるのではなく，左房の僧帽弁起源かどうかを考えることに意義があります．

**表1** 非通常型の鋸歯状波は通常型でも reverse common 型でもない極性を示す

| 大区分 | 弁輪旋回型 | | |
|---|---|---|---|
| 中区分 | 通常型 | reverse common 型 | 非通常型 |
| 様態 | 三尖弁輪を反時計回転 | 三尖弁輪を時計回転 | 僧帽弁輪を旋回 |
| 心電図での鑑別 | Ⅱ，Ⅲ，aV_F で**陰性**<br>V₁ で**陽性**<br>V₆ で**陰性** | Ⅱ，Ⅲ，aV_F で**陽性**<br>V₁ で**陰性**<br>V₆ で**陽性** | 本症例は<br>Ⅱ，Ⅲ，aV_F で**陽性**<br>V₁ で**陽性**<br>V₆ で**陽性**<br>→通常型でも reverse common 型でもない極性 |

## 問題 076

35歳，男性．器質的心疾患なし．仕事中に突然動悸が出現したため受診した．エコー上，心機能は問題なし．心電図所見より最も疑われる疾患を1つ選べ．

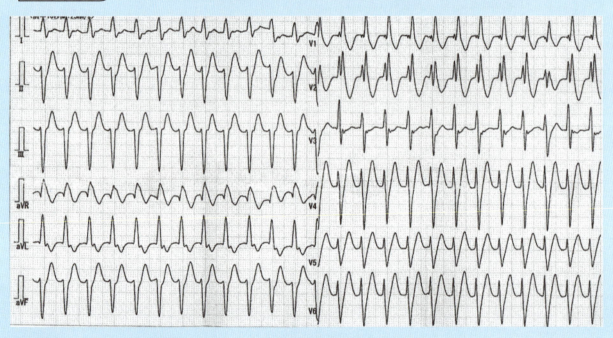

選択肢　① ベラパミル感受性心室頻拍　② 心筋梗塞後心室頻拍
　　　　③ 左室流出路起源心室頻拍　④ 多形性心室頻拍　⑤ torsades de pointes

**解答 ▶ ①**

**正答の選択根拠**

特に既往のない壮年男性の wide QRS 頻拍です。心室頻拍かどうかをまずは判断します。房室解離なし，negative concordant なしですが，右脚ブロックタイプ→V₆ 誘導でR＜Sであることから心室頻拍と判断します。次に起源を考えます。STEP1 右脚ブロック様→左室。STEP2 Ⅱ，Ⅲ，aV_F 誘導陰性→心臓の下のほう。STEP3 V₅〜V₆ 誘導でrS型→心尖部寄りかもだが，rがわずかにあるためそれほど心尖部というわけでもなさそう。STEP4 Ⅰ，aV_L 誘導陽性→どちらかというか心基部寄り。このような推論から左室中部下壁あたりに起源があると疑われますが，ここで問題なのはなぜそんなところから心室頻拍が出現するのかです。結論，これはベラパミル感受性心室頻拍といって，左室後枝でリエントリーを形成するために起きる心室頻拍です。若年の器質的心疾患のない人に起きます。右脚ブロック＋左軸偏位を呈することが特徴です。また，刺激伝導系の一部を巻き込むと考えられており，wide QRS 頻拍とはいえ少し幅が狭いQRSとなります。

**その他の選択肢について**

② そもそも若年男性でエコーも問題なく，器質的な心疾患の既往は疑いません ➡ 問題 077，p170
③ 流出路起源であれば，下壁誘導で陽性になるはずです ➡ 問題 054，p121
④ 波形は1つであり，単形性心室頻拍です ➡ 問題 039，p85
⑤ 特徴的なねじれるような波形ではありません ➡ 問題 090，p195

---

 **問題076を解くための必須知識BOX** ▶テーマ：左室起源特発性心室頻拍（ILVT）

###  076-1 ベラパミル感受性心室頻拍の鑑別

ベラパミル感受性心室頻拍，通称ベラセンあるいは ILVT（idiopathic left ventricular tachycardia：左室起源特発性心室頻拍）ともいいます。特徴はベラパミル（ワソラン®）で止まることです。ベラパミルは通常，カルシウムチャネルブロッカーとして房室結節の伝導を抑制することで上室頻拍を停止・徐拍化させる効果をもっています。通常の心室性不整脈には房室結節が関与していないために効きません。しかし，ベラパミル感受性心室頻拍は刺激伝導系の一部を回路に含んだ左脚後枝領域でのマクロリエントリーであることが推察されています。刺激伝導系はベラパミルで伝導抑制が起きるため，心室頻拍でありながらベラパミルで頻拍が止まるとされています。そして，器質的心疾患のない若年男性に多いとされています。その心電図の特徴は，

1. 心室頻拍のわりに narrow QRS 波形であること
2. 右脚ブロック様
3. 左軸偏位（あるいは北西軸）

です。左脚後枝領域に起源があるということを考えれば，右脚ブロック型で左軸偏位なのは理解できます（起源の理屈としては左室後壁起源のVTと同じ。問題 054，p121 参照）。あとは，プルキンエ線維という刺激伝導系を一部含むため，比較的 narrow な QRS 波になるとされています。なぜ左脚後枝でリエントリーが起きるのかというと，左脚後枝はほかの脚と比べて網目のように張り巡らされており，そこを回るような回路が形成されやすいとされています。従って，ベラパミル感受性心室頻拍のほとんどが左脚後枝起源です。ただし，ほかの脚でもありえないことはないようです。そのときはそこを起源するような波形となります。とにかく何の既往もない，健全な男性に突然右脚ブロック＋左軸偏位型の wide QRS 頻拍が出れば，まずはベラパミル感受性心室頻拍を疑います。

アドバンス編｜問題077

**ILVT の鑑別法**
① 心室頻拍のわりに narrow QRS 波形であること
② 右脚ブロック様
③ 左軸偏位（あるいは北西軸）
④ ベラパミルで頻拍停止

## 問題 077

55歳，男性。陳旧性心筋梗塞の既往あり。仕事中に突然の動悸が出現したため受診した。心電図所見より最も疑われる疾患を1つ選べ。

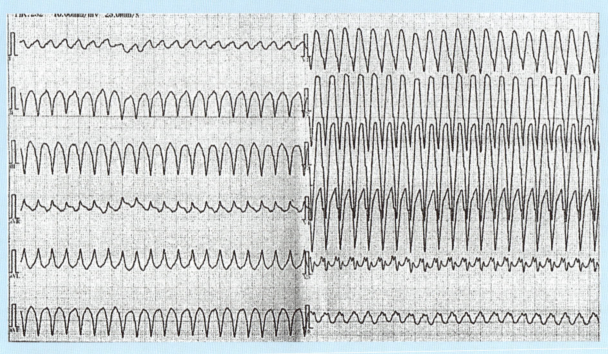

選択肢
① ベラパミル感受性心室頻拍　② 心筋梗塞後心室頻拍
③ 左室流出路起源心室頻拍　④ 多形性心室頻拍　⑤ torsades de pointes

解答

**解答 ▶ ②**

| 正答の選択根拠 | まず心室頻拍である所見を集めます。房室解離は少なくともハッキリしたものはなく，V₆ 誘導を陽性ととれば negative concordant はありません。脚ブロック波形に関しては左脚ブロックタイプで，V₁ 誘導で RS にノッチを認めることから心室頻拍と考えます。心室頻拍の起源に関しては心室期外収縮の項を参照してください（BOX054-1 の表1，p122）。起源として右室下壁が疑われ，陳旧性心筋梗塞の既応を考えると，責任血管は右冠動脈であることが疑われます。壊死を起こした心筋は瘢痕組織となり，そこを旋回するようなリエントリーを形成し，心室頻拍の原因になることがあります。STEP1 V₁ 誘導で左脚ブロックタイプ→右室。STEP2 Ⅱ，Ⅲ，aV_F 誘導陰性→心臓の下のほう。STEP3 V₅，V₆ 誘導で Rs →心基部寄り。STEP4 Ⅰ，aV_L 誘導陽性→心基部寄り。これらにより三尖弁輪基部下壁に起源が疑われます。 |
|---|---|
| その他の選択肢について | ① 右脚ブロック＋左軸偏位の波形ではありません ➡ 問題 076，p168<br>③ 流出路起源であれば下壁誘導で陽性になるはずです ➡ 問題 054，p121<br>④ 本症例は単形性心室頻拍であり，多形性心室頻拍ではありません ➡ 問題 039，p85<br>⑤ 特徴的なねじれるような波形ではありません ➡ 問題 090，p195 |

## 問題077を解くための必須知識BOX ▶テーマ：心筋梗塞後心室頻拍

###  077-1　心室頻拍からの原因を考える

　心室頻拍の起源推定は，心室期外収縮の考え方と同じです（表1）。まず，V₁ 誘導を確認すると左脚ブロック型なので，右室起源であることがわかります。次に，Ⅱ，Ⅲ，aV_F 誘導を確認すると陰性であることから，下部に起源があることがわかります。続いて Ⅰ，aV_L 誘導を確認すると陽性であるため，心基部に起源があることがわかります。V₅，V₆ 誘導で R 波があることからも心尖部ではなく，心基部起源であることが推定されます。合わせると右室三尖弁輪の基部下壁に起源がある可能性が示唆されます。この領域は右冠動脈が支配する領域であり，基礎疾患を考えれば右冠動脈の陳旧性心筋梗塞によって同領域の心筋壊死があり，リエントリー回路を形成することで心室頻拍を引き起こしている可能性が高いです。

**表1　PVC 起源の考え方**

| 右脚ブロック様＝左室起源 | Ⅰ，aV_L 陽性，V₅，V₆ 陽性 | Ⅰ，aV_L 陰性，V₅，V₆ 陰性 |
|---|---|---|
| Ⅱ，Ⅲ，aV_F 陽性 | 左室弁輪前壁，流出路 | 左室前壁心尖部寄り |
| Ⅱ，Ⅲ，aV_F 陰性 | 左室弁輪後壁，下壁 | 左室心尖部 |

| 左脚ブロック様＝右室起源 | Ⅰ，aV_L 陽性，V₅，V₆ 陽性 | Ⅰ，aV_L 陰性，V₅，V₆ 陰性 |
|---|---|---|
| Ⅱ，Ⅲ，aV_F 陽性 | 右室弁輪前壁，流出路 | 右室前壁心尖部寄り |
| Ⅱ，Ⅲ，aV_F 陰性 | 右室弁輪後壁，下壁 | 右室心尖部 |

（BOX054-1 の表1再掲）

**心室性不整脈起源の鑑別法**
① V₁ 誘導でどちらの脚ブロック波形かをみる
② Ⅱ，Ⅲ，aV_F 誘導で上か下かをみる
③ V₅，V₆ 誘導で心基部か心尖部かをみる
④ Ⅰ，aV_L 誘導で左右をみる

## 問題 078

72歳，女性。10年前くらいからたまに動悸があった。買い物中に突然の動悸症状が出現したため受診した。心電図所見から最も疑われる疾患を1つ選べ。

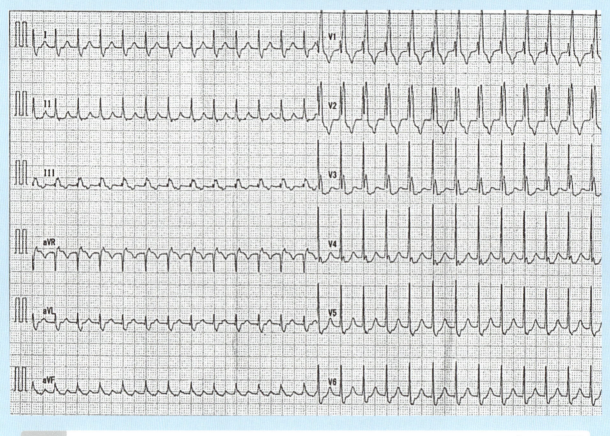

選択肢
① 上室頻拍　② 心筋梗塞後心室頻拍　③ 左室流出路起源心室頻拍
④ 心房粗動　⑤ ベラパミル感受性心室頻拍

解答

---

### 解答 ▶ ①

|  正答の選択根拠 | 完全に心室頻拍脳になっていませんか。慣れないうちは1つずつみていきましょう。房室解離は？ Negative concordant は？ 特徴的な脚ブロック波形は？ それぞれいかがでしょうか。ここではどれも心室頻拍の所見には当てはまりません。本症例は上室頻拍＋完全右脚ブロックの波形です。もともと右脚ブロックをもっていると紛らわしい波形になります。 |
|---|---|
|  その他の選択肢について | ②③ 右脚ブロック型で$V_6$誘導がR＞Sであるため，VTの基準には当てはまりません ➡ 問題039，p85<br>④ 鋸歯状波には認めません ➡ 問題037，p81<br>⑤ 右脚ブロックはありますが，左軸偏位は認めずベラパミル感受性心室頻拍の波形ではありません ➡ 問題076，p168 |

## 問題078を解くための必須知識BOX　▶テーマ：脚ブロック＋発作性上室頻拍(PSVT)

### 078-1　脚ブロック＋発作性上室頻拍(PSVT)

　問題078の症例はwide QRS頻拍の問題です。どうしても心室頻拍（VT）との鑑別（BOX039-1，p87参照）が難しいとされていますので，ここでしっかり復習しましょう。

　まずは房室解離があるかを確認します。房室解離はP波がみやすい誘導，つまりⅡ，あるいはV$_1$誘導を確認します（図1）。

**図1** Ⅱ，V$_1$誘導

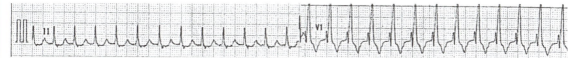

　ここでは見つけられませんね。

　次に，すべての胸部誘導が陰性（negative concordant）になっていないか確認します（図2）。

**図2** 胸部誘導

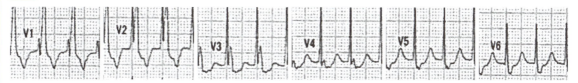

　そうすると，むしろここではすべて陽性（positive concordant）になっています。これは心室頻拍の証明にはなりません。

　最後に脚ブロックの特徴的な波形を確認します。本症例はV$_1$誘導でRがあり，右脚ブロック型の波形です。右脚ブロック型波形においてV$_1$誘導の前半部分のR波が大きいRsr'型になるか，V$_6$誘導でR波よりもS波のほうが大きければVTと判断します。本症例はどちらもありませんので，上室頻拍＋脚ブロックと診断します。問題には提示していませんが，元々右脚ブロックのある患者です。

> **Point**
> **VTの鑑別法**
> ① 房室解離（捕捉収縮，融合収縮）
> ② 胸部誘導のnegative concordant
> ③ 特徴的な脚ブロック波形
> 　・右脚ブロック様⇒V$_1$誘導で前半部分に高いR，V$_6$誘導でR＜S
> 　・左脚ブロック様⇒RS部分にノッチがある，V$_6$誘導でQS（rS）型
> これらがなければ上室頻拍を疑う

## アドバンス編｜問題 079

**問題 079** 75歳，男性。原因不明の心肺停止時の心電図を示す。所見より正しい疾患を1つ選べ。

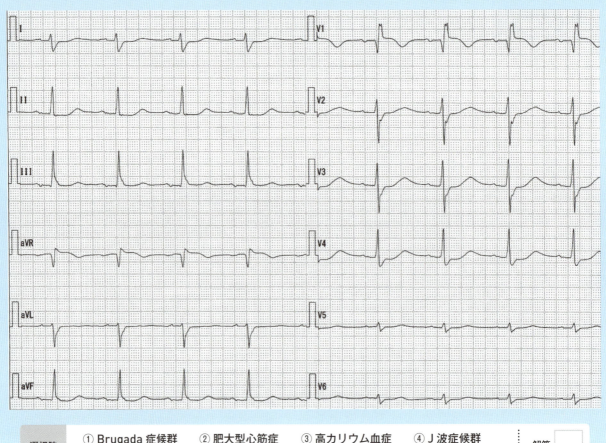

選択肢　① Brugada 症候群　② 肥大型心筋症　③ 高カリウム血症　④ J 波症候群
　　　　⑤ 不整脈原性右室心筋症

解答

---

**解答 ▶ ④**

正答の
選択根拠

病歴でピンとくる人もいるかもしれません。ここでのポイントはⅢ誘導と aV_F 誘導でのJ点です（図1）。スラー型のJ点の上昇を認めていることから，J波症候群と診断します。

**図1** J点（Ⅲ誘導拡大図）

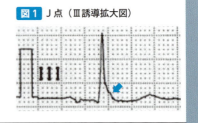

その他の
選択肢に
ついて

① Brugada 症候群特有の ST 変化はありません ➡ 問題 033，p73 問題 034，p75
② $SV_1 + RV_5$ が 35mm 以上はなく，左室肥大の所見はありません ➡ 問題 013，p28
③ 高カリウム血症を疑うようなテント状T波はありません ➡ 問題 041，p90
⑤ イプシロン波はありません ➡ 問題 080，p176

## 問題079を解くための必須知識BOX　▶テーマ：J波症候群

### 079-1　J波症候群の定義

J点とはQRSとSTをつなぐ接合部分（ST junction）からきています。このJ点が，近接する2誘導で1mm以上の上昇を認めるものをJ波症候群といいます。健常人にみられるJ波の大半は良性です。しかし，早期再分極がある患者の一部で心室細動を発症することが発見され，J波症候群として定義されるようになりました。J波の上昇のタイプにはノッチ型とスラー型があります（図2）。下壁誘導（Ⅱ，Ⅲ，$aV_F$）や側壁誘導（Ⅰ，$aV_L$，$V_4$〜$V_6$）でみられることが多いですが，下壁誘導にみられるJ波のほうが，リスクが高いといわれています。いずれにしても一番の問題は健常人にも一定数みられるという点であり，家族歴や心室細動の既往，2mm以上の著明なJ点の上昇を認めた際には注意が必要です。

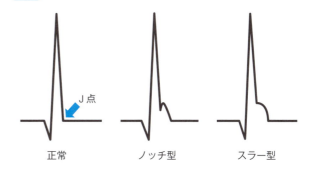

図2　J波症候群のタイプ

正常　　ノッチ型　　スラー型

**J波症候群の鑑別法**
① 下壁誘導や側壁誘導でJ波がみられる
② ノッチ型とスラー型がある
③ ときに致死性不整脈の原因となることがある

### 079-2　J波症候群への対応

J波症候群は，1953年にOsbornらが（当時は）「Osborn波」として報告しました[1]。さらに，2008年にHaïssaguerreらが特発性心室細動患者のなかに有意にJ波をもつ患者が多いことを発見しました[2]。J波症候群の厄介なポイントは，健常人でも少なからず認めるということです。従って，J波があるからといっても，疑わしい頻拍波形や症状が見つかっていなければ無理に精査をする必要はありません。J波を認めた際には，① 失神の既往，② 心臓突然死の家族歴，③ 振幅が高いJ波（＞0.2mV）に注目し，必要があればホルター心電図検査で日内変動や連結期の短い心室期外収縮，心室頻拍などがないかを確認します。

#### 文献
1) Osborn JJ: Experimental hypothermia; respiratory and blood pH changes in relation to cardiac function. Am J Physiol. 1953; 175: 389-398.
2) Haïssaguerre M, Derval N, Sacher F, et al: Sudden cardiac arrest associated with early repolarization. N Engl J Med. 2008; 358: 2016-2023.

アドバンス編｜問題080

## 問題 080

50歳，男性。心室細動蘇生後。エコーで右室拡大を指摘された。心電図所見より正しい疾患を1つ選べ。

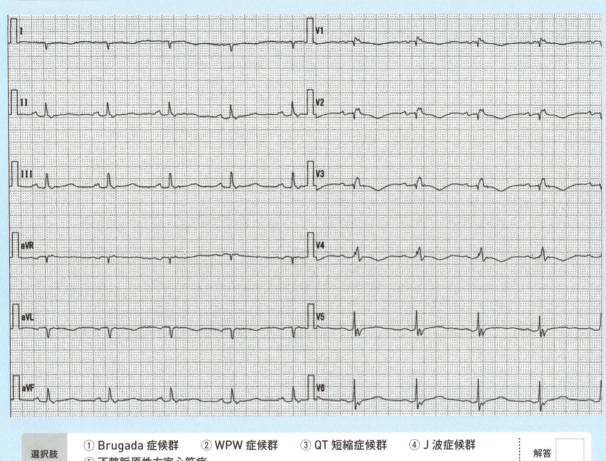

選択肢　① Brugada症候群　② WPW症候群　③ QT短縮症候群　④ J波症候群
　　　　⑤ 不整脈原性右室心筋症

解答

---

**解答 ▶ ⑤**

**正答の選択根拠**

心室細動を引き起こす疾患を鑑別する問題です。QTが少し延長しているのも気になりますが，蘇生後ということであればその影響かもしれません。それよりも，エコーで右室の拡大がみられるのと胸部誘導でのQRS波の後半部分のノッチが気になりますね。これはイプシロン波といって不整脈原性右室心筋症にみられる特徴です（図1）。

**図1** イプシロン波

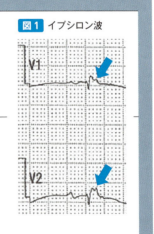

**その他の選択肢について**

① J点は上昇しているが，ST部分は上昇しておらず，Brugada症候群に特徴的なST変化ではありません ➡ 問題033，p73
② WPWを疑うようなデルタ波はありません ➡ 問題029，p62
③ QT短縮はみられません。RRの半分よりもT波が延長しており，むしろQTが長めです ➡ 問題015，p31
④ QRS波の終わりにJ波はみられません ➡ 問題079，p174

アドバンス編｜問題081

## 問題080を解くための必須知識BOX　▶テーマ：不整脈原性右室心筋症

### 080-1　不整脈原性右室心筋症の基礎

　不整脈原性右室心筋症は ARVC（arrhythmogenic right ventricular cardiomyopathy）ともいいます。右室の脂肪変性と線維化による拡大，機能低下，および右室起源の心室不整脈を特徴とする心筋症です。心電図では $V_1$〜$V_3$ 誘導の陰性 T 波と ST 部分に<u>イプシロン（ε）波</u>といわれるギザギザがあることが特徴です。これは<u>右室の伝導障害</u>を反映したものと考えられています。若年者の突然死の原因となることもあるため，早期診断と心室不整脈および心不全に対する適切な治療が重要となります。

> **！ Point**
> **不整脈原性右室心筋症の鑑別法**
> ① 心電図でイプシロン波を認める
> ② エコーでの右室の拡大と壁運動低下
> ③ 右室から致死性不整脈が出ることがある

---

### 問題 081
61歳，男性。昔から健診で異常を指摘されている。心エコーで収縮能は問題ないが壁肥厚を指摘された。心電図所見より最も疑われる疾患を1つ選べ。

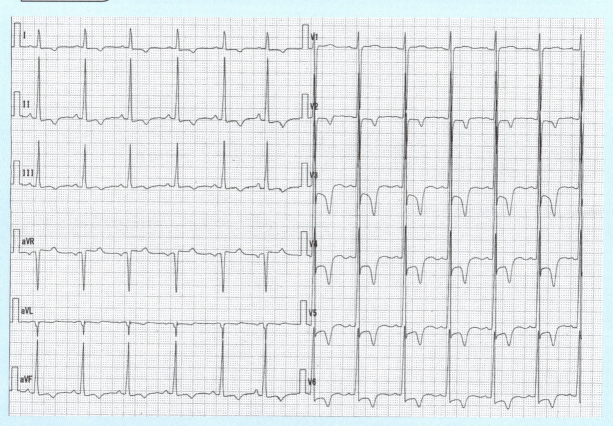

**選択肢**　① 特発性拡張型心筋症　② 心尖部肥大型心筋症　③ J 波症候群
　　　　　④ たこつぼ型心筋症　⑤ 不整脈原性右室心筋症

解答　□

| 解答 ▶ ② | |
|---|---|
| 正答の選択根拠 | 心電図所見としては左室高電位と巨大陰性T波です。心尖部の起電力の上昇を反映し、このような波形を呈します。巨大陰性T波をきたすものの鑑別としては、亜急性期のたこつぼ型心筋症が挙げられます ➡ 問題086, p188。今回は病歴と心エコー所見から心尖部肥大型心筋症の可能性が高いと考えます。 |
| その他の選択肢について | ①心電図所見としての特徴はありませんが、左室拡大や心室内伝導障害を認め、心エコーでは壁の菲薄化と壁運動低下を認めます ➡ 問題082, p179<br>③下壁誘導や側壁誘導でJ波はありません ➡ 問題079, p174<br>④発症起点としては高齢女性の胸痛が多いです。また心エコー所見としては心基部の過収縮、心尖部の無収縮がみられ、多くの場合QT延長を伴います ➡ 問題086, p188<br>⑤イプシロン波はありません ➡ 問題080, p176 |

## 問題081を解くための必須知識BOX ▶テーマ：心尖部肥大型心筋症

### 081-1 心尖部肥大型心筋症の基礎

心尖部肥大型心筋症（apical hypertrophic cardiomyopathy：APH）は、心臓の疾患の一種で、心尖部に限局して心筋が拡大して心室の壁が厚くなる病気です（図1）。厚くなると左室の内腔が狭小化し、血液を左室内にため込むことができなくなります。そうすると拍出量も少なくなり、心不全の原因になることがあります。しかも、肥大した心筋の中で不整脈の回路が形成されてしまうことがあり、これが心室頻拍などの致死性不整脈の原因になります。基本的には心不全治療薬や不整脈管理のためのβ遮断薬といった治療がなされているのが現状で、肥大した心筋そのものを治療するのは難しいです。

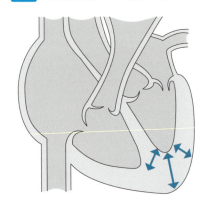

**図1** 心尖部に限局して心室の壁厚が増す

肥大型心筋症（hypertrophic cardiomyopathy：HCM）はその表現型によっていくつかのタイプに分類されます。閉塞性肥大型心筋症（hypertrophic obstructive cardiomyopathy：HOCM）は、肥大した心筋によって左室流出路狭窄を起こしているものです。安静時、あるいは運動誘発時でも圧較差が30mmHg以上みられれば診断されます[1]。一方、肥大はあっても流出路の狭窄を起こしていないものを非閉塞性肥大型心筋症（hypertrophic nonobstructive cardiomyopathy：HNCM）といいます。左室の中部に強い狭窄があり、左室内腔での圧較差を認めるものを心室中部閉塞性心筋症（midventricular obstruction：MVO）といい、わが国における肥大型心筋症の10%にみられるとされています[2]。心尖部に限局して心筋肥大したものを心尖部肥大型心筋症といい、わが国から1976年に初めて報告されました[3]。肥大型心筋症全体の15%にみられるといわれ[4]、心電図で巨大陰性T波がみられるのが特徴です。最後は拡張相肥大型心筋症（Dilated phase of HCM：D-HCM）です。肥大型心筋症の経過の中で壁厚の減少・菲薄化、左室収縮の低下がみられます。経過がわかっていれば診断は可能ですが、わからなければ拡張型心筋症（dilated cardiomyopathy：DCM）や虚血性心疾患との鑑別が難しいこともあります。

## 文献

1) Maron MS, Olivotto I, Zenovich AG, et al: Hypertrophic cardiomyopathy is predominantly a disease of left ventricular outflow tract obstruction. Circulation. 2006; 114: 2232-2239.
2) Minami Y, Kajimoto K, Terajima Y, et al: Clinical implications of midventricular obstruction in patients with hypertrophic cardiomyopathy. J Am Coll Cardiol. 2011; 57: 2346-2355.
3) Sakamoto T, Tei C, Murayama M, et al: Giant T wave inversion as a manifestation of asymmetrical apical hypertrophy (AAH) of the left ventricle. Echocardiographic and ultrasono-cardiotomographic study. Jpn Heart J. 1976; 17: 611-629.
4) Kitaoka H, Doi Y, Casey SA, et al: Comparison of prevalence of apical hypertrophic cardiomyopathy in Japan and the United States. Am J Cardiol. 2003; 92: 1183-1186.

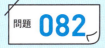

問題 082　85歳，女性。最近息切れがあり，レントゲンで心陰影の拡大と心電図異常を指摘された。心エコーでは全周性の壁運動の低下と菲薄化を指摘された。冠動脈に異常はなかった。所見より最も疑われる疾患を1つ選べ。

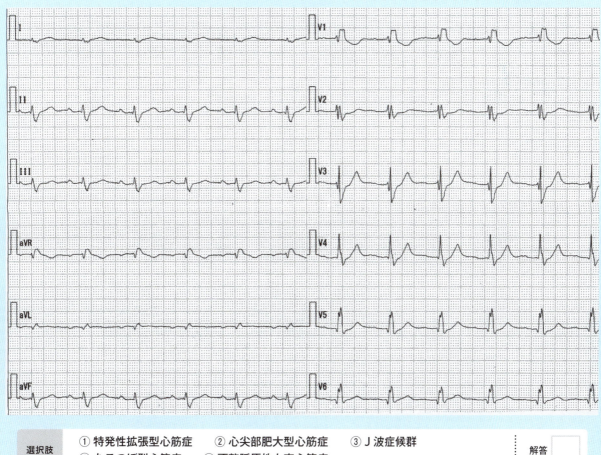

選択肢　① 特発性拡張型心筋症　② 心尖部肥大型心筋症　③ J波症候群　④ たこつぼ型心筋症　⑤ 不整脈原性右室心筋症

解答

**解答 ▶ ①**

|  正答の選択根拠 | 心電図所見としては左軸偏位，非特異的心室内伝導障害，PQ 延長を認めます。疾患と 1 対 1 で結びつく特殊な心電図変化はないですが，全周性に菲薄化がみられる心エコー所見と合わせると特発性拡張型心筋症が疑われます。なお，問題 046 と同じ心電図波形です。 |
|---|---|
|  その他の選択肢について | ② 左室肥大と巨大陰性 T 波を認めます ➡ 問題 081，p177<br>③ 下壁誘導や側壁誘導で J 波はありません ➡ 問題 079，p174<br>④ 発症起点としては高齢女性の胸痛が多いです。また心エコー所見としては心基部の過収縮，心尖部の無収縮がみられ，多くの場合で QT 延長を伴います ➡ 問題 086，p188<br>⑤ イプシロン波はありません ➡ 問題 080，p176 |

 **問題 082 を解くための必須知識 BOX** ▶テーマ：拡張型心筋症

 **082-1 特発性拡張型心筋症の基礎**

　特発性拡張型心筋症（idiopathic dilated cardiomyopathy：IDCM）は，原因不明の心室の拡張と壁の菲薄化を起こす疾患です（図1）。心臓の収縮機能も低下し，心不全の原因になります。特異的な心電図はありませんが，心室内伝導障害や軸偏位，R 波の増高不良，低電位などがみられます。遺伝的要因や感染症，毒素，アルコールの摂取などが関連している可能性がありますが，正確な原因は不明です。治療は症状の管理や進行の抑制を目的として，薬物療法や心臓移植などが行われる場合があります。

　IDCM の鑑別としては，虚血性心疾患や拡張相肥大型心筋症，心サルコイドーシスなどがあり，どれも最終的に壁の菲薄化をきたす疾患です。虚血性心疾患であれば冠動脈の精査，心サルコイドーシスであれば PET/CT 画像や心筋シンチグラフィが診断の補助になります。心サルコイドーシスは刺激伝導系にも影響を及ぼすため，房室ブロックなどを引き起こすこともあります。拡張相肥大型心筋症は経時的にみないと診断が難しいです。もともとは肥大した心筋がみられていても，長い経過のなかで徐々に心収縮能が低下し，壁が菲薄化していきます。いずれにしても壁の菲薄化をみた際はこれらの検査を行い，他疾患の除外をした結果，拡張型心筋症の診断に至ります。

**図1** 心室の拡張と壁の菲薄化を引き起こす IDCM

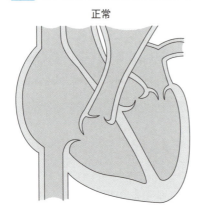
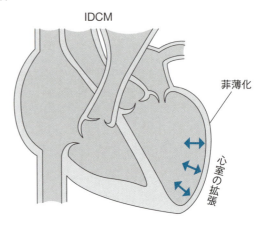

正常　　　　　　　　　　　IDCM

菲薄化／心室の拡張

180

アドバンス編｜問題083

## 問題 083

55歳，女性。弁膜症にて術前の心電図を示す。拡張期雑音を認める。所見より最も疑われる疾患を1つ選べ。

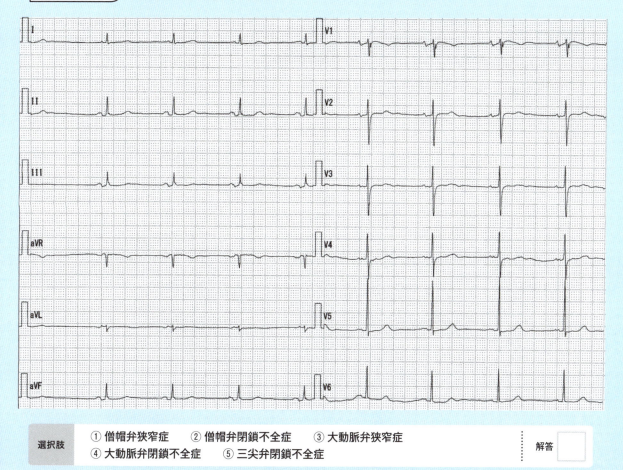

選択肢　① 僧帽弁狭窄症　② 僧帽弁閉鎖不全症　③ 大動脈弁狭窄症
　　　　④ 大動脈弁閉鎖不全症　⑤ 三尖弁閉鎖不全症

解答

---

### 解答 ▶ ①

**正答の選択根拠**

そもそも弁膜症は心電図だけで診断するものではなく，エコーが最も重要だという前提はさておき，弁膜症においても病歴や身体所見と心電図所見から疾患を推定することは可能です。ここまでくると，きちんと病態を考えて，それによりどのような心電図所見がみられるかということを理解していないと解けないでしょう。心電図の所見としては僧帽性P波と左心性P波を認め，左房に負荷がかかっていることがわかります。一方で，左室拡大の所見はなく，左室に負荷はかかっていません。加えて拡張期に雑音がみられる疾患といえば，僧帽弁狭窄症になります。各弁膜症の解説は次頁からのBOX083-1〜5を参照してください。

**その他の選択肢について**

②④ 左室容量負荷による左室拡大（$SV_1 + RV_5 > 35mm$，T波増高）がみられるはずです ➡ 問題013，p28

③ 左室圧負荷による左室肥大（$SV_1 + RV_5 > 35mm$，ストレインT）がみられるはずです ➡ 問題044，p99

⑤ 右室の容量負荷所見（右脚ブロックなど）があるはずです ➡ 問題084，p184

## 問題083を解くための必須知識BOX　▶テーマ：左心性P波と弁膜症

### 083-1　左心性P波のみかた

関連するベーシックBOXは
問題004（p9）へ

　左心性P波はMorris indexで0.04以上かどうかで判断します。僧帽性P波に関してはⅡ誘導で0.12秒以上のP幅の延長と2峰性P波がみられることです（図1）。その頂点同士は0.04秒以上離れていることとされています。左房に負荷がかかるとみられます。左房負荷に関しては表1と問題004（p9）も参照ください。

図1　左心性P波と僧帽性P波

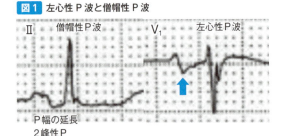

P幅の延長
2峰性P

表1　左房負荷におけるP波の変化

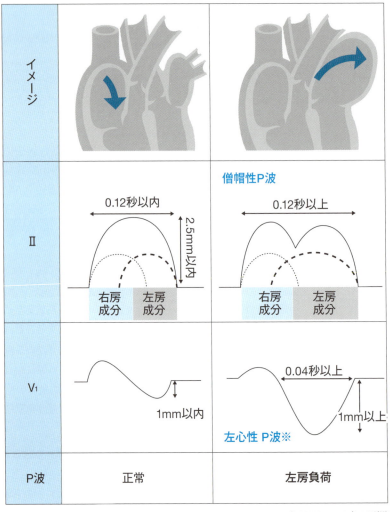

（BOX004-1の表1再掲）

## 083-2　僧帽弁狭窄症（MS）の基礎

僧帽弁狭窄症（mitral stenosis：MS，図2）では左房に負荷がかかる一方で，左室にはそれほど負荷がかかりません。従って，左室拡大の所見はみられず，左室に負荷がかかることで放出されるBNP（brain natriuretic peptide：脳性ナトリウム利尿ペプチド）もあまり上昇しません。多くの場合は左室に負荷がかかって，それが左房にも影響するという経過をたどる疾患が多いなか，左室の所見はなく左房の所見だけがみられるという珍しい病態となります。左房から左室に血液を送り込むとき（左室拡張期）に，狭窄によって雑音が聞こえます。以前はリウマチ熱によってみられる僧帽弁狭窄症が一定数存在しましたが，今日ではリウマチ熱自体がかなり減っているため，実臨床で僧帽弁狭窄症を診る機会がかなり減っています。

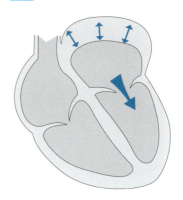

図2　僧帽弁狭窄症（MS）

## 083-3　僧帽弁閉鎖不全症（MR）の基礎

僧帽弁閉鎖不全症（mitral regurgitation：MR，図3）では左房から左室に送った血液が戻ってきてしまうため，左室の容量負荷（左室拡大）と左房負荷の所見がみられます。また，左室収縮期に逆流性の雑音が認められます。重症化すると左房にも大きな負荷がかかるため，心房細動を合併することもあります。

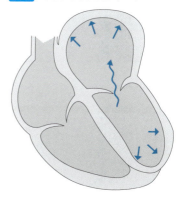

図3　僧帽弁閉鎖不全症（MR）

## 083-4　大動脈弁狭窄症（AS）の基礎

大動脈弁狭窄症（aortic stenosis：AS，図4）では左室から大動脈に送るところの大動脈弁が石灰化により狭窄している状態です。なかなか血液を送り出せないため，左室の圧負荷（左室肥大）がみられることと収縮期の駆出性雑音を認めます。原因としては高齢化による動脈硬化が最も大きな要因で，患者数は増加しています。75歳以上では10人に1人いるとされ，約100万人の患者がいると推定されています。以前は開胸手術による大動脈弁置換術という選択肢しかありませんでしたが，今日ではカテーテルで治療ができるようになっており，予後が改善しつつあります。

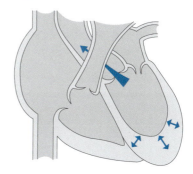

図4　大動脈弁狭窄症（AS）

## 083-5 大動脈弁閉鎖不全症（AR）の基礎

大動脈弁閉鎖不全症（aortic regurgitation：AR，図5）では大動脈に送った血液が左室に逆流してしまい，左室に容量負荷がかかる病気です。左室の容量負荷（左室拡大）がみられることと拡張期に逆流による心雑音を認めます。

図5 大動脈弁閉鎖不全症（AR）

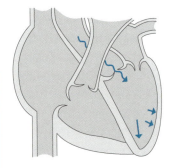

> **Point 弁膜症でみられる所見と鑑別法**
> ① MS → 左房負荷 → 左心性 P 波，僧帽性 P 波
> ② MR → 左室容量負荷，左房負荷 → 左室拡大，左心性 P 波，僧帽性 P 波
> ③ AS → 左室圧負荷 → 左室肥大（重症化すると左房負荷）
> ④ AR → 左室容量負荷 → 左室拡大（重症化すると左房負荷）

## 問題 084

15歳，女性。特発性肺高血圧症にて通院中。心電図所見として誤っているものを1つ選べ。

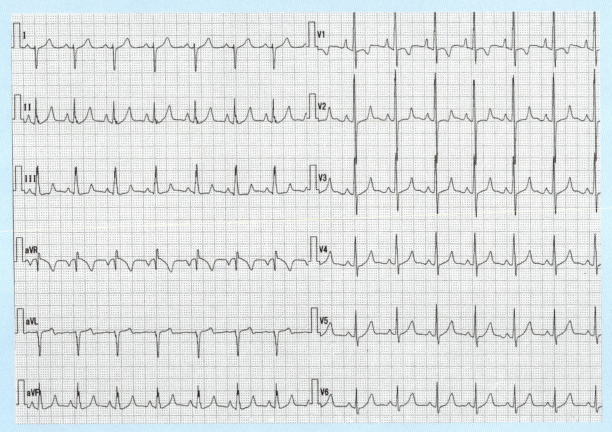

選択肢　① 右房負荷　② 右軸偏位　③ 完全右脚ブロック　④ V₁誘導で R/S > 1
　　　　⑤ 反時計回転

解答

**解答 ▶ ③**

| 正答の選択根拠 | 若年の特発性肺動脈性肺高血圧症です。肺高血圧になると右室から肺動脈に血流を送るために強い圧が必要になります。そのため右心系に負荷がかかり，心電図で右室や右房負荷の所見を認めます。本症例では完全右脚ブロックの特徴である QRS 幅 120msec 以上，$V_1$ 誘導で rsR' 型はみられません ➡ 問題 025，p53 |
|---|---|
| その他の選択肢について | ① Ⅱ，Ⅲ，$aV_F$ 誘導で 2.5mm 以上＝肺性 P 波，$V_1$ 誘導における P 波の 2mm 以上の先鋭化＝右心性 P 波の所見から右房負荷ありと診断します ➡ 問題 005，p12<br>② Ⅰ誘導で陰性，$aV_F$ 誘導で陽性であることから右軸偏位と診断します ➡ 問題 002，p5<br>④ $V_1$ 誘導の R 波は S 波より高くなっていて，R/S＞1 です<br>⑤ 移行帯は $V_1$ 誘導になっていて反時計回転です ➡ 問題 008，p17 |

**問題084を解くための必須知識BOX** ▶テーマ：右室負荷（肺動脈性肺高血圧症）

###  084-1　肺動脈性肺高血圧症の鑑別

関連するベーシック BOX は問題 005（p11），アドバンス BOX は問題 111（p236）へ

　肺動脈性肺高血圧症（pulmonary arterial hypertension：PAH）とは，なんらかの原因で肺の血管抵抗が上昇することです。自己免疫性疾患などで毛細血管が閉塞したり，血栓が詰まって血管が閉塞したりすることで抵抗値が上がると，肺に血液を送り出すのにより多くの圧が必要になります。結果，右室の圧負荷がかかり，右軸偏位，$V_1$ 誘導で R 波が高くなる，反時計回転，前胸部誘導で陰性 T 波がみられる，$V_5$，$V_6$ 誘導で深い S 波がみられるなどの心電図変化をきたします。そのような状態が続くと徐々に右房にも負荷がかかるようになり，右房負荷所見を呈します。すると Ⅱ，Ⅲ，$aV_F$ 誘導で P 波高値の上昇（2.5mm 以上）や $V_1$ 誘導での P 波の先鋭化（2mm 以上）がみられます（図1）。問題 005 も参照ください。右室の容量負荷によって右室拡大がみられると右脚ブロックがみられることもあります。本症例では原因不明の特発性肺動脈性肺高血圧症（idiopathic pulmonary arterial hypertension：IPAH）であり，心電図上は右室拡大までは至っておらず，右室の圧負荷と右房負荷所見を認めます。

**Point**

**右房負荷の鑑別**
① 肺性 P 波（Ⅱ，Ⅲ，$aV_F$ 誘導で 2.5mm 以上の P 波高値の上昇）
② 右心性 P 波（$V_1$ 誘導で 2mm 以上 P 波の先鋭化）

**右室圧負荷（右室肥大）の鑑別**
① 右軸偏位
② $V_1$ 誘導で R 波が増高
③ 反時計回転
④ 前胸部誘導で陰性 T 波
⑤ $V_5$，$V_6$ 誘導で深い S 波

**右室容量負荷（右室拡大）の鑑別**
・完全右脚ブロック

**図1** P 波高値の上昇

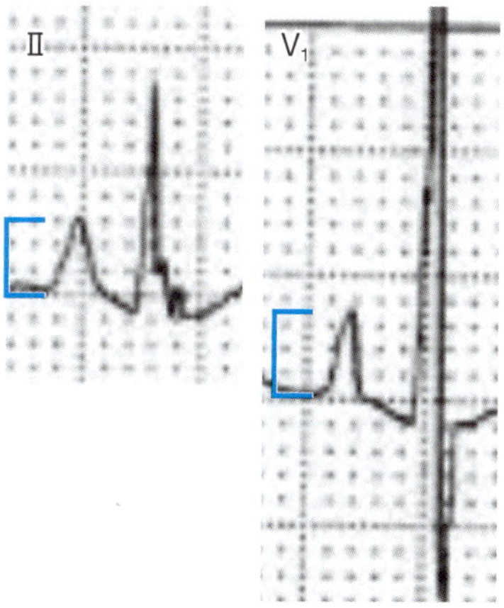

Ⅱ　　$V_1$

アドバンス編｜問題085

## 問題 085

85歳，女性。娘と口論後の突然の胸痛にて受診した際の心電図を示す。エコーで壁運動は心尖部でわずかに低下，心筋逸脱酵素の上昇もなし。先行する感冒症状もない。所見より最も疑われる疾患を1つ選べ。

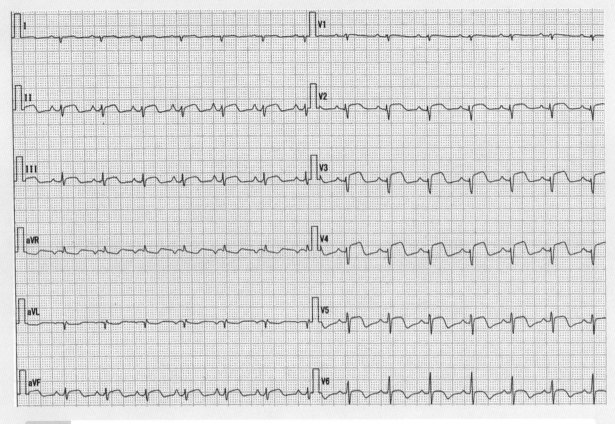

選択肢　① Brugada 症候群　② 肥大型心筋症　③ たこつぼ型心筋症　④ 虚血性心疾患
　　　　⑤ 急性心膜炎

解答　

---

**解答 ▶ ③**

**正答の選択根拠**

高齢者の胸痛といわれれば虚血性心疾患を除外することはできません。ST も上昇しているので飛びつきたくなる気持ちもわかります。しかし，心尖部壁運動異常や心筋逸脱酵素の上昇がないことも気になります。よくみると前胸部誘導だけではなく，下壁誘導でも ST が上昇しており，ミラーイメージがない点からも虚血らしさはありません。病歴でピンとくる人もいるかもしれませんが，ここではまずたこつぼ型心筋症を疑います。$V_1$ 誘導の ST 上昇がみられないこと，$aV_R$ 誘導の ST が下がっている点もたこつぼ型心筋症を疑うポイントです。

**その他の選択肢について**

① $V_1$ 〜 $V_3$ 誘導で特徴的な ST 変化はありません ⇒ 問題 033，p73
② 左室高電位（$SV_1 + RV_5 > 35mm$）はありません ⇒ 問題 044，p99
④ 心筋逸脱酵素の上昇なし，ミラーイメージがないことから，虚血性心疾患の可能性は高くないと考えます ⇒ 問題 030，p64
⑤ 心膜炎に特徴的な PR 部分の低下，ST 上昇ではありません ⇒ 問題 086，p188

## 問題085を解くための必須知識BOX　▶テーマ：たこつぼ型心筋症（急性期）

### 085-1　たこつぼ型心筋症（急性期）の特徴

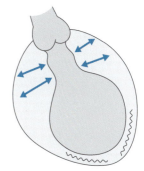

図1 たこつぼ型心筋症の特徴

心基部の過収縮（矢印）

心尖部の膨張・無収縮

　たこつぼ型心筋症は心因的・身体的に強いストレスを受けたときに発症し，高齢女性に多いとされ，胸痛や呼吸困難が主な症状です[1]。広範なST上昇と陰性T波を伴い，しばしば急性冠症候群との鑑別が困難です。急性期の特徴的なエコー所見として，左室心尖部の膨張と無収縮・心基部の過収縮を認めます（図1）[2,3]。心筋逸脱酵素が上昇することもありますが，急性冠症候群に伴う壁運動異常の程度に比べると上昇の程度は低いとされています。カテコラミンとの関係も指摘されていて，交感神経の過剰な緊張が原因の1つとも考えられています[4]。心電図でたこつぼ型心筋症と急性冠症候群を完全に鑑別することはできません。特に左前下行枝の心筋梗塞の鑑別はしばしば困難です。それでも，鑑別に有用なポイントは2つあります。$V_1$誘導のST上昇がないことと，$aV_R$誘導のST低下を認めれば急性冠症候群よりもたこつぼ型心筋症の可能性が高まります[5]。基本的に予後は良好ですが，死亡例も報告されていて，特に急性期には注意が必要です。

**Point**

**たこつぼ型心筋症急性期の鑑別法**
① 高齢女性に多く，エコーで心基部の過収縮と心尖部の無収縮が特徴
② 虚血性心疾患との鑑別として$V_1$誘導のST上昇がないことと，$aV_R$誘導のST低下
③ 心筋逸脱酵素の上昇を認めることはあり，心電図だけで虚血を完全に除外することはできない

### 文献

1) Wittstein IS, Thiemann DR, Lima JAC, et al: Neurohumoral features of myocardial stunning due to sudden emotional stress. N Engl J Med. 2005 10; 352: 539-548.
2) Tsuchihashi K, Ueshima K, Uchida T, et al: Transient left ventricular apical ballooning without coronary artery stenosis: a novel heart syndrome mimicking acute myocardial infarction. Angina Pectoris-Myocardial Infarction Investigations in Japan. J Am Coll Cardiol. 2001; 38: 11-18.
3) Park JH, Kang SJ, Song JK, et al: Left ventricular apical ballooning due to severe physical stress in patients admitted to the medical ICU. Chest. 2005; 128: 296-302.
4) 佐藤　光, 立石博信, 内田俊明：多枝spasmにより特異な左室造影像「ツボ型」を示したstunned myocardium. 臨床からみた心筋細胞傷害―虚血から心不全まで―（児玉和久ほか編）. 東京, 科学評論社. 1990; p56-64.
5) Kosuge M, Ebina T, Hibi K, et al: Simple and accurate electrocardiographic criteria to differentiate takotsubo cardiomyopathy from anterior acute myocardial infarction. J Am Coll Cardiol. 2010; 55: 2514-2516.

## 問題 086

88歳，女性。1週間前に夫の葬式を済ませたところで，倦怠感を主訴に来院した際の心電図を示す。それまで健診で心電図異常を指摘されたことはなく，来院時の心エコーで壁運動異常は認めなかった。所見より最も疑われる疾患を1つ選べ。

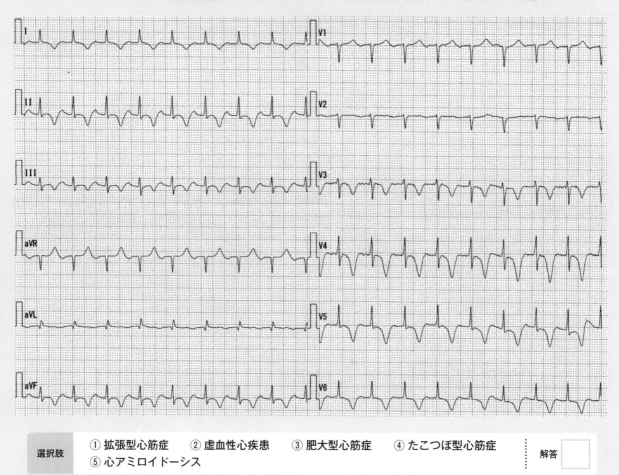

選択肢　① 拡張型心筋症　② 虚血性心疾患　③ 肥大型心筋症　④ たこつぼ型心筋症　⑤ 心アミロイドーシス

解答

---

**解答 ▶ ④**

|  正答の選択根拠 | 広範に陰性T波とQT延長がみられます。V₄誘導では巨大陰性T波となっています。壁運動異常がないことから拡張型心筋症や虚血性心疾患は疑われず，高齢女性の強いストレスから発症していることからたこつぼ心筋症をまずは疑います。たこつぼ型心筋症は急性期には急性冠症候群様のST上昇を認めますが，1～2日後には亜急性期の変化として巨大陰性T波とQT延長を認めます。それも1～2週間経過すると徐々に改善しています。 |
|---|---|
|  その他の選択肢について | ① 拡張型心筋症であれば心電図で左室拡大，エコーで壁の菲薄化を認めます ● 問題082，p179<br>② 虚血性心筋症であれば心電図で異常Q波，エコーで壁運動異常を認めます ● 問題030，p64<br>③ 肥大型心筋症であれば心電図で左室拡大，エコーで壁肥厚を認めます ● 問題044，p99<br>⑤ 心アミロイドーシスであれば心電図で四肢誘導低電位，エコーで壁肥厚を認めます ● 問題014，p30 |

アドバンス編｜問題087

## 問題086を解くための必須知識BOX　▶テーマ：たこつぼ型心筋症（亜急性期）

　**086-1**　たこつぼ型心筋症（亜急性期）の特徴

　たこつぼ型心筋症の急性期ではV₁誘導のST上昇がない，aV_R誘導のST低下という特徴がありましたが，亜急性期で変化します。数時間から2日程度で巨大陰性T波，QT延長の出現を認めます。これは急性冠症候群でも同じですが，急性冠症候群よりも少し早い経過となります。その後，2～4週間で正常化します。問題086の症例のように偶発的に見つかることもあります。

> **たこつぼ型心筋症亜急性期**
> ・急性冠症候群よりも早期に陰性T波やQT延長を認める

**問題 087**　68歳，男性。アブレーション後翌日の心電図を示す。胸痛はないが，呼吸をすると胸部不快はある。術前の心臓CTで冠動脈に異常はなし。血液検査にて心筋逸脱酵素と炎症反応の数値は微上昇。所見より最も疑わしい疾患を1つ選べ。

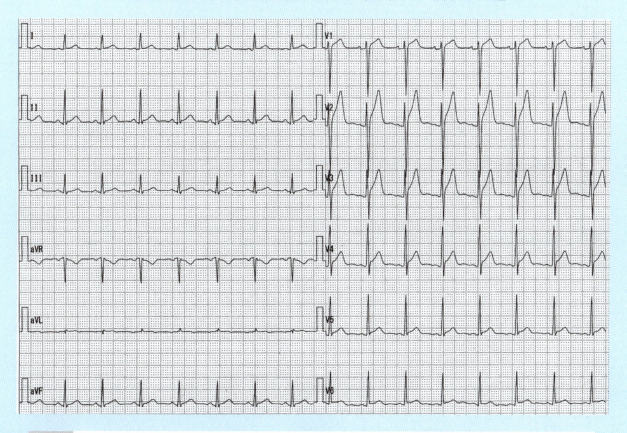

選択肢　① 虚血性心筋症　② 急性心膜炎　③ 高カリウム血症　④ 高カルシウム血症
　　　　⑤ Brugada症候群

解答

**解答 ▶ ②**

**正答の選択根拠**

心電図の所見としては広範に ST 上昇を認め，少し心拍数は高めになっています。アブレーションの影響で心膜炎を起こすと ST 上昇がみられます。V₆ 誘導の ST は T 波の 25% 以上あり（図 1 i），心膜炎の診断をサポートします。わずかながら PQ の低下（図 1 ii）や TP 部分のなだらかな低下を示す Spodick sign（図 1 iii）といった特徴的な心電図変化もありそうです。やや頻脈気味なのは，心膜炎を起こしているということと，アブレーション後の影響が考えられます。

**図1** 心膜炎の診断ポイント

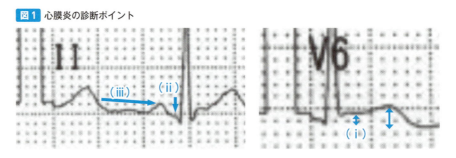

**その他の選択肢について**

① 術前心臓 CT で異常がなければ器質的な狭窄の可能性は低いでしょう。冠攣縮性狭心症の可能性はありますが，ミラーイメージがないので，積極的には疑いません ➡ 問題 010, p20
③ 高カリウム血症にみられるテント状 T 波ではありません ➡ 問題 041, p90
④ QT はわずかに短縮しているようにもみえますが，ST 部分が短縮しているわけでもなく，病歴的にも高カルシウム血症を疑うものではありません ➡ 問題 101, p220
⑤ 特徴的な ST 変化はありません ➡ 問題 033, p73

**問題 087 を解くための必須知識 BOX** ▶テーマ：心膜炎

**087-1　急性心膜炎の基礎**

　急性心膜炎とは心臓を包んでいる膜で炎症が起きる病気です。原因はさまざまで悪性腫瘍やウイルス，膠原病，関節リウマチ，薬剤性などがあります。症状としては呼吸時の胸痛や呼吸困難を起こします。聴診では炎症を起こした心膜同士がこすれることで生じる心膜摩擦音が聞こえる場合があります。心電図所見としては広範な ST 上昇，PR 部分の低下，TP 部分における down-sloping 型の基線の低下（Spodick sign）を認めます[1-3]。ST 上昇に関しては concave 型（下に凸）の ST 上昇であり，ミラーイメージを伴わず広範にみられます。さらに，V₆ 誘導の ST 上昇の程度が T 波の 25% 以上あることがポイントとされています。

**急性心膜炎の鑑別法**
① ミラーイメージのない広範な concave 型 ST 上昇
② PR 部分の低下
③ TP 部分の down-sloping 型の低下
④ V₆ 誘導の ST が T 波の 25% 以上上昇

# アドバンス編｜問題088

## 文献
1) Masek KP, Levis JT: ECG diagnosis: acute pericarditis. Perm J. 2013; 17: e146.
2) Ginzton LE, Laks MM: The differential diagnosis of acute pericarditis from the normal variant: new electrocardiographic criteria. Circulation. 1982; 65: 1004-1009.
3) Wu HY, Yao XY, Cao YW: Spotting Spodick Sign in the Diagnostic Dilemma. JAMA Intern Med. 2022; 182: 1012.

## 問題 088

65歳，女性。基礎疾患なし。受診日の朝から突然の頭痛があり，救急要請。救急隊が到着したころには意識なく反応もしない状態。病院到着時にも意識はない。心エコー検査で心機能は保たれており，血液検査でも異常はない。最も疑われる疾患を1つ選べ。

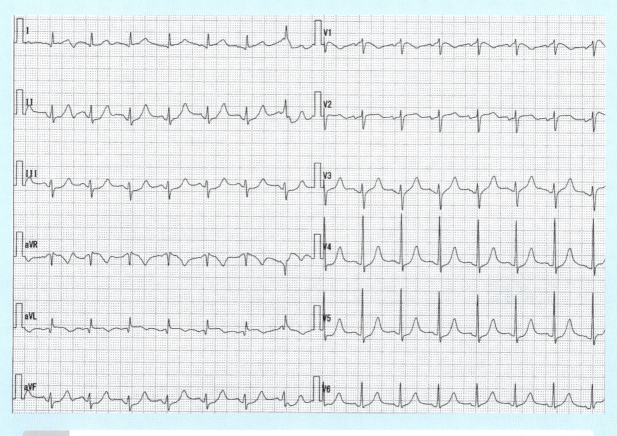

**選択肢**
① くも膜下出血　② 完全房室ブロック　③ 急性冠症候群
④ 急性肺動脈血栓塞栓症　⑤ 心室頻拍

解答 ☐

解答 ▶ ①

| 正答の選択根拠 | これは少々素直ではない問題で，知っていてほしいという思いで提示しました。くも膜下出血患者の心電図です。心電図の所見としては下壁誘導でわずかに ST が低下しており，aV_L 誘導では ST が上昇しているようにもみえます。ただし，心エコーや血液検査に異常がないことからも，典型的な急性冠症候群にしては違和感があります。くも膜下出血だからといって特に特徴的な心電図変化があるわけではなく，虚血性心疾患様の ST 変化がみられたり，QT が延長したりします。本症例でも ST 低下を認めます。もちろんこの症例も心電図だけで完全に虚血性心疾患が除外できるわけではありません。ただ，心機能が問題なく，頭痛があることから頭部疾患を疑い，まずは頭部 CT を撮影することで診断に至りました。出血性疾患であるくも膜下出血であれば抗血小板薬は禁忌になりますし，何より診断を間違えば治療が遅れて命取りになります。循環器内科であれば一度くらいはこれでヒヤッとしたこともあるのではないでしょうか。チラッと心電図だけ相談されて，「虚血かもしれない。抗血小板薬飲ませてカテ室準備しておいて」という指示を出した日には，とんでもないことになってしまいます。 |
|---|---|
| その他の選択肢について | ② リズムは整です<br>③ 心エコーや血液検査に異常がないことから否定的です<br>④ S1Q3T3 や右軸偏位といった右心負荷を示唆するような所見はありません ▶ 問題 089, p193<br>⑤ wide QRS 頻拍になっていません |

 **問題 088 を解くための必須知識 BOX**　　▶テーマ：くも膜下出血

 **088-1　くも膜下出血を疑う心電図**

　くも膜下出血が起こると交感神経の働きによって虚血性心疾患様の ST 変化や QT の延長をきたすといわれていますが，特異的に起こる心電図変化はありません[1-3]。心機能に問題がなく，頭痛がある場合に積極的に疑います。心電図変化は心疾患によるものに限らないため，問診が大切です。

> **Point**
> **くも膜下出血と心電図の関係**
> ① 交感神経などの関与が疑われている
> ② たこつぼ型心筋症の微小循環障害の関与，自律神経やカテコラミンの影響を受けると考えられている
> **くも膜下出血で起きる心電図変化**
> ① QT 延長，ST-T 変化，異常 Q 波，房室ブロック，心房細動，心室細動など多様

#### 文献
1) Brouwers PJ, Wijdicks EF, Hasan D, et al: Serial electrocardiographic recording in aneurysmal subarachnoid hemorrhage. Stroke. 1989; 20: 1162-1167.
2) Stober T, Anstätt T, Sen S, et al: Cardiac arrhythmias in subarachnoid haemorrhage. Acta Neurochir (Wien). 1988; 93: 37-44.
3) Andreoli A, di Pasquale G, Pinelli G, et al: Subarachnoid hemorrhage: frequency and severity of cardiac arrhythmias. A survey of 70 cases studied in the acute phase. Stroke. 1987; 18: 558-564.

## 問題 089

75歳，女性。腹部手術後のリハビリテーション中に突然意識を失った。心電図所見より最も疑われる疾患を1つ選べ。

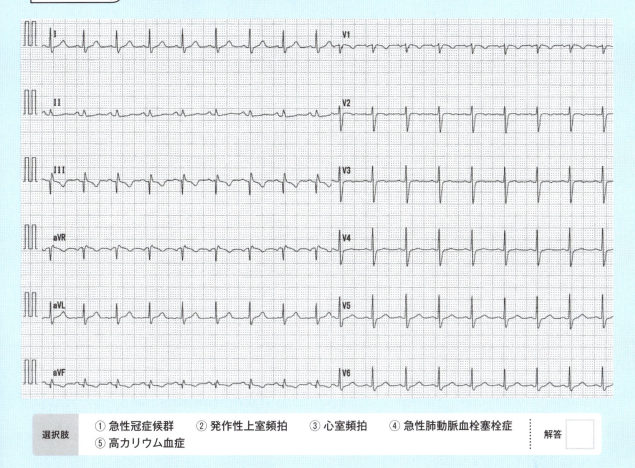

**選択肢**　① 急性冠症候群　② 発作性上室頻拍　③ 心室頻拍　④ 急性肺動脈血栓塞栓症　⑤ 高カリウム血症

**解答** ▶ ④

### 正答の選択根拠

パッと見ではあまり異常がないようにみえるかもしれません。段々と心電図設問に慣れてくると，ついつい視線が心電図に先行してしまいます。基本に戻って病歴を確認しましょう。比較的高齢女性のリハビリテーション中の意識消失です。リハビリは大きなポイントです。心拍数は100bpm 程度で早めですが，P 波は正常であり，洞頻脈と考えられます。加えて S1Q3T3 といわれる変化がみられるのが大きな特徴です。これは急性肺動脈血栓塞栓症の心電図です。

### その他の選択肢について

① ST 上昇はありません ➡ 問題 010, p20
② 洞性 P 波があると考えます。上室頻拍を疑うほどの心拍数でもありません ➡ 問題 036, p79
③ wide QRS 頻拍にはなっていません ➡ 問題 039, p85
⑤ テント状 T 波などはありません ➡ 問題 041, p90

## 問題089を解くための必須知識BOX　▶テーマ：急性肺動脈血栓塞栓症

### 089-1　急性肺動脈血栓塞栓症の基礎

　急性肺動脈血栓塞栓症（acute pulmonary thromboembolism：APTE），別名をエコノミークラス症候群です。昨今では災害のときや車中泊した人の突然死の原因として報告があります。原因は手術や座った状態で長く足を動かさないといった長時間安静・フライト車中泊，ステロイド，先天性凝固異常などがあげられます。これらがきっかけとなり，足の静脈に血栓ができるとなんらかの拍子に肺動脈に飛びます。飛んだ血栓の量や場所によっては致命的になります。大量に飛ぶと肺動脈が詰まり，胸痛や呼吸困難を引き起こします。場合によっては血流が送れなくなり，血圧低下，酸素化不良から突然死に至ります。治療として最優先されるのは血栓を溶かす抗凝固療法や抗血栓療法です。同時に大量補液，酸素投与を行い，全身管理を行います。

### 089-2　急性肺動脈血栓塞栓症の心電図変化

　心電図の所見としてはいくつか変化がみられます。超急性期には血栓によって血流が低下し，冠動脈の虚血を反映して頻脈と$V_1$～$V_4$誘導の陰性T波を認めます。胸痛が主訴となることも多く，左前下行枝の急性心筋梗塞との鑑別に苦慮することがあります。少し時間が経つとS1Q3T3といわれる所見を認めることがあります。これは血栓で血流が右心系にうっ滞することによる負荷を反映したもので，言葉のどおりⅠ誘導でS波，Ⅲ誘導でQ波・陰性T波がみられます。全部そろう頻度はそれほど多くありませんが，心電図検定でも毎年のように出ています。血栓が器質化すると慢性血栓塞栓性肺高血圧症（chronic thromboembolic pulmonary hypertension：CTEPH）とよばれる状態となり，慢性的に右心系に負荷がかかり，右心負荷所見を認めます。なお，実臨床においてはPTEらしさを診断するWellsスコアという診断スコアリングがあります（表1）[1]。病歴などにも注意して，このようなリスクがある人の心電図変化や症状には注意しましょう。

**表1**　Wellsスコア

| 症状・所見 | 点数 |
|---|---|
| 深部静脈血栓症の臨床的特徴 | 3.0 |
| 肺塞栓症以外の疾患の可能性が低い | 3.0 |
| 心拍数100bpm以上 | 1.5 |
| 4週間以内の手術または安静 | 1.5 |
| 肺塞栓症，深部静脈血栓症の既往 | 1.5 |
| 喀血 | 1.0 |
| 悪性腫瘍 | 1.0 |
| 低リスク群2点未満，中リスク群2～6点，高リスク群7点以上 ||

> **Point　急性肺動脈血栓塞栓症の心電図**
> ① 超急性期には急性冠症候群との鑑別が難しい前胸部誘導でのST-T変化
> ② 急性期にはS1Q3T3がみられることもある
> ③ 慢性化すると右心負荷所見を認める

### 文献
1) Gibson NS, Sohne M, Kruip MJHA, et al: Further validation and simplification of the Wells clinical decision rule in pulmonary embolism. Thromb Haemost. 2008; 99: 229-234

アドバンス編｜問題090

問題 090　25歳，女性。失神精査のための入院中のモニター心電図を示す。来室時意識なし。所見より最も疑われる疾患を1つ選べ。

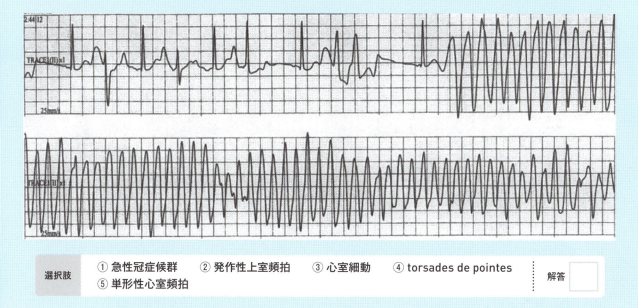

選択肢
① 急性冠症候群　② 発作性上室頻拍　③ 心室細動　④ torsades de pointes
⑤ 単形性心室頻拍

解答

---

**解答 ▶ ④**

**正答の選択根拠**

上段の途中から wide QRS 頻拍になっているのはすぐにわかると思います。頻拍開始時は R on T から始まっています（図1 矢印）。頻拍中の波形はきわめて特徴的であり，ねじれるような螺旋型の頻拍波形となっています。これは torsades de pointes（TdP）といわれ，QT 延長症候群に R on T が起きることによって起きる頻拍です。本症例では洞調律が2拍続けてみられていないため QT を計測することは難しいですが，頻拍波形だけでも torsades de pointes に特徴的な波形であり，診断は難しくないと考えます。

図1　R on T

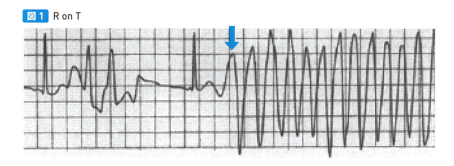

**その他の選択肢について**

① ST 上昇はありません ◯ 問題 102，p222
② narrow QRS 頻拍ではありません ◯ 問題 036，p79
③ 心室細動のようにバラバラではなく，TdP に特徴的な波形です
⑤ 単形性心室頻拍の波形ではありません ◯ 問題 039，p85

## 問題090を解くための必須知識BOX　▶テーマ：torsades de pointes

### 090-1　torsades de pointesの特徴的所見

関連するアドバンスBOXは
問題107（p229）へ

　QT延長症候群においてR on Tから発生する不整脈を，torsades de pointes（トルサデポワン）といいます。これはねじれという意味からきています。再分極（T波）しようとしたところに脱分極（R波）が押し寄せてくるので，心室筋としてはどうしてよいかわからず，心室筋の興奮がしっちゃかめっちゃかになってしまうのです。頻拍中のねじれるようなQRS波形が大きな特徴です（図2）。以下にtorsades de pointesの特徴をまとめます。

- QT延長症候群に起きる
- R on Tから発生する
- ねじれるような特徴的な wide QRS

図2　台風のように渦巻く心臓の異常興奮

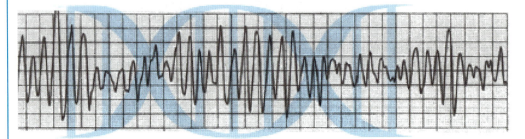

アドバンス編｜問題091

## 問題 091

76歳, 男性。息切れにて受診した際にとられた心電図を示す。肺癌にて化学療法中。所見より最も疑われる疾患を1つ選べ。

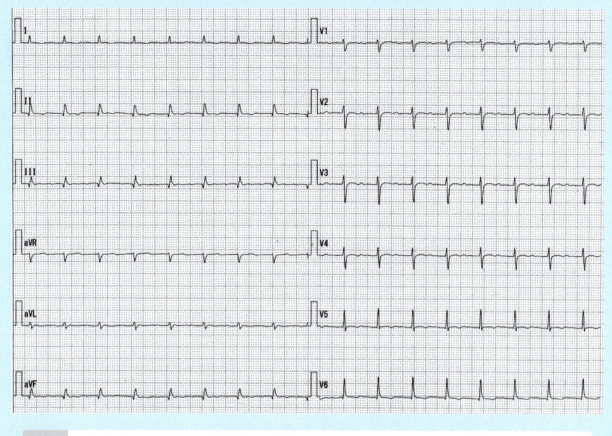

選択肢　① 高カルシウム血症　② 発作性上室頻拍　③ 心タンポナーデ　④ 心房粗動
　　　　⑤ 急性冠症候群

解答 □

**ヒント**　QRSの高さに注目。このような変化をきたす疾患は？

解答 ▶ ③

**正答の選択根拠**

病歴もヒントです。心電図の所見としては四肢誘導と胸部誘導の低電位と, やや頻脈傾向です。これらを呈す疾患は心タンポナーデです。

**その他の選択肢について**

① 高カルシウム血症を疑うQT短縮はありません ➡ 問題101, p220
② 上室頻拍を疑うほどの頻拍ではありません ➡ 問題036, p79
④ 鋸歯状波はありません ➡ 問題037, p81
⑤ 明らかなST上昇はありません ➡ 問題010, p20

## 問題091を解くための必須知識BOX　▶テーマ：心タンポナーデ

### 091-1　心タンポナーデの基礎

　心タンポナーデは心臓を包む心膜の周囲に異常な量の水や血液が蓄積し，心臓の適切な動作を妨げる状態です。心不全や甲状腺機能異常，心筋梗塞，大動脈解離，感染，心膜炎などが原因となります。心タンポナーデが進行すると，心室の充満が妨げられ，心臓の拍出量が低下し，臓器の血流が不十分になります。その結果，血圧低下や静脈圧の上昇を起こし，頻脈傾向となります。心電図所見としては，液体が心臓の周囲に溜まることによって体表で記録される波高値が低下し，低電位となります。

> **心タンポナーデの鑑別法**
> ① 心臓周囲に液体が蓄積するために体表心電図では低電位を呈する
> ② 心臓の拡張を妨げ，血圧が低下していると頻脈傾向になる

### 091-2　心タンポナーデには慢性と急性のものがある

　心タンポナーデとは，心囊液貯留によって心臓が十分に拡張できず，循環動態を維持できなくなっている状態を指します。心囊液が貯留するだけでは，心タンポナーデであるとは限りません。心囊液貯留には慢性に起きるものと急性に起きるものがあります。

　慢性に起きる原因としては悪性腫瘍や放射線の影響などがありますが，徐々に心囊液が貯留するため，あまり症状がないこともあり，重症化すると呼吸困難などの症状が出現します。ある程度の心囊液があったとしても，循環動態は保たれており，心タンポナーデまでは至らないこともあります。心電図も症状も特異的なものではないため，疑ったら心エコー検査を行うことが大事です。一方，急性に起きる原因としては感染や心膜炎などがあります。これらの場合，特徴的な所見としてBeckの3徴（低血圧，微弱な心音，頸動脈怒張）を認めることがあります。さらに循環器内科としては，合併症による心タンポナーデには注意が必要です。経皮的冠動脈形成術（PCI）や，アブレーション，ペースメーカなどのカテーテルやワイヤー，リードなどが穿孔すれば，あっという間に心囊液が溜まって致命的になります。合併症による心囊液は，その急性の変化を心臓が代償できず，出血量が多くなくても心タンポナーデになり循環動態が破綻します。

# 問題 092

75歳，女性。高血圧など多数の既往にて近医循環器科かかりつけ。定期受診時の心電図を示す。所見より正しい所見を2つ選べ。

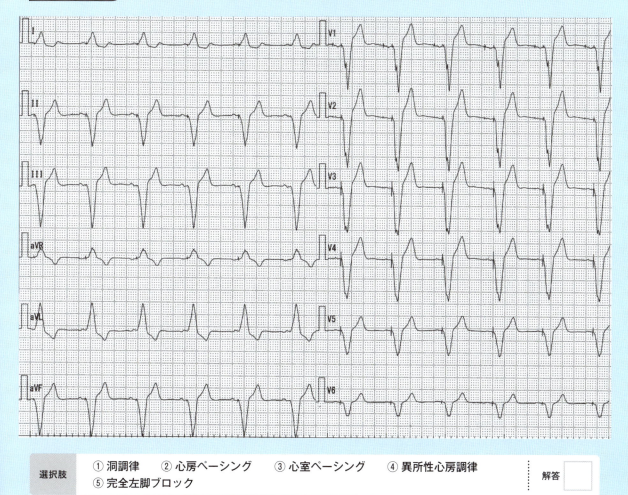

**選択肢**　① 洞調律　② 心房ペーシング　③ 心室ペーシング　④ 異所性心房調律　⑤ 完全左脚ブロック

**解答**

---

**解答 ▶ ②，③**

|  正答の選択根拠 | wide QRS の調律です。脚ブロックに飛びつきそうになりますが，よくみると P 波の直前にも QRS 波の直前にも小さなスパイクを認めます。これは心房も心室もペーシングをしている証拠で，P 波の前にあれば心房を，QRS 波の前にあれば心室をペーシングしていることを示します。仮説ではありますが，心房も心室もペーシングしているので，洞不全症候群と房室ブロックを合併しているのかもしれません。なぜなら洞不全症候群がなければ心房はペーシングする必要はないですし，房室ブロックがなければ心室はペーシングしなくても自己脈があるはずだからです。もちろん，あくまで可能性の話ではありますが，そうしたことも考慮しながら波形を確認します。 |
|---|---|
|  その他の選択肢について | ①④ P 波の前にスパイクがみえるので，調律は心房ペーシングです<br>⑤ QRS の前にもスパイクがみえるので，脚ブロックではなくペーシング波形です |

## 問題092を解くための必須知識BOX　▶テーマ：ペーシング

### 092-1　植込み型心臓電気デバイスの種類と違い

　植込み型心臓電気デバイスとは，体に植込んで不整脈の治療を行う機械のことです。代表的なものでいうと，恒久的ペースメーカ（図1左）や植込み型除細動器（implantable cardioverter defibrillator：ICD）（図1中央），心臓再同期療法（cardiac resynchronization therapy：CRT）（図1右）などがあります。さらに近年では，リードを血管の中にいれず皮下に植込むタイプの完全皮下植込み型除細動器（sub-cutaneous ICD：S-ICD）や，心室に機械そのものを留置してリードが存在しないリードレスペースメーカというものも存在します。

図1　植込み型心臓電気デバイスの種類

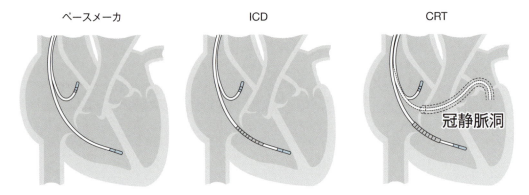

ペースメーカ　　　　　ICD　　　　　CRT

冠静脈洞

　ペースメーカは脈を担保するためのデバイスで，主に徐脈性不整脈に対して植込まれます。ICDは致死性不整脈の患者に対して突然死予防目的に植込まれます。ペースメーカに除細動機能が付いたものと考えてください。CRTは心不全や心機能低下に対して右室と左室から同時にペーシングをすることで，心臓を効率的に収縮させることを目的としたデバイスです。ペースメーカやICDとの大きな違いは冠静脈洞に対してリードが1本追加され，左室を後ろ側からペーシングすることが可能となっている点です。これによって右室と左室を同時にペーシングすることで収縮を同期させ，効率よく心臓を動かす手助けをします。除細動機能があるものをCRT-D，除細動機能がないものをCRT-Pといいます。

### 092-2　植込み型心臓電気デバイスによるスパイク波形

　これらのデバイスが入っていてペーシングが入っている場合，心電図にスパイクという小さい突起がつきます（図2）。スパイクの後にP波が出ていれば心房ペーシングで，QRS波が出ていれば心室ペーシングとなります。これらの波形がついてこなければペーシングができていないということになります。

図2　スパイク波形

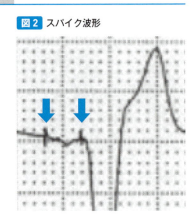

## 092-3 ペースメーカリードの留置位置

　一般的なペースメーカ留置後の胸部 X 線像を示します（図 3）。デュアルリードペースメーカ患者の画像です。心房リードは右心耳，心室リードは右室心尖部に留置されています。右心耳は背骨のやや右側で，心臓の前向きに出ています。右室心尖部は左室よりは右側にあり，陰影の左端までは行きません。心尖部とはいえ，少し中隔側に留置するほうが安全とされています。実際の心尖部は壁厚が薄く，穿孔のリスクが報告されています。

**図3** 心房リードは右心耳，心室リードは右室心尖部に留置

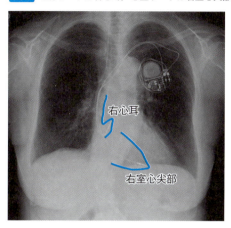
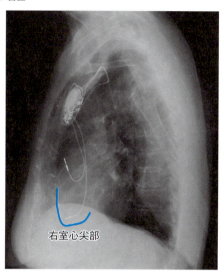

## 092-4 デバイスの詳細設定〜AVディレイへの理解を深める

　ペースメーカで設定ができるのは作動様式と心拍数だけではありません。ここでは話し尽くせないほどいろんな数値を細かく設定可能です。例えば DDD において心房をセンシング・ペーシングしてから次の心室のペーシングを入れるまでの間隔を設定することも可能です。これは AV ディレイ（AVD）とよばれ，自己の心房波をセンシングしたときはセンシング AVD，心房ペーシングしたときはペーシング AVD といいます。通常の PQ 間隔が 120 〜 200msec であるため，AV ディレイも 150 〜 180msec 程度で設定するのが通常です。右心耳に心房リードが入っている場合，自己の心房波よりもペーシングの心房波のほうが心室に届くまでに時間がかかるので，センシング AVD よりもペーシング AVD のほうを長めに設定することがあります。ただし，実際は患者ごとに異なります。例えば，もともと 1 度房室ブロックがあり PQ 間隔が 220msec ある患者の AV ディレイを，あなたはどう設定しますか？　型どおりに AVD を 180msec で設定するのも間違いではありませんが，そうすると心室はすべてペーシングが入ってしまうことになります。そこで，AVD を 250msec に設定すれば，不要なペーシングを避け，電池も長持ちさせることができるかもしれません。もちろん AVD を長くしすぎるのも負担になる可能性があるため，慎重な調整が必要ですが，そうした細かい気配りと設定調整を大事にしたいものです。

> **Point** 植込み型心臓電気デバイスによる所見と鑑別法
> ① ペースメーカ：徐脈性不整脈
> ② 植込み型除細動器：致死性不整脈
> ③ 心臓再同期療法：脚ブロックを伴った心機能低下心不全

## アドバンス編｜問題093

**問題 093** 75歳，女性。ペースメーカ植込み後にて近医循環器科かかりつけ。定期受診時の心電図を示す。所見より正しいペースメーカ設定を1つ選べ。

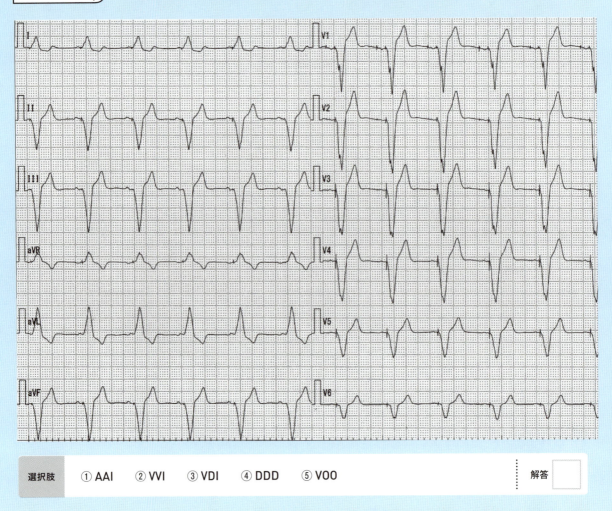

選択肢　① AAI　② VVI　③ VDI　④ DDD　⑤ VOO　　解答 □

---

**解答 ▶ ④**

| 正答の選択根拠 | すべてのQRS波の前にスパイクがあるので，心室はすべてペーシングが入っていることがまずわかります。心房は四肢誘導ではわかりにくいですが，少なくとも胸部誘導ではペーシングが入っていることもわかります。心房も心室もペーシングしていることがわかった時点で，設定のアルファベットの1文字目（ペーシング部位）はDになるはずです。その他の設定ではこのような波形にはなりません。 |
|---|---|
| その他の選択肢について | ①②③⑤ 心房も心室もペーシングしているので，AやVから始まる設定ではなく，1文字目はDになるはずです |

## 問題093を解くための必須知識BOX　▶テーマ：ペーシング設定

### 093-1　ペースメーカの作動様式と代表的な設定

ペースメーカの作動様式はアルファベット3文字あるいは4文字で表記されます（表1）。

1文字目はペーシング部位で心房か心室かその両方か
2文字目はセンシング部位で心房か心室かその両方か
3文字目はセンシングに対してどう作動するかでセンシングしたものに同期するか，抑制するか，両方か
4文字目はレートレスポンス機能が入っているかをみる。Rが入っていればレートレスポンス機能はオンになっている

**表1** ペースメーカの作動様式

| 1文字目 | 2文字目 | 3文字目 | 4文字目 |
|---|---|---|---|
| D | D | D | (R) |
| ペーシング部位 | センシング部位 | 動作 | レートレスポンス |
| A：心房<br>V：心室<br>D：両方 | A：心房<br>V：心室<br>D：両方 | T：同期<br>I：抑制<br>D：両方 | R：レートレスポンスあり<br>無表記：レートレスポンスなし |

　ペースメーカにはリードが1本だけ入ったシングルチャンバと，2本入ったデュアルチャンバがあります。シングルなら心房か心室，デュアルなら両方に入っていることになります。そして，その部屋で機械から刺激を与えて興奮させる場合をペーシング，自己の興奮があってそれを検知することをセンシングといいます。

　シングルチャンバのペースメーカであれば代表的なものはAAI（図1左），VVI（図1中央）となります。それぞれの心房あるいは心室のリードが入っている部屋のペーシング，センシングのみを行い，そこでの自己脈を検出すれば刺激を抑制する（I）というモードになります。一方，デュアルチャンバペースメーカの場合は主にDDD（図1右）が用いられます。こちらでも当然その部屋の自己脈が検知されればペーシングは抑制されますが，心房をセンシングした際に心室の刺激を同期（T）させることもできますので，3文字目はDとなるのが一般的です。要するに，DDDはなんでもありです。心房も心室も自己脈をセンシングしたら抑制し，出なければペーシングします。

**図1** 代表的な設定（AAI，VVI，DDD）

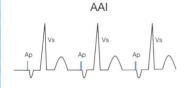
AAI

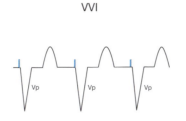
VVI

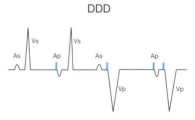
DDD

## 093-2　ペースメーカの特殊な設定

さらに特殊なケースとして VDD, AOO, VOO（図2）があります。VDD は心室にリードが1本だけ入っているのですが，途中に心房をセンシングのみできる電極が付いている特殊なリードが使われています。つまり，リード1本で心房をセンシングして，心室を同期してペーシングさせることができます。リードが1本で済むという反面，心房に関してはセンシングしかできないという中途半端さがあり，昨今あまり使われません。

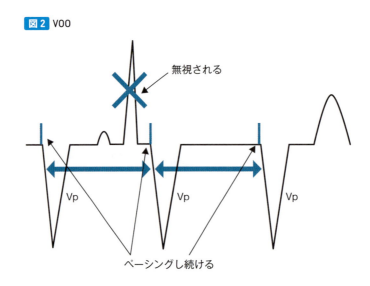

図2　VOO

AOO, VOO は心房あるいは心室を強制的にペーシングさせるモードです。手術や検査でノイズが入る可能性があるときに使われます。抑制モード（I）が入っていると，ノイズを誤センシングしてしまった場合，ペーシングが入らないことになってしまいます。これを入れておくとノイズがあったとしても，それを無視して強制的にペーシングが持続します。注意が必要なのは特に心室に自己脈がある場合です。自己脈のT波にペーシングが乗っかってしまったときにR on Tとなって心室細動を起こす可能性があります。

## 093-3　表記されている数値の意味

作動様式のアルファベットの意味は理解できたかと思います。次は表記されている数値について解説します（表2）。「VVI 60」や，「DDD 60/130」といった数値付きの表記をみたことはありますか。これは基本的に下限レートが書かれています。「VVI 60」なら VVI 作動で少なくとも 60bpm は切らないように作動します。DDD に関しては心房レートに同期することができるため，上限の設定も付いています。つまり，「DDD 60/130」であれば下限は 60bpm になり，心室同期の上限レートは 130bpm になります（図3）。下限は心房であれ心室であれ 60bpm となります。上限に関してですが，心房ペーシングレートは上がりません。あくまで自己の心房波があったときに，心室波がそれに追従して 130bpm まではペーシングします。

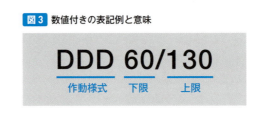

図3　数値付きの表記例と意味

## 093-4 レートレスポンスの意味

　アルファベットの4文字目にはレートレスポンス機能の有無が書かれています。レートレスポンスとは心拍数をペーシングに依存している患者に対して用いられ、運動を感知すると設定の範囲内でペースメーカが自動で心拍数を変動させてくれる機能です。健常人は運動したり、興奮したりすると交感神経が活性化し、心拍数が自動で上がります。しかし、洞機能が弱っている、あるいは心拍をペーシングに依存している人は運動しても心拍数を上げることができません。労作時に心拍数を上げられないと息切れを感じてしまうことがありますので、活動性の高い人にはレートレスポンスを導入する必要があります。運動の検知方法は機種によって異なりますが、実際の動きを検知する加速度センサーやリードのインピーダンスの変化を検知する方法があります。加速度センサーはデバイスそのものが動きを検知して心拍数を上昇させます。従って、加速度センサーだと上半身が動かない自転車などでは、加速度を認識できずレートが上がらない場合があるなどのデメリットがあります。一方、リードインピーダンスはリードと心臓壁の圧力を感じることで心拍数を変動させます。ただし、不安や怒りなど必ずしもレートを上げる必要がないところでもレートを上げてしまうデメリットがあります。さらに、レートレスポンスは人によっては動悸の原因になります。これはセンサーが鋭敏すぎて、本人の必要とする以上に心拍数を上げてしまうことが原因となります。当然、センサーの鋭敏度や心拍数の幅などの細かい設定調整は可能です。

　シングルチャンバのときは「AAI 50」や「VVI 60」などのように下限値だけで表現されますが、レートレスポンスが入ると上限を決める必要があり、「AAIR 50/110」や「VVIR 60/130」と書かれます。この設定の範囲で心拍数を自動調整してくれます。ちなみにデュアルチャンバの場合はそもそも心房波に同期して心室ペーシングを追従させる必要があるため、普段から「DDD 60/130」などと表現されます。DDDならばレートレスポンスはないため、心房ペーシングレートを上げることはありません。あくまで自己の心房波に対して130bpm上限なら130bpmまで心室ペーシングを追従させます。DDDRであれば心房ペーシングレートも運動によって上昇させられます。従って、房室ブロックと洞不全症候群を合併しているような人であればこの設定が必要になることもあります。

> **Point** ペースメーカ設定のまとめ
> ① 1文字目がペーシング、2文字目がセンシング
> ② まずはDDD, AAI, VVIを理解する
> ③ 余裕があればVDD, AOO, VOOを理解する

アドバンス編｜問題094

## 問題 094

72歳，女性。ペースメーカ植込み後にて近医循環器科かかりつけ。定期受診時の心電図を示す。所見より正しいものを2つ選べ。

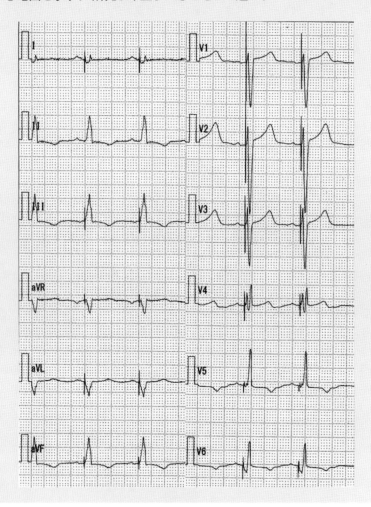

選択肢　① 心房センシング　② 心室センシング　③ 高位中隔ペーシング
　　　　④ 右室心尖部ペーシング　⑤ 自己心房レートは約100bpm程度である

解答

---

**解答 ▶ ①，③**

正答の選択根拠

すべてのQRS波の前にスパイクがあるので，心室は全部ペーシングが入っていることが最初にわかります。心房に関してはP波の直前にスパイクは確認できず，洞調律をセンシングしているものと考えます。四肢誘導をみるとPレートは4マス分あるので約75bpmです。さらに，QRS波をみるとⅡ，Ⅲ，aV_F誘導は陽性であることから，少なくとも心室の上のほうからペーシングしている可能性があり，心尖部ペーシングではありません。

その他の選択肢について

② QRSの前にスパイクがあり，心室はペーシングがはいっています
④ Ⅱ，Ⅲ，aV_F誘導でQRSは陽性であり，心尖部ペーシングではありません
⑤ 自己心房レートは75bpm程度です　⇒ 問題001，p2

## 問題094を解くための必須知識BOX　▶テーマ：ペーシング位置

### 094-1　ペーシング部位の考え方

　リードの留置位置に関しては，固定具合がよく，良好なセンシング・ペーシングができる箇所であることが大前提です。基本的に心房リードは右心耳に，心室リードは右室心尖部か右室中隔側に留置することが多いです。

　心房ペーシング部位に関してはそもそもP波の極性が判読しづらく，個人差も大きいため，これを心電図で判断するのはきわめて難しいです。あえて言うなら右心耳ペーシングの場合，P波の高さは洞調律に近くなります。ただ，右心耳は右房の前面にあり，中隔から離れるためにwideなP波となり，$V_1$誘導からみれば離れていく興奮伝導のために陰性となります。

　右室ペーシング部位に関しては，心尖部であれば下壁誘導（Ⅱ，Ⅲ，$aV_F$）で陰性，$V_1$誘導は左脚ブロック型のQS型あるいはrS型を呈します。左室が右室のもっと左側にあるために，右室心尖部であってもⅠ，$aV_L$誘導は陰性とは限りません。右室中隔ペーシングであれば下壁誘導の極性はバラバラとなり，$V_1$誘導は心尖部と同じ左脚ブロック型で，刺激伝導系の近くからペーシングができれば少し幅の狭いQRS波を呈します（図1）。

図1　右室中隔ペーシング部位の考え方

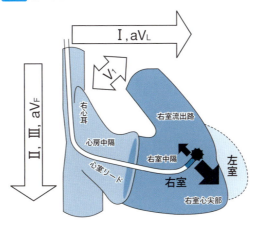

 **ペーシング部位の鑑別法**
① 心房：右心耳か心房中隔
　　右心耳ペーシングのP波：P幅延長，Ⅱ，Ⅲ，$aV_F$誘導で陽性，$V_1$誘導で陰性
② 心室：右室心尖部か右室中隔（または 右室流出路近辺）
　　右室心尖部ペーシングのQRS波：Ⅱ，Ⅲ，$aV_F$誘導の極性は陰性
　　右室中隔ペーシングのQRS波　：Ⅱ，Ⅲ，$aV_F$誘導の極性はバラバラ
　　右室流出路ペーシングのQRS波：Ⅱ，Ⅲ，$aV_F$誘導の極性は陽性

## アドバンス編｜問題 095

**問題 095**

88歳，女性。洞不全症候群に対し恒久的ペースメーカ植込み処置後。術後3日目の心電図を示す。所見として誤っているものを1つ選べ。

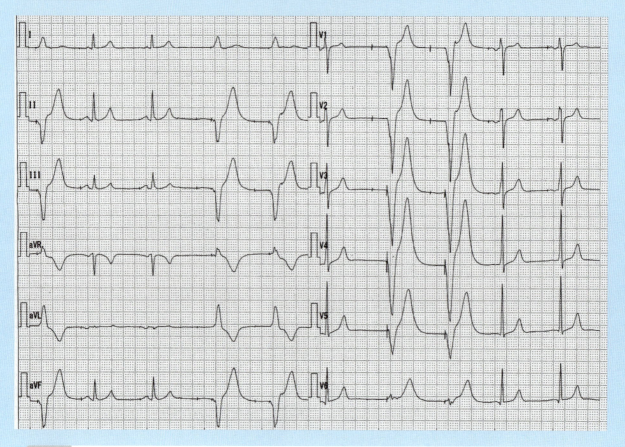

選択肢
① 心房ペーシングフェラー　② 心房ペーシング　③ 心室ペーシングフェラー
④ 心室ペーシング　⑤ 心室センシング

解答 □

**ヒント**　大きく分けるとnarrow QRSとwide QRSの2種類。それぞれの前のP波は？
自己脈 or ペーシング？ ペーシングはきちんと入っている？

解答 ▶ ③

正答の
選択根拠

まず選択肢を確認します。誤ったものを選ぶ問題です。加えて選択肢は非常にややこしくなっています。1つずつ確認しましょう。まずnarrow QRSの部分を確認します。Narrow QRSの部分はP波の前にスパイクがあり、それに反応しているP波も確認できます。追従するQRS波にはスパイクはなく、心室はセンシングしているものと考えます。これは心房ペーシング、心室センシングの波形です。次にwide QRSの部分を確認します。P波があるはずの部分にスパイクがあり、QRSの前にもスパイクが入っています。心室はペーシングですね。問題はこのP波があるはずのスパイク後ろ部分にP波がないことです（図1青矢印）。つまり、心房が反応できていないので心房のペーシングフェラーです。心房がペーシングできていないときはQRSが出現しないために心室にペーシングが入るようです。心房ペーシングをしないと自己の心室波も出現しないので、心室ペーシングが入ります。逆にいうと心房をペーシングできたとき（図1黒矢印）、心室は自己脈が出ているので、少なくとも房室伝導は保たれているようです。

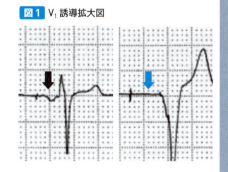

図1 V₁誘導拡大図

その他の
選択肢に
ついて

① 図1青矢印が心房ペーシングフェラーです
② 図1黒矢印が心房ペーシングです
④ 図1右は心室ペーシングです
⑤ 図1左は心室センシングです

問題095を解くための必須知識BOX　▶テーマ：ペーシングフェラー

### 095-1　ペーシングフェラーと原因

　ペーシングフェラーは、ペーシングしたにもかかわらず、なんらかの原因で心筋が反応できていない状態のことを指します。比較的わかりやすいです。スパイクがあって心筋が反応すれば出てくるはずの波形が出てこなければペーシングフェラーとなります（図2）。自己脈がない人であれば致命的になることがあり、危険です。

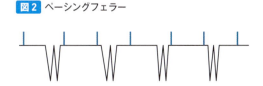

図2 ペーシングフェラー

また、デバイス側もペーシングフェラーを認識できない場合があります。ペーシングフェラーは、デバイス側に要因がある場合と、患者側に要因がある場合があります。デバイス側の要因としては出力が低すぎる場合などが挙げられます。一方、患者側の要因としては、心不全などによるペーシング閾値の上昇が挙げられます。閾値が上昇すると、それまで入っていたペーシングに対し、急に心筋側が反応できなくなるという状態になることがあります。

## アドバンス編｜問題 096

**問題 096** 69歳，男性。徐脈に対し一時的ペースメーカ留置後，モニター中の波形の変化に気づき，病棟看護師が心電図を記録した。所見として誤っているものを1つ選べ。

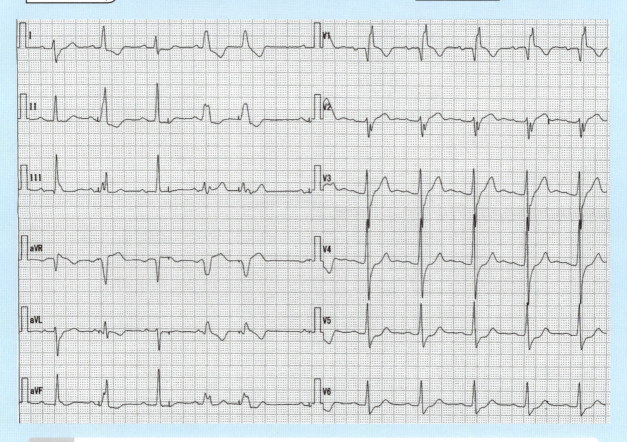

**選択肢**
① 設定ペーシングレートは 80bpm 程度　② 無効ペーシング
③ 心室センシングフェラー　④ T波上にペーシングが入っていて危険である
⑤ 心室ペーシングは一部フュージョンしている

**解答**

**ヒント** 難問！特に四肢誘導の2，3，5拍目に注目。デバイスがどう認識するとこのようなペーシングに？

**解答 ▶ ①**

正答の
選択根拠

非常に危険な心電図です。どのような点で危険かわかりますか？まず，左から2拍目と5拍目のスパイクには追従するQRS波があり，ペーシングされています（図1矢頭）。少し形が違うので一部は自己脈とフュージョンしていると考えます。問題は左から3拍目と右から2拍目の心電図波形です。QRSの後のT波部分にスパイクを認めます（図1矢印）。通常はこのようなところにペーシングは入りません。直前のQRS波がセンシングできていないため，このペーシングが抑制されていないことがわかります。さらに，前後のスパイクの関係をみると，設定レート50bpmでペーシングを入れていることがわかります。そして，このタイミングでペーシングが入っても，心室筋は不応期に入っておりペーシングに心筋が反応できませんので，無効ペーシングになります。心室リードのアンダーセンシングによる無効ペーシングの所見です。しかも自己脈が存在するため，タイミングによってはT波のタイミングでペーシングしてしまういわゆるR on Tに近い状態になっています。これは致死性不整脈の原因ともなり，非常に危険です。

**図1** Ⅱ，$V_2$誘導拡大図

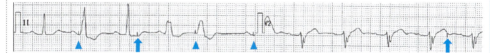

## 問題096を解くための必須知識BOX　▶テーマ：センシングフェラー

### 096-1　センシングフェラーの基礎

　センシングフェラーは少しわかりにくいと思います。直感的に理解しにくいのと，オーバーセンシングとアンダーセンシングで起きる事象が異なるからです。ペースメーカのデバイスになったつもりでみてもらえると理解しやすいかもしれません。

**図2** いるはずなのに…

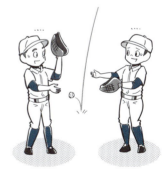

　オーバーセンシングの状況は，例えるならば野球で野手の2人がいわゆる"お見合い"をしてしまい結果的に2人ともボールを捕り損なうようなものです（図2）。一言でいうと"本来あるはずのスパイクがない状態"です（図3左）。何かのノイズを心拍と誤認識して，誤ってペーシングを抑制してしまいます。オーバーセンシングの問題点は，人によっては心停止を起こすということです。補充がまったくない人だと致命的です。デバイス側としては自己脈が出ていると思っているので，スパイクは出ません。機械的には異常ではないのです。アンダーセンシングは，一言でいうと「本来ないはずのスパイクがある状態」です（図3右）。本来興奮を検知して抑制しなければならないところを，認識できずにペーシングしてしまう状態です。これが難しいと思います。期外収縮などがあると普通はカウントされて抑制されるので，間隔があいてからまたペーシングが始まります。しかし，これを検出できていないと，しなくてよいタイミングでペーシングが入ります。問題となるのは特に心室の場合で，R on Tになって致死性不整脈を引き起こすことです。これもデバイス側からみると異常とは認識できないので，人の目で確認する必要があります。アンダーセンシングの状況を例えるなら，火に油を注ぐ感じです（図4）。

アドバンス編｜問題097

**図3** センシングフェラー

オーバーセンシング

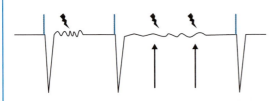

あるはずのスパイクがない

アンダーセンシング

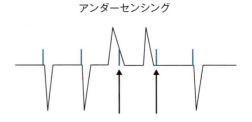

ないはずのスパイクがある

**図4** もう十分なのに…

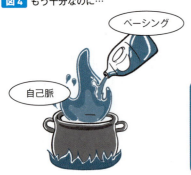

> **Point**
> **ペーシングフェラー・センシングフェラーのまとめ**
> ① ペーシングフェラー：スパイクの後に波形が出ない
> ② オーバーセンシング：入るべきペーシングが入らない
> ③ アンダーセンシング：しなくてよいペーシングをしてしまう

## 問題 097

67歳，男性。特発性拡張型心筋症にて植込み型除細動器植込み後。動悸に対する精査・加療のために入院していた際のモニター心電図を示す。所見として最も疑われるものを2つ選べ。

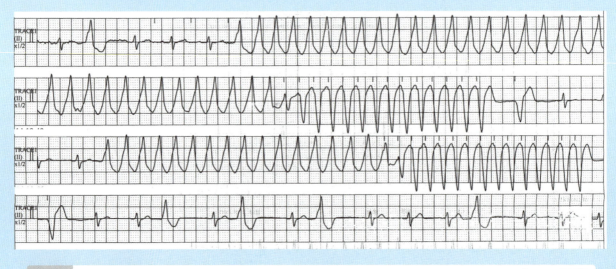

選択肢　① 心房細動　② アンチタキーペーシングが作動している　③ 心室頻拍
　　　　④ 心室細動　⑤ レートレスポンスが作動している

解答

**解答 ▶ ②, ③**

| 正答の選択根拠 | wide QRS 頻拍を認めます。洞調律時にもみられている多発心室期外収縮と似た極性のようです。RR 間隔は整です。房室解離も認めており，心室頻拍を疑います。さらに頻拍の後半部分ではスパイクを認めペーシングが入っています。これは抗頻拍ペーシングという，ペーシングによって頻拍を止めようとする ICD や CRT-D が持つ機能の1つです。 |
|---|---|
| その他の選択肢について | ① wide QRS 頻拍であり，心房細動ではありません ● 問題 038, p83<br>④ wide QRS のレギュラー頻拍であり，心室細動ではありません<br>⑤ 運動を感知してペーシングレートを上昇させるモードで，通常の設定レートの範囲内でペーシングが入ります ● 問題 093, p202 |

## 問題097を解くための必須知識BOX ▶テーマ：抗頻拍ペーシング

### 097-1 ICDのもつ機能

　ICD は除細動機能をもつペースメーカの上位機種です。致死性不整脈を持つ症例に突然死予防のために植込まれます。心内から除細動ができる機能はもちろんですが，抗頻拍ペーシング（anti-tachycardia pacing：ATP）ができるというのが大きな特徴になります（図1）。除細動は体に大きな負担となるために，なるべく少ない負担で頻拍を止められないかという考えから付帯する機能です。ペーシングによって頻拍を止めることができれば体への負担が少なく，意識下であっても大きな問題にならずに済みます。ただ，ときには ATP によって頻拍レートが促進され，心室細動に移行することもあるため危険を伴います。さらにいうと，意識下に除細動がかかったり，頻脈性心房細動に対して誤作動を起こしたりすると患者にとって悪影響を及ぼします。ICD 挿入患者の2割程度がうつ状態になるとも報告されています。そのため，ICD は植込んで終わりでなく，正しい設定を組まなければなりません。どれくらいのレートを心室頻拍と認識するか，心室頻拍を認識したらペーシングと除細動のいずれをかけるのか，ペーシングならどれくらいのレートで何発入れるのか，止まらなかった場合にどうするのかなど多くの項目を設定することが可能です。

**図1** 抗頻拍ペーシングの心電図

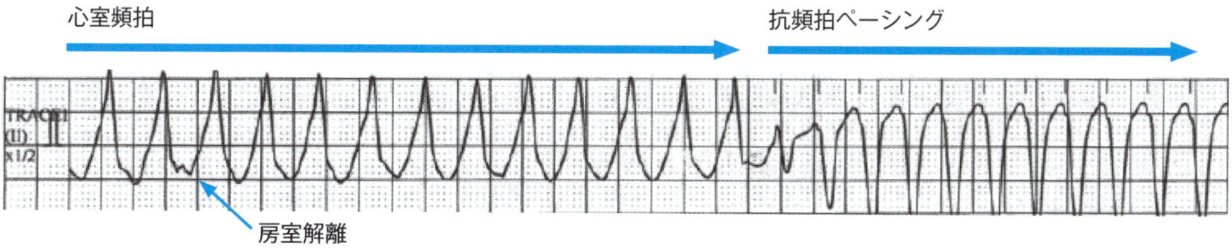

心室頻拍　　　　　　　　　　　　　　　　　　　　　　　抗頻拍ペーシング

房室解離

**植込み型除細動器のまとめ**
① ペースメーカ機能＋頻脈性不整脈に対する除細動とペーシング治療機能が付帯
② 抗頻拍ペーシングは細やかなペーシング設定が可能。なるべく除細動せずとも心室頻拍を停止させられるような設定を組む

アドバンス編｜問題098

## 問題 098

77歳，女性。虚血性心疾患のため心機能低下心不全を繰り返している。植込み型心臓電気デバイス挿入後にて定期受診時の心電図を示す。所見より正しいものを1つ選べ。

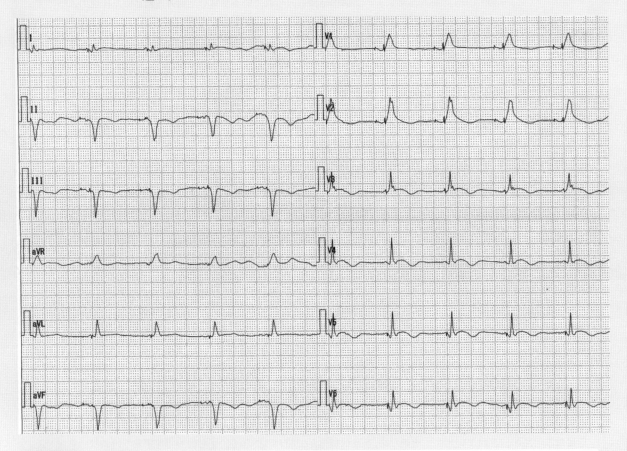

選択肢
① 心房センシング・心室センシング　② 心房センシング・右室ペーシング
③ 心房ペーシング・心室センシング　④ 心房ペーシング・右室ペーシング
⑤ 心房ペーシング・両室ペーシング

解答

---

### 解答 ▶ ⑤

| 正答の選択根拠 | P波とQRS波に両方スパイクが入っているので，ともにペーシングであることがわかります。通常のペースメーカであれば心室は右室に留置されるため左脚ブロック様の波形になりますが，ここではV₁誘導でR波がみられ，右脚ブロック様の波形になっています。これは左室側からもペーシングされているために起こるCRTの患者にみられる波形です。つまり心房と両室がペーシングされています。 |
|---|---|
| その他の選択肢について | ①②③④ P波も波形の前にスパイクがあるため，ともにセンシングではなく，ペーシングです。また心室ペーシングに関しては右室ではなく，両室ペーシングが入っています。 |

## 問題098を解くための必須知識BOX　　▶テーマ：CRT

### 098-1　CRTのしくみ

　CRTは心臓再同期療法とよばれ，心室の収縮を効率よく行うために考案されました。心臓がより有効な拍出を生むためには，心室の筋肉が同じタイミングで収縮するということが大事です。これがズレると収縮する力が最大限発揮できません。中隔側の左室の心筋が収縮するときに，対側の自由壁が収縮しなかったらそちらに力が逃げていってしまいます。例えば両手で段ボール箱を持つイメージをしてください。これをつぶそうと思うと両手に力を入れて押す必要がありますよね。右手は押すけど左手は離れるようにしたら段ボールは横にズレるだけで，箱をつぶすことはできません。心臓でもこれと同じことが起きます。

### 098-2　CRTによるペーシングの原理

　通常ペースメーカやICDではリードは右房と右室の2本であり，心室リード1本では片側からしかペーシングできず，反対側の収縮がずれてしまいます。心室リードは右室に入るので，左室の収縮が遅れることになります。そこで，冠静脈洞にもう1本リードを留置するのがCRTの大きな特徴です（図1）。心臓再同期といっても左室にリードを置くわけではありません。冠静脈洞は右房に開口しており，左室の後面を回って左室の側壁までつながっています。そこに左室リードを留置してペーシングを行うことで，右室側と左室側から合わせてペーシングすることができます（図2）。

　CRTの適応は適切な薬物治療を行っても心不全が改善しない，脚ブロックを伴う心機能が低下した症例です。特に左脚ブロックがあると左室の伝導が遅れ，心室の収縮が効率的に生み出せずに心不全が悪化します。このような症例にCRTを植込むことでなるべく心室の収縮を同期させて，効率のよい収縮を生み出すことができます。そのため，ペースメーカやICDと違ってペーシングすることが大前提となります。期外収縮が多かったり，ペーシング率が落ちたりすると心不全予防効果が落ちるので，定期的なフォローが重要です。よいペーシングができると心電図でのQRS幅が狭くなり，エコーでの1回拍出量の増加がみられます。CRTのペーシングであればV$_1$誘導からみたときに，右脚ブロック様のR波の立ち上がりが確認できます。本来右室ペーシングであれば，左脚ブロック様であり，R波はあまりみられません。**ペーシングスパイクがあるのに右脚ブロック様のV$_1$誘導でのR波の立ち上がりがあり，やや幅の狭いQRS波をみたら，ただのペーシングではなく両室ペーシングを疑います。**

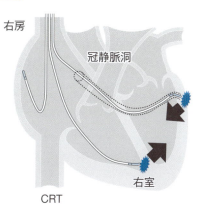

図1　CRTは冠静脈洞にもリードを留置する

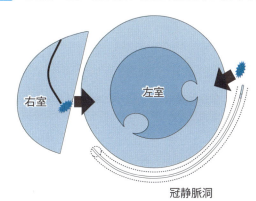

図2　冠静脈洞は左室の後面を回って左室の側壁までつながっている

アドバンス編｜問題099

　CRTのペーシングに関しては，心房波からどれくらい時間を空けるのか，右室と左室のペーシング時間差をどのくらいにするか，左室リードのどこからペーシングするかなどとても細かな設定が可能です。

**心臓再同期療法による所見と鑑別法**
① ペーシングスパイク＋$V_1$誘導でのR波の立ち上がり＋やや幅の狭いQRS波＝両室ペーシングを疑う
② 適応症例は適切な薬物治療を行っても改善しない，脚ブロックを伴う心機能低下心不全

**問題 099** 90歳，女性。慢性腎不全にて抗アルドステロン薬，ループ利尿薬を内服中。数日前から胃腸炎で嘔吐下痢を繰り返していたが，改善がみられないため近医を受診した際の心電図を示す。所見より最も疑われる疾患を1つ選べ。

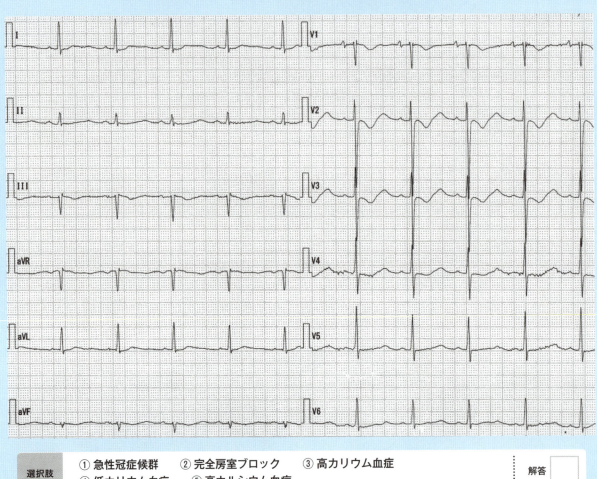

**選択肢**　① 急性冠症候群　② 完全房室ブロック　③ 高カリウム血症　④ 低カリウム血症　⑤ 高カルシウム血症

解答

解答 ▶ ④

| 正答の選択根拠 | 心拍数は問題ありませんが，主に前胸部誘導でST低下，QT延長，陽性U波を認めます。どれも低カリウム血症に特徴的な波形です。QT延長のシンプルな見分け方は心拍数が正常範囲にある場合，RRの半分よりもT波の終わりが延長しているかどうかです（図1）。下痢によるカリウムの喪失とループ利尿薬が原因と考えます。 |
|---|---|
| その他の選択肢について | ① 胸痛やミラーイメージによるST低下はありません<br>　➡ 問題010, p20<br>② P-QRSの伝導に異常はありません ➡ 問題024, p50<br>③ T波の増高はありません ➡ 問題041, p90<br>⑤ QT短縮はありません ➡ 問題101, p220 |

図1 QT延長の判読

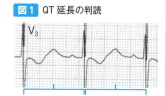

## 問題099を解くための必須知識BOX　▶テーマ：低カリウム血症

### 099-1　低カリウム血症での心電図変化

　低カリウム血症で起きる心電図変化は基本的に高カリウムの逆です。静止膜電位が深くなり，ナトリウムの流入に時間がかからない（QRS幅は変わらない），カリウムの流出時間が延長する（QT延長，平坦T波，ST低下，陽性U波）といった特徴です（表1）。致死性不整脈が起きやすくなります。低カリウム血症は原発性アルドステロン症や悪性腫瘍などの基礎疾患によってみられることがあります。また，利尿薬や甘草による薬物性のものもありますので，持参薬の確認はもちろん，サプリメントの内服がないかなども確認が必要です。

表1 低カリウム血症の活動電位

| 正常 | 低カリウム血症 |
|---|---|
| ①静止膜電位は－90mVで維持されている<br>②脱分極でナトリウムが細胞内に流入する（QRS波）<br>③脱分極の維持でカルシウムが流入する（ST部分）<br>④再分極でカリウムが流出する（T波） | ①静止膜電位が深くなる<br>②立ち上がりは早い<br>　→ QRS幅変わらず<br>③再極ではカリウムの流出が遅くなる<br>　→ QT延長，平坦T波，U波<br>　致死性不整脈のリスク |

 **低カリウム血症**
QT延長，ST低下，陽性U波

アドバンス編｜問題100

## 問題 100

80歳，女性。骨粗しょう症にて近医整形外科に通院中。数日前からの気分不良にて受診した際の心電図を示す。所見より最も疑われる疾患を1つ選べ。

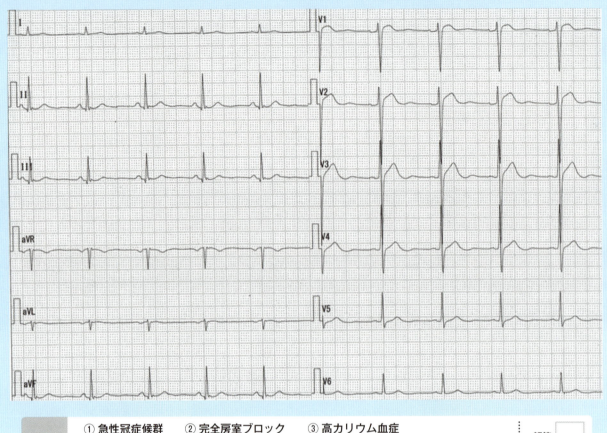

選択肢
① 急性冠症候群　② 完全房室ブロック　③ 高カリウム血症
④ 低カリウム血症　⑤ 高カルシウム血症

解答

---

解答 ▶ ⑤

 正答の選択根拠

V₁～V₄誘導でSTが上昇しているようにみえます。ただ，対側の下壁誘導ではミラーイメージはなく，胸痛もありませんので，急性冠症候群っぽさはありません。よくみるとQT短縮に伴っており，それによってSTが上昇しているものと考えます。整形外科で骨粗しょう症の処方がなされている可能性を考慮すると，カルシウム製剤の過剰摂取による高カルシウム血症を一番に疑います。

 その他の選択肢について

① 胸痛やミラーイメージによるST低下はありません ➡ 問題010，p20
② P-QRSの伝導に異常はありません ➡ 問題024，p50
③ T波の増高はありません ➡ 問題041，p90
④ QT延長やU波はありません ➡ 問題099，p216

# 問題100を解くための必須知識BOX　▶テーマ：高カルシウム血症

## 100-1　カルシウム異常による心電図変化

　脱分極においてカルシウム（Ca）はプラトーのところでチャネルを通じて細胞内に流入します。高カルシウム血症では第2相でのカルシウムの取り込みが活性化し，早々にチャネルが閉鎖されるためQTは短縮します。ガバっと勢いよく細胞内にカルシウムが取り込まれてしまうので，すぐにお腹いっぱいになってしまうイメージです（図1）。

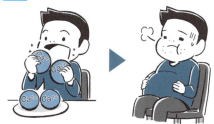

図1　勢いよく食べてすぐ満腹になる

　一方，低カルシウム血症では第2相でのカルシウム取り込みが鈍化し，チャネルが閉鎖されるまで時間がかかるためQTは延長します。少しずつしか入らないので，時間がかかってしまいます（表1）。

図2　高カルシウム血症と低カルシウム血症の活動電位の比較

| 正常 | 高カルシウム血症 | 低カルシウム血症 |
|---|---|---|
| プラトーのところでカルシウムが細胞内に流入 | カルシウムの流入量が増加し，時間が短縮 → QT短縮 | カルシウムの流入量が減少し，時間が延長 → QT延長 |

## 100-2　QT短縮が起こる疾患

　QT短縮症候群とは，言葉のとおりQT間隔が異常に短縮する疾患です。先天的なものと二次的なものに分かれます。先天的なものに関してはイオンチャネル遺伝子異常が知られていて，6種類の責任遺伝子が報告されています[1]。後天性のものであれば電解質異常や虚血性心筋症，ジギタリスなどが原因として挙げられます。QT短縮の一番の問題は，致死性不整脈の原因になりうるという点です。診断にはSchwartzスコアが用いられ，リスクがスコア化されています[2]。QTの診断は基準によって幅がありますが，大体QTが320msec以下であれば短縮していると考えます。つまり，QT間隔が8メモリ以下であればQT短縮症候群を疑います。致死性不整脈の出現を疑うような失神や意識消失を認めた際には，ホルター心電図や心臓電気生理学的検査を行います。

高カルシウム血症 → QT短縮
低カルシウム血症 → QT延長

### 文献

1) Templin C, Ghadri JR, J Rougier JS, et al: Identification of a novel loss-of-function calcium channel gene mutation in short QT syndrome (SQTS6). Eur Heart J. 2011; 32: 1077-1088.
2) Gollob MH, Redpath CJ, Roberts JD: The short QT syndrome: proposed diagnostic criteria. J Am Coll Cardiol. 2011; 5: 802-812.

## アドバンス編｜問題101

**問題 101** 40歳，女性。幼少期から心電図異常を指摘されていた。所見より最も疑われるものを1つ選べ。

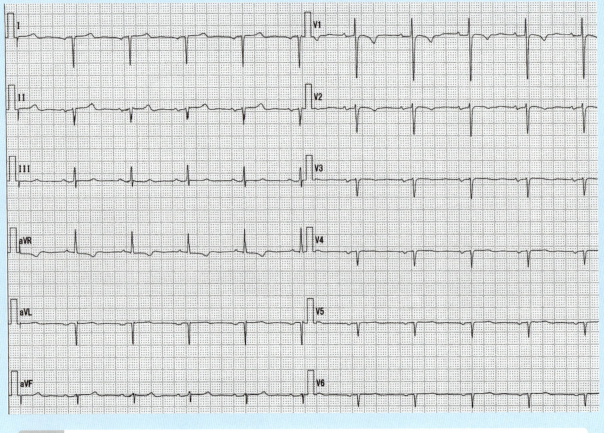

選択肢　① 右胸心　② 後壁梗塞　③ 右軸偏位　④ 異所性心房調律　⑤ 左右電極の付け間違い

解答

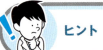

ヒント　Ⅰ誘導のP波の極性に注目！
胸部誘導のR波の異常にも気づけますか？

**解答 ▶ ①**

| 正答の選択根拠 | パッと見たときに右軸偏位だと思った人はいませんか？それはよく心電図の勉強をしている証拠です。ただし，P波をみる癖がついていないようなので，まだ中級者です。ここをマスターして上級者に駆け上がっていきましょう。Ⅰ誘導のP波が陰性になっています。そして，QRS波も逆になっています。では，左右電極の付け間違いかと思った人もまだ慌てないでください。次に胸部誘導を確認します。本来立ち上がってくるはずのR波がまったく立ち上がってこないですね。何だかV$_4$〜V$_6$誘導あたりがスカスカになっていてすごく違和感を感じます。とどめにaV$_R$誘導を確認します。aV$_R$誘導は心臓のベクトルと逆なので，すべて逆になっている状態が普通なのですが，ここでは逆の逆に普通のP-QRS波形になっています。これは明らかに異常です。ⅠもaV$_R$誘導も逆になっていること，胸部誘導も心尖部が逆になっているがゆえのR波の減高と考え，右胸心と診断します。 |
|---|---|
| その他の選択肢について | ②胸部誘導のR波の減高は説明できますが，四肢誘導が逆になっていることについて説明できません ➡ 問題068，p149<br>③Ⅰ誘導のQRS波の極性が陰性になっていますが，aV$_R$誘導が逆にはなりませんし，胸部誘導のR波の増高不良も説明できません ➡ 問題002，p5<br>④Ⅰ誘導のP波が陰性であることは説明できますが，QRSの極性や胸部誘導の説明ができません ➡ 問題007，p15<br>⑤ⅠやaV$_R$誘導が逆にはなりますが，胸部誘導でR波が減高する理由にはなりません ➡ 問題042，p94 |

## 問題101を解くための必須知識BOX ▶テーマ：右胸心

### 101-1 右胸心の基礎

本来心臓は胸部中央から少し左に位置しています（図1）。心基部が上，心尖部が下です。右胸心は文字どおり心臓が中央から右側にあって，心尖部が体の右下側を向いている状態です。四肢誘導で左右が反転するということ，胸部誘導で（心尖部に近づくに従って上がってくるはずの）R波が立ち上がってこないことが特徴となります。生まれつきの解剖学的異常であり，ほかの臓器の位置も逆になることもあります。心電図の鑑別としてはまさに問題101の症例の選択肢（後壁梗塞，右軸偏位，異所性心房調律，左右電極の付け間違い）が挙げられます。BOX042-1の表1（p95）を参照して鑑別できるようにしてください。

図1 右胸心の位置

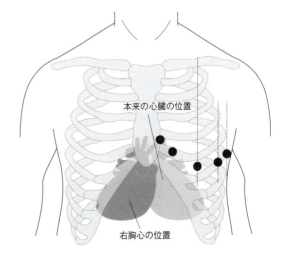

## 101-2 右脚ブロックを合併した右胸心

右胸心はきわめてまれな疾患で、胎児1万人当たり0.83人と報告されています[1]。通常の右胸心であればBOX101-1で説明したような波形になりますが、これに完全右脚ブロックが合併すると判読難度が格段に上がります。図1左は右脚ブロックを合併した右胸心の心電図です。V₁誘導は型どおりのrsR'型です。しかし、V₆誘導では通常はQS（あるいはrS）型になるところでR'波が確認できます。見慣れないとR波のようにみえて右胸心の心電図とは見抜けないかもしれません。線（図1青点線）を引くとタイミングがわかりやすいです。図1右における右側誘導をみれば、普段の見慣れた右脚ブロックの波形になっていることがわかります。"右胸心はV₆誘導でR波がないもの"と思っていると診断を誤るので注意しましょう。

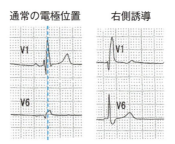

**図1** 右胸心の右脚ブロック合併心電図（問題101の波形）

通常の電極位置　　右側誘導

**Point 右胸心診断の鑑別法**
① Ⅰ，aV_R 誘導が本来と逆
② P，QRS，T ごと全部逆になる
③ 胸部誘導でR波の減高

### 文献
1) Bohun CM, Potts JE, Casey BM, et al: A population-based study of cardiac malformations and outcomes associated with dextrocardia. Am J Cardiol. 2007; 100: 305-309.

---

## 問題 102

82歳、男性。慢性心不全、定期外来受診時の心電図を示す。所見として正しいものを1つ選べ。

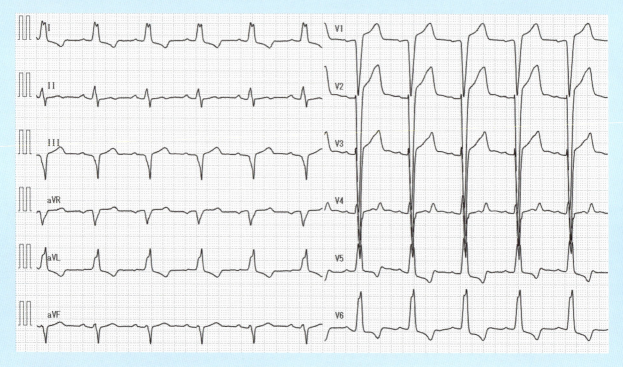

**選択肢**
① 完全右脚ブロック　② WPW症候群　③ 完全左脚ブロック
④ 心室内伝導障害　⑤ 心室補充調律

解答 □

**解答 ▶ ③**

| 正答の選択根拠 | ここでは wide QRS 波を呈するものをきちんと鑑別できるかということがポイントになります。wide QRS になるのは心室に原因があるか，伝導に異常があるかということになります。心室の原因としては心室調律があります。伝導の異常としては脚ブロックなどの伝導障害，WPW 症候群があります。$V_1$ 誘導で QS 型，$V_6$ 誘導で 2 峰性の R 波を認め，QRS 幅が 120msec を超えるものを指す完全左脚ブロックが正解です ➡ 問題 026，p55 |
|---|---|
| その他の選択肢について | ① 完全右脚ブロックは $V_1$ 誘導で rsR' 型，$V_6$ 誘導で S 波のスラーがあり，QRS 幅が 120msec を超えるものを指します ➡ 問題 025，p53<br>② WPW 症候群であれば PQ 短縮とデルタ波による wide QRS 波があるはずです ➡ 問題 029，p62<br>④ 心室内伝導障害は，心房から調律されているものの QRS 幅が 120msec 以上あり，かつ，$V_1$，$V_6$ 誘導が特徴的な脚ブロック波形を呈さないものを指します ➡ 問題 046，p103<br>⑤ 心室補充調律とは心室から調律されているもので，先行する P 波はないはずです ➡ 問題 018，p37 |

 **問題 102 を解くための必須知識 BOX** ▶テーマ：wide QRS

 **102-1** WPW症候群と完全左脚ブロックの鑑別

関連するアドバンス BOX は問題 057（p128），問題 059（p131）へ

　問題 102 の心電図波形に沿って解説します。まずは調律からチェックしましょう。P と QRS が 1：1 で，P 波の極性が I 誘導と II 誘導でともに陽性で洞調律となり，心拍数が 65bpm の正常洞調律です。次に QRS に着目すると，幅が 3mm 以上で wide QRS です。洞調律時の wide QRS をみたら，必ず ① 完全右脚ブロック，② 完全左脚ブロック，③ WPW 症候群（ケント束），④ 心室内伝導障害の 4 つを鑑別に挙げます。

　問題 102 の症例は $V_1$ 誘導で QS 型，$V_6$ 誘導で M 字の R 波であり，典型的な完全左脚ブロックになります。ときに WPW 症候群の順行性ケント束による wide QRS と完全左脚ブロックの鑑別が難しいことがありますが，洞調律の場合，必ず PR 間隔に着目します。PR 間隔が短縮していて前半成分の QRS が wide となっている場合が WPW 症候群になります。

アドバンス編｜問題103

問題 **103** 82歳，男性。透析時の胸痛で搬送された際の心電図を示す。所見として<u>誤っている</u>ものを1つ選べ。

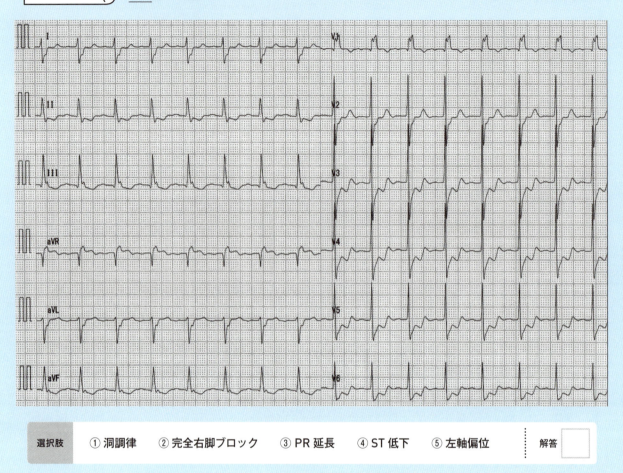

選択肢　①洞調律　②完全右脚ブロック　③PR延長　④ST低下　⑤左軸偏位　　解答

**解答 ▶ ⑤**

|  正答の選択根拠 | 間違った選択肢を選ばせる問題はケアレスミスを誘発しやすいことに加え，ほかの4つが正しいとわからなければならないので，難易度が上がります。一方で，学習にはうってつけです。選択肢をしっかり判断して正解を導く練習として活用してください。⑤の左軸偏位はQRSの波高値がⅠ（＋），Ⅱ（−）のものを指します。本症例ではⅠ（−），Ⅱ（＋）の右軸偏位です ➡ 問題003，p7 |
|---|---|
|  その他の選択肢について | ①P波のベクトルがⅠ（＋），Ⅱ（＋）であり，心拍数が正常範囲です ➡ 問題006，p13<br>②V₁誘導でrsR'型，V₆誘導でS波のスラー，QRS幅が120msec以上で完全右脚ブロックです ➡ 問題025，p53<br>③PRは5mm以上の延長がみられ，1度房室ブロックです ➡ 問題020，p41<br>④J点の1mm以上の低下がみられます ➡ 問題032，p70 |

## 問題103を解くための必須知識BOX　▶テーマ：3枝ブロックとST変化

### 103-1　wide QRSにおけるST-T変化の見極め

　問題103の心電図波形に沿って解説します。まずは調律からチェックしましょう。PとQRSが1：1で，P波の極性がⅠ誘導とⅡ誘導でともに陽性なので洞調律となり，心拍数が93bpmの正常洞調律です。PR間隔は幅5mm以上と延長しています。次にQRSに着目すると，幅が3mm以上でwide QRSです。洞調律時のwide QRSをみたら，必ず① 完全右脚ブロック，② 完全左脚ブロック，③ WPW症候群（ケント束），④ 心室内伝導障害の4つを鑑別に挙げます。

　問題103の症例は，$V_1$誘導でM字のR波，$V_6$誘導で深いs波があり，完全右脚ブロックになります。軸はⅠ誘導でQRSの極性が－，Ⅱ誘導で＋のため，右軸偏位（左脚後枝ブロック）です。本症例のように，完全右脚ブロック＋右軸偏位（左脚後枝ブロック）＋PR延長は3枝ブロックといいます。これは，右脚と左脚後枝に加え，残された左脚前枝の伝導障害もあり，その結果，洞結節からの興奮が心室に伝わるのに時間がかかることで，PR間隔が延長します。

　ST変化に関しては，wide QRSの場合，二次性ST-T変化が起こるため，虚血などによる一次性のST-T変化の判断が難しくなります。ただし，完全右脚ブロックの場合，J点がどこになるのかを把握し，その場所でSTを評価することが可能です。本症例（図1）では，$V_3$～$V_6$誘導でdown-sloping型のST低下を認めます（BOX032-1，p71参照）。

　問題103の症例は，重症大動脈弁狭窄症と冠動脈病変（左冠動脈主幹部を含む重症3枝病変）を合併した慢性腎不全患者が，透析による心負荷で相対的虚血を起こし，心内膜下虚血をきたしていました。

**図1** 完全右脚ブロックにおけるJ点の見極め

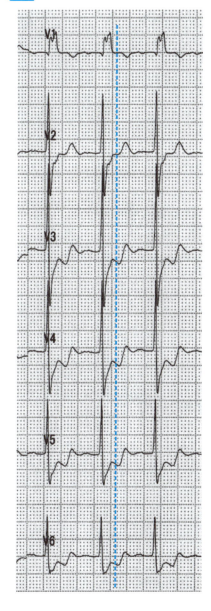

225

アドバンス編｜問題104

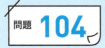　90歳，女性。息切れ，起坐呼吸で搬送，入院時の心電図を示す。所見として正しいもの1つ選べ。

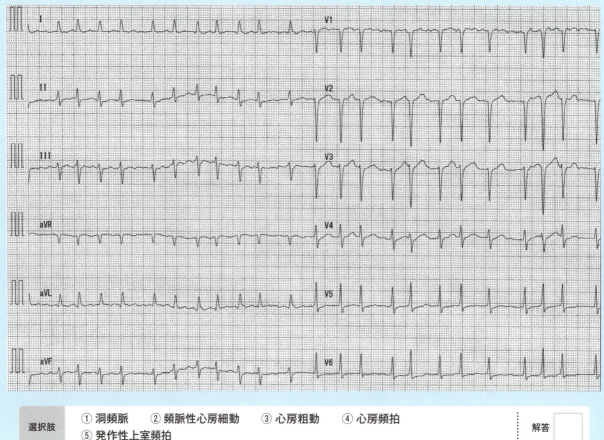

選択肢　① 洞頻脈　② 頻脈性心房細動　③ 心房粗動　④ 心房頻拍　⑤ 発作性上室頻拍

解答 □

　ヒント　narrow QRSでイレギュラーな頻拍といえば？

解答 ▶ ②

 正答の選択根拠

頻脈性不整脈を選ばせる手本となる選択肢です。正解を選ぶことは難しくないかもしれませんが，せっかくですので，不正解となる選択肢もなぜ違うのかを自問自答してレベルアップに役立ててください。RRは完全にバラバラであり（絶対不整），基線にブレがあり，細動波を認めることから② 頻脈性心房細動が正解です ➡ 問題 038，p83

 その他の選択肢について

① RRは不整で，P波がないので洞頻脈ではありません ➡ 問題 035，p77
③ 鋸歯状波はなく，RRも不整なので心房粗動ではありません ➡ 問題 037，p81
④ RRは不整で，P波がないので心房頻拍ではありません ➡ 問題 072，p159
⑤ RRは不整なので発作性上室頻拍ではありません ➡ 問題 036，p79

アドバンス編｜問題 105

## 問題 104 を解くための必須知識 BOX　　▶テーマ：頻脈性心房細動

### 104-1　頻脈性心房細動のRR間隔とQRSの振幅

関連するベーシック BOX は
問題 038（p83）へ

　問題 104 の心電図波形に沿って解説します。これもまずは調律からチェックします。洞調律時のように，P-QRS-T…とスムーズに読めず，$V_1$ 誘導では f 波があり，RR 間隔が不規則のため調律は心房細動になります。心房細動の場合，心房は 350bpm（拍/分）以上の無秩序な心房興奮をしますが，房室結節の減衰伝導特性によって心室にランダムに伝導するため，RR 間隔が不規則になります。心房細動のときの心室応答は房室結節の伝導性で決まります。本症例では，非代償性心不全によって交感神経活性が高くなり，速い心室応答（141bpm）となっています。そのほかの所見としては，QRS に着目すると，$V_1$〜$V_3$ 誘導にかけて r 波増高不良を認め，QRS 振幅が交互に変化していて，電気的交互脈を認めます。本症例は，高齢で侵襲的な精査は施行していませんが，心エコー図検査では前壁中隔に局所壁運動障害を伴う低左心機能であることから，今回のような QRS 変化をきたしたと考えられます。

## 問題 105

84 歳，女性。急性下壁梗塞に対する血行再建から 4 日後の心電図を示す。所見として正しいものを 1 つ選べ。

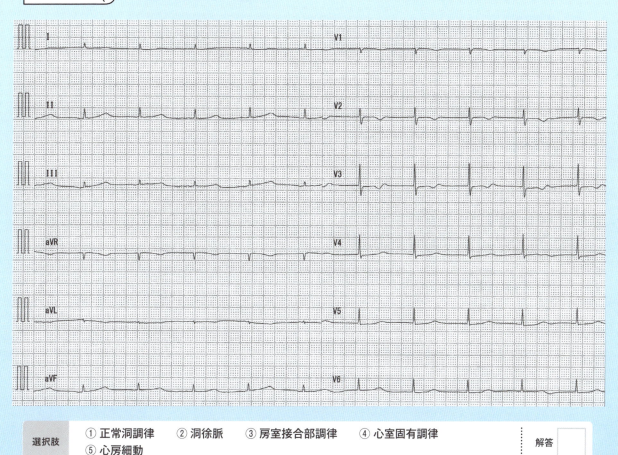

選択肢　① 正常洞調律　② 洞徐脈　③ 房室接合部調律　④ 心室固有調律　⑤ 心房細動

解答

アドバンス編｜問題106

解答 ▶ ③

|  正答の選択根拠 | 一見すると，異常のない波形のようにもみえる心電図です。こういうときこそP波からみる癖がとても大切です。そして，P波がない＝洞不全症候群だと飛びついてはいけません。本症例は洞不全症候群ではありますが，ときにわかりにくい細動波が隠れていることもあるので，細動波のわかりやすいV₁誘導も必ず確認が必要です。QRSに先行するP波がなく，narrow QRSであることから③の房室接合部調律を疑います ➡ 問題018, p37 |
|---|---|
|  その他の選択肢について | ① 心拍数は正常範囲ですが，洞性のP波はありません ➡ 問題007, p15<br>② 心拍数は徐脈といえるほどではなく，洞性のP波もありません ➡ 問題016, p34<br>④ QRSに先行するP波はないですが，心室固有調律であればwide QRSになるはずです ➡ 問題018, p37<br>⑤ RRの絶対不整や基線にブレ（細動波）がないので心房細動ではありません ➡ 問題038, p83 |

 **問題105を解くための必須知識BOX** ▶テーマ：P波がないnarrow QRSの調律

 **105-1** 房室接合部調律，促進性房室接合部調律，房室接合部頻拍の違い

関連するベーシックBOXは問題018（p37）へ

　問題105の心電図波形に沿って解説します。まずは調律からチェックしましょう。P-QRS-T…と読もうとしてもP波が見つかりません。すなわち洞調律ではないと判断します。ではリズムは何かというと，RR間隔から心拍数は62bpmです。QRSは幅がnarrow（3mm未満）でレギュラーなため，房室接合部調律と判断します。一般的に，房室接合部調律では40〜60bpm/分と洞調律より遅くなります。60〜100bpm/分の場合を促進性房室接合部調律，100bpm/分以上の場合を房室接合部頻拍といいます。

　本症例では，急性心筋梗塞で洞結節の機能障害を起こし，一方で房室接合部の自動能が亢進することで，周術期に促進性房室接合部調律になったと考えられます。

**問題 106** 84歳，女性。急性下壁梗塞に対する血行再建後，第8日目のモニター心電図を示す。所見として正しいもの2つ選べ。

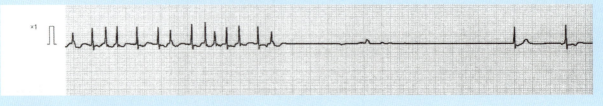

選択肢　① 正常洞調律　② 頻脈性心房細動　③ 心房頻拍　④ 洞不全症候群　⑤ 完全房室ブロック

解答

解答 ▶ ②, ④

|  正答の選択根拠 | モニター波形は基本的にはⅡ誘導に一致すると考えてください。最も波形がはっきりみやすい誘導です。ただしⅡ誘導しかみられないため、波形異常の鑑別というよりはリズム異常を鑑別するために用いるのが有用です。本症例でも明らかに頻拍発作の後に突然の徐脈を認めます。前半部分において、RRは絶対不整＆細動波を認めるため、②の頻脈性心房細動が1つ目の正解です ➡ 問題038, p83。また、後半部分においては頻脈後の突然の洞停止を認めることから、④の洞不全症候群（Ⅲ型）が正解となります ➡ 問題019, p39 |
|---|---|
|  その他の選択肢について | ① 明らかに心拍数は異常であり、洞性のP波もありません ➡ 問題007, p15<br>③ RRは不整であり、P波がないので心房頻拍ではありません ➡ 問題072, p159<br>⑤ 完全房室ブロックであればP波があるはずで、それに追従できてないQRSがあれば房室ブロックになります ➡ 問題024, p50 |

##  問題106を解くための必須知識BOX　▶テーマ：pause

###  106-1　頻脈後の突然のpause

関連するベーシックBOXは問題019（p39）へ

　図1をみてください。前半は、P波がなくRR不整で速い脈のため頻脈性心房細動です。突然R波がなくなり約5秒間pauseとなっています。このpauseのなかにはP波はなく、洞不全症候群と判断します。頻脈発作停止後の洞不全症候群は徐脈頻脈症候群とよびます。

図1 pause中にP波はない

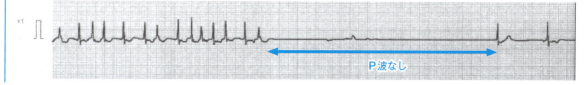

問題107　76歳、男性。一過性意識消失で搬送、初療中のモニター心電図を示す。所見として正しいものを2つ選べ。

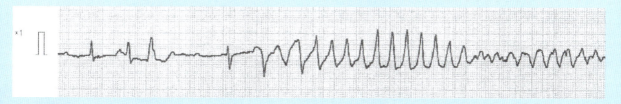

選択肢　① 単形性心室頻拍　② torsades de pointes　③ 心室細動　④ QT延長
　　　　⑤ QT短縮

解答

**解答 ▶ ②, ④**

| | |
|---|---|
| 正答の選択根拠 | このように偶発的な波形をとらえることができるのがモニター心電図の大きな利点です。実臨床で出会うと身の毛のよだつ心電図です。Torsades de pointes の心電図はねじれるような螺旋を描くものであり，振幅は変動するものの中心線は変化しないというのが1つの特徴になります。QT延長＋R on T から始まる，特徴的なねじれるような wide QRS 頻拍波形は②の torsades de pointes です ● 問題 090, p195。また，1拍目と4拍目に延長している QT（④の QT 延長）が確認できます ● 問題 090, p195 |
| その他の選択肢について | ① 頻拍時の波形は明らかに単形性心室頻拍ではありません ● 問題 039, p85<br>③ 心室が痙攣している状態であり，完全に不規則な QRS の揺れになるため，心室細動ではありません ● 問題 040, p89<br>⑤ 短縮している QT は認めません ● 問題 100, p218 |

## 問題 107 を解くための必須知識 BOX ▶テーマ：モニター心電図でのリズム判読

### 107-1　torsades de pointesの起こり方

関連するアドバンス BOX は問題 090（p195）へ

　モニター心電図ではリズムの同定が困難な場合がありますが，わかる範囲でみていきましょう。P波（図1矢頭）に対してQRSの欠落が2回以上あり，高度房室ブロックまたは完全房室ブロックの可能性があります。その後のQRSはQT延長を認め（図1↔），R on Tの形で心室性期外収縮が起こり，続いて多形性心室頻拍となっています。このように，QT延長に伴い多形性心室頻拍になるものを torsades de pointes と診断します。

　問題107の症例は，完全房室ブロックでQT延長を認め，torsades de pointes をきたした心原性失神でした。速やかに一時ペーシングカテーテルを挿入し，心室ペーシング調律にすることで，一過性意識消失，torsades de pointes は改善しました。

**図1** QRS波の欠落とQT延長

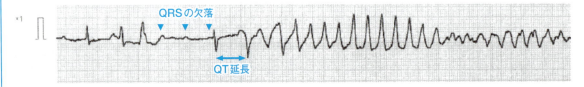

## 問題 108

48歳, 男性。4時間前から持続する胸痛で搬送, 入院時の心電図を示す。所見として正しいものを2つ選べ。

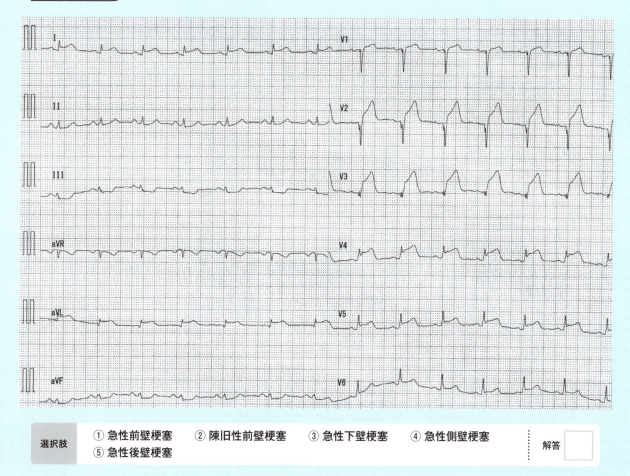

選択肢
① 急性前壁梗塞　② 陳旧性前壁梗塞　③ 急性下壁梗塞　④ 急性側壁梗塞
⑤ 急性後壁梗塞

解答

---

解答 ▶ ①, ④

**正答の選択根拠**

虚血領域の鑑別は心電図読影がキモとなります。$V_1$〜$V_4$ 誘導で ST が上がっていることを診断するのは比較的容易かもしれませんが, ここもぜひ, ほかの選択肢だとどのような波形になるか, どの領域をどの血管が栄養しているのかしっかり理解しておきましょう。① 急性前壁梗塞の特徴である, $V_1$〜$V_4$ 誘導での ST 上昇を認めます ➡ 問題 062, p136。また, ④ 急性側壁梗塞の特徴である I, $aV_L$ 誘導での ST 上昇を認めます ➡ 問題 064, p140

**その他の選択肢について**

② 陳旧性前壁梗塞では $V_1$〜$V_4$ 誘導で異常 Q 波を認めます。同領域で陰性 T 波がみられることもあります ➡ 問題 067, p147
③ 急性下壁梗塞ではⅡ, Ⅲ, $aV_F$ 誘導で ST 上昇を認めます ➡ 問題 065, p142
⑤ 急性後壁梗塞では $V_7$〜$V_9$ 誘導の後壁誘導を認めるか, ミラーイメージとして前壁($V_1$〜$V_4$ 誘導)で ST 低下を認めます ➡ 問題 068, p149

アドバンス編｜問題109

## 問題108を解くための必須知識BOX　▶テーマ：ST上昇型急性心筋梗塞

### 108-1　急性心筋梗塞の梗塞部位推定

関連するアドバンスBOXは
問題062（p136）へ

　問題108の心電図波形に沿って解説します。まずは調律からチェックしましょう。PとQRSが1：1であり，P波の極性がⅠ誘導とⅡ誘導でともに陽性の洞調律で，心拍数が81bpmの正常洞調律です。次に，持続する胸痛のときに，最も着目すべきはST変化の有無です。本症例では，$V_1$〜$V_6$誘導，Ⅰ，$aV_L$誘導で1mm以上のST上昇を認め，Ⅲ，$aV_F$誘導でミラーイメージのST低下を認めます。胸痛＋ST上昇＋ミラーイメージのST低下をみたら，まずST上昇型急性心筋梗塞（STEMI）を考慮し，どこの心筋に梗塞が起きているのかを推測します。$V_1$〜$V_6$誘導は前壁梗塞，Ⅰ，$aV_L$誘導は側壁梗塞です。胸痛が4時間前の急性期発症と考え，Ⅲ誘導のST低下は急性期広範囲前壁中隔梗塞のミラーイメージによるST低下としてとらえ，正解は急性前壁梗塞と急性側壁梗塞になります。

## 問題 109

74歳，男性。動悸にて受診時の心電図を示す。所見として最も疑われるものを1つ選べ。

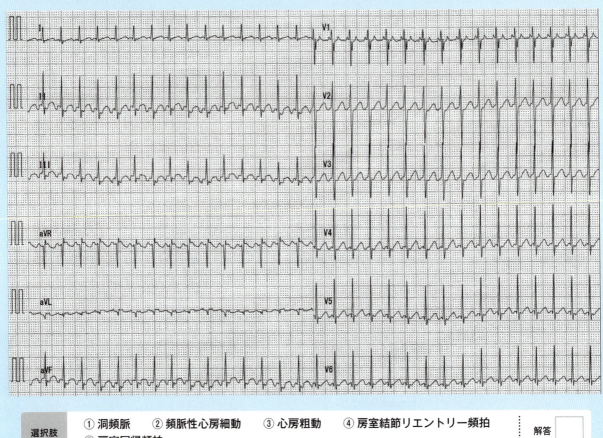

選択肢
① 洞頻脈　② 頻脈性心房細動　③ 心房粗動　④ 房室結節リエントリー頻拍
⑤ 房室回帰頻拍

解答　□

解答 ▶ ③

| 正答の選択根拠 | narrow QRS 頻拍の鑑別です．この 2：1 の心房粗動は最も鋸歯状波が見つけにくく，PSVT との鑑別に難渋します．鋸歯状波のレートが 300bpm のため，2：1 伝導した場合，QRS は 150bpm 前後になります．それくらいのレートの narrow QRS 頻拍をみたときには，まず心房粗動を鑑別に挙げて鋸歯状波を見つけに行くことがポイントです．伝導比が落ちると，延びた RR の間に鋸歯状波が確認しやすくなります． ➡ 問題 037，p81 |
|---|---|
| その他の選択肢について | ① まず洞性にしては結構レートが早いのと，P 波があると仮定しても明らかに極性が異なるため洞頻脈ではありません ➡ 問題 035，p77<br>② 頻脈性心房細動であれば RR は完全にバラバラになり，細動波があるはずです ➡ 問題 038，p83<br>④ 鋸歯状波があるので房室結節リエントリー頻拍ではありません ➡ 問題 071，p156<br>⑤ 鋸歯状波があるので房室回帰頻拍ではありません ➡ 問題 070，p153 |

 問題109を解くための必須知識BOX　▶テーマ：鋸歯状波

 **109-1** RR間における鋸歯状波の見極め　　関連するベーシックBOXは問題 037（p81）へ

問題 109 の心電図波形に沿って解説します．まず調律からチェックしましょう．洞調律時のように，P-QRS-T …とスムーズに読めず，RR 間隔が短い（188bpm）ため，頻脈性不整脈です．V₁ 誘導に着目すると，P 波が 2 回に対して（図 1 矢頭），QRS 波が 1 回あり，2：1 伝導と考えます．

**図1** 2：1 伝導

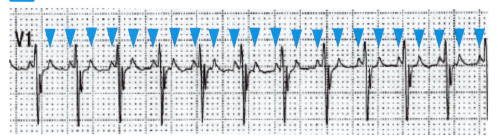

次に，Ⅱ誘導に着目すると，2 回のノコギリ波に対して 1 回の QRS があるようにみえ（常に 2：1 の心房粗動がないか疑う），心房粗動が最も疑われます（図 2）．

**図2** 2 回のノコギリ波に対して 1 回の QRS

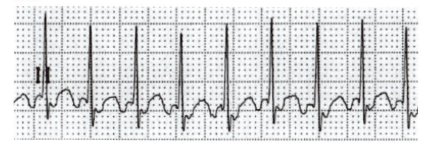

アドバンス編｜問題110

問題109の症例は，心房粗動を最も考慮しましたが，自信をもって診断をするためにATP（アデノシン三リン酸）を静注しました．その結果，ATPによって房室伝導が一時的に抑制され，3：1伝導になり典型的なノコギリ波が見つかり（図3矢印），自信をもって心房粗動と診断しました．

図3 ATP静注による心房粗動の確定診断

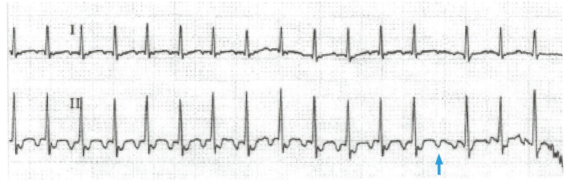

ATP静注によって房室伝導能が低下することで3：1伝導となり，II誘導で典型的なノコギリ波が認められた

問題110　85歳，男性．脱水状態で搬送された．アルコールが好きで食事はあまり摂らない．心電図所見として誤っているものを1つ選べ．

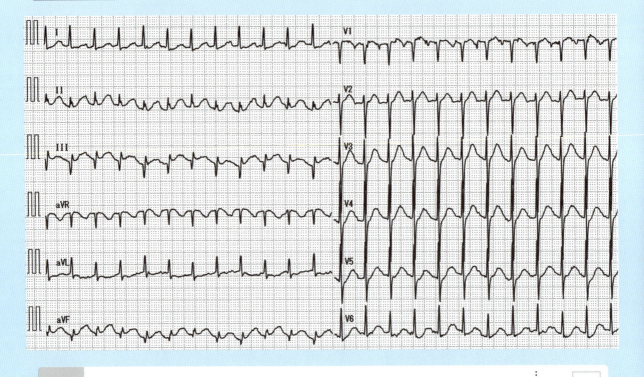

選択肢　① 洞頻脈　② 促進性房室接合部調律　③ 異常Q波　④ ST上昇　⑤ QT延長　解答

解答 ▶ ②

正答の
選択根拠

頻脈の問題はパッと出題されるドキドキしてしまいますね。そんなときでも判読の型が身についていれば慌てずに済みますし，所見をもれなく拾えるようになります。なんとなく問題を解いていると，いつまでもなんとなくでしか解けません。Q波，ST，QTといろいろな選択肢が出ているので，何をもってその所見の基準を満たすのか，根拠をもって押さえておきましょう。正解は促進性房室接合部調律です。QRSに再現性をもって先行するP波があるので，接合部調律ではありません ➡ 問題038，p83

その他の
選択肢に
ついて

① T波にかぶってはいますが，I誘導（+），II誘導（+）のP波が確認できるので洞頻脈です ➡ 問題035，p77
③ R波の1/4より深く，かつQ幅が1mm以上（本症例ではIII，aV_F誘導でみられる）なので異常Q波です ➡ 問題037，p81
④ J点において基線から1mm以上の上昇を認めます ➡ 問題071，p156
⑤ P波がかぶるのでT波の判定が難しいところですが，QT延長を認めます ➡ 問題070，p153

## 問題110を解くための必須知識BOX　▶テーマ：低マグネシウム血症

###  110-1　頻拍時のP波を探す

　問題110の心電図波形に沿って解説します。まず調律からチェック！ 一見，P波がないnarrow QRSレギュラー頻拍にみえますが，本症例のように脱水状態では脱水による交感神経刺激のため洞頻脈になることが多いので，病歴もヒントに目を凝らしてP波を探しにいきます。そうすると，I誘導，II誘導にてT波に重なるように陽性のP波（図1矢頭）があるのがわかり，洞調律に合致します。心拍数は141bpmであり，脱水による洞頻脈を最も考えます。QRSに着目すると，III，aV_F誘導で異常Q波とその後に1mm以上のST上昇を認め，陳旧性下壁梗塞の合併が考えられます。QT間隔に着目すると，RR間隔の半分よりもQT間隔が長いため，QT延長と判断します。

　問題110の症例は，その後の病歴聴取と血液検査所見から大酒家であることと，低マグネシウム血症があることがわかりました。飲酒中にほとんど食事を摂取しないと栄養状態が不良となり，低マグネシウム血症をきたすことがあります。QT延長のため，洞性P波がT波に重なり，調律の判断が難しい症例です。

図1　P波がある！T波に重なるP波に注意

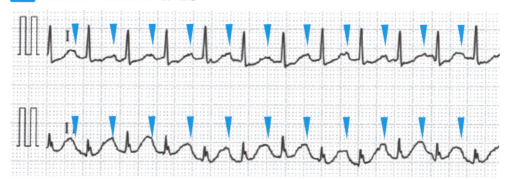

# 問題 111

49歳，女性。息切れで受診した際の心電図を示す。所見より最も疑われる疾患を1つ選べ。

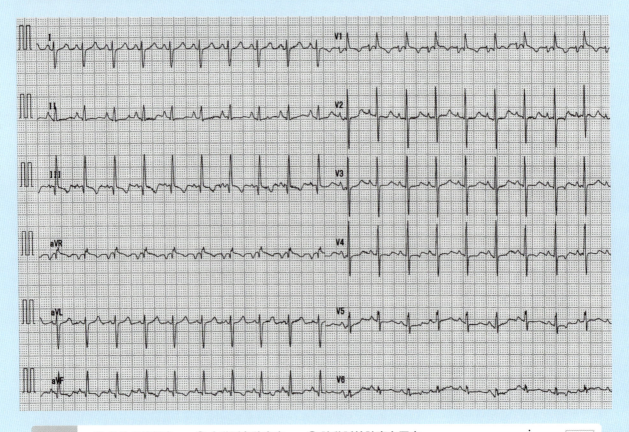

選択肢
① 急性心筋梗塞　② 大動脈弁狭窄症　③ 肺動脈性肺高血圧症
④ 僧帽弁狭窄症　⑤ 心膜炎

解答

---

## 解答 ▶ ③

**正答の選択根拠**

超難問です。所見が多くみられており，さらにそれらから心臓の状態を把握し，総合的に疾患名を導き出さなければなりません。すべての所見は右心系の異常を示唆しており，右室肥大と右房負荷を示唆するものです。これらをきたしうる疾患として肺動脈性肺高血圧症のみ該当します。右軸偏位，右脚ブロック，反時計回転は右心系の異常を示唆します ➡ 問題 084，p184

**その他の選択肢について**

① 心筋梗塞を疑うような ST 上昇はありません ➡ 問題 030，p64
② 大動脈弁狭窄症であれば合併するはずの左室肥大がありません ➡ 問題 083，p181
④ 僧帽弁狭窄症は心室に異常をきたすケースが少なく，心電図所見としては左房負荷のみ認めることが多いです ➡ 問題 083，p181
⑤ 心膜炎ではミラーイメージのない広範な ST 上昇，PR の低下，TP 部分の低下が特徴です ➡ 問題 087，p189

## 問題111を解くための必須知識BOX　▶テーマ：肺動脈性肺高血圧症

### 111-1　肺高血圧による右心系負荷の特徴

関連するアドバンスBOXは
問題084（p184）へ

　問題111の心電図波形に沿って解説します。まずは調律からチェックしましょう。PとQRSが1：1であり，P波の極性がⅠ誘導とⅡ誘導でともに陽性なので洞調律で，心拍数は117bpmのため洞頻脈です。P波はⅡ誘導で高さ2.5mm（0.25mV）以上のため右房負荷があります。次にQRSに着目すると，Ⅰ誘導で極性が－，Ⅱ誘導で極性が＋のため右軸偏位です。移行帯は反時計回転となり，$V_1$誘導で右室ストレインパターンのST低下と高いR波を認め，右室肥大が考えられます。

　問題111の症例は，右房負荷，右軸偏位，右室肥大が考慮され，病態としては肺高血圧による肺性心が鑑別となり，選択肢からは肺動脈性肺高血圧症が該当します。

# 付録

# 問題テーマとBOXの目次

## ベーシック編

| 問題番号 | テーマ | ページ | BOX | ページ | BOX | ページ | BOX | ページ | BOX | ページ | BOX | ページ |
|---|---|---|---|---|---|---|---|---|---|---|---|---|
| 001 | 心拍数計算 | … 2 | 001-1 | … 3 | 001-2 | … 3 | 001-3 | … 4 | | | | |
| 002 | 右軸偏位＋北西軸 | … 5 | 002-1 | … 6 | | | | | | | | |
| 003 | 左軸偏位 | … 7 | 003-1 | … 8 | | | | | | | | |
| 004 | 左房負荷 | … 9 | 004-1 | … 10 | | | | | | | | |
| 005 | 右房負荷 | … 11 | 005-1 | … 12 | | | | | | | | |
| 006 | 洞調律 | … 13 | 006-1 | … 14 | | | | | | | | |
| 007 | 異所性心房調律 | … 15 | 007-1 | … 16 | 007-2 | … 16 | | | | | | |
| 008 | 反時計回転 | … 17 | 008-1 | … 18 | 008-2 | … 18 | | | | | | |
| 009 | 時計回転 | … 19 | 009-1 | … 20 | | | | | | | | |
| 010 | ST上昇 | … 20 | 010-1 | … 21 | 010-2 | … 22 | 010-3 | … 23 | | | | |
| 011 | 異常Q波 | … 24 | 011-1 | … 25 | 011-2 | … 25 | | | | | | |
| 012 | poor R wave progression | … 26 | 012-1 | … 27 | | | | | | | | |
| 013 | 高電位 | … 28 | 013-1 | … 29 | 013-2 | … 29 | | | | | | |
| 014 | 低電位 | … 30 | 014-1 | … 31 | | | | | | | | |
| 015 | QT延長 | … 31 | 015-1 | … 32 | 015-2 | … 33 | | | | | | |
| 016 | 洞不全（Ⅰ） 洞徐脈 | … 34 | 016-1 | … 35 | 016-2 | … 35 | | | | | | |
| 017 | 洞不全（Ⅱ） 洞房ブロック | … 35 | 017-1 | … 36 | | | | | | | | |
| 018 | 洞不全（Ⅱ） 洞停止 | … 37 | 018-1 | … 38 | 018-2 | … 38 | 018-3 | … 39 | | | | |
| 019 | 洞不全（Ⅲ） 徐脈頻脈症候群 | … 39 | 019-1 | … 40 | | | | | | | | |
| 020 | 1度房室ブロック | … 41 | 020-1 | … 42 | 020-2 | … 42 | 020-3 | … 42 | 020-4 | … 43 | | |
| 021 | Wenckebach型2度房室ブロック | … 43 | 021-1 | … 44 | 021-2 | … 45 | 021-3 | … 45 | | | | |
| 022 | 2：1房室ブロック | … 46 | 022-1 | … 47 | 022-2 | … 47 | | | | | | |
| 023 | 発作性高度房室ブロック | … 48 | 023-1 | … 49 | 023-2 | … 49 | | | | | | |
| 024 | 3度房室ブロック | … 50 | 024-1 | … 51 | 024-2 | … 51 | 024-3 | … 52 | | | | |
| 025 | 右脚ブロック | … 53 | 025-1 | … 54 | 025-2 | … 54 | | | | | | |
| 026 | 左脚ブロック | … 55 | 026-1 | … 56 | 026-2 | … 56 | 026-3 | … 57 | | | | |
| 027 | 上室期外収縮（PAC） | … 58 | 027-1 | … 59 | | | | | | | | |
| 028 | 心室期外収縮（PVC） | … 60 | 028-1 | … 61 | 028-2 | … 61 | | | | | | |
| 029 | WPW症候群 | … 62 | 029-1 | … 63 | 029-2 | … 63 | | | | | | |
| 030 | 左前下行枝心筋梗塞 | … 64 | 030-1 | … 65 | 030-2 | … 65 | 030-3 | … 67 | | | | |
| 031 | 右冠動脈心筋梗塞 | … 68 | 031-1 | … 69 | 031-2 | … 69 | | | | | | |
| 032 | 労作性狭心症 | … 70 | 032-1 | … 71 | 032-2 | … 71 | 032-3 | … 72 | | | | |
| 033 | Brugada症候群タイプ1 | … 73 | 033-1 | … 74 | 033-2 | … 74 | | | | | | |
| 034 | Brugada症候群タイプ2とタイプ3 | … 75 | 034-1 | … 76 | | | | | | | | |
| 035 | 洞頻脈 | … 77 | 035-1 | … 78 | | | | | | | | |
| 036 | 上室頻拍 | … 79 | 036-1 | … 80 | 036-2 | … 80 | | | | | | |
| 037 | 心房粗動（AFL） | … 81 | 037-1 | … 82 | 037-2 | … 82 | | | | | | |
| 038 | 心房細動（AF） | … 83 | 038-1 | … 84 | 038-2 | … 84 | 038-3 | … 84 | | | | |
| 039 | 心室頻拍（VT） | … 85 | 039-1 | … 86 | 039-2 | … 88 | 039-3 | … 88 | 039-4 | … 88 | | |
| 040 | 心室細動（VF） | … 89 | | | | | | | | | | |
| 041 | 電解質異常（高カリウム血症） | … 90 | 041-1 | … 91 | 041-2 | … 91 | 041-3 | … 91 | | | | |

## アドバンス編

| 問題番号 | テーマ | ページ | BOX | ページ | BOX | ページ | BOX | ページ | BOX | ページ | BOX | ページ |
|---|---|---|---|---|---|---|---|---|---|---|---|---|
| 042 | 電極の付け間違い | … 94 | 042-1 | … 95 | | | | | | | | |
| 043 | 高電位のひっかけ | … 97 | 043-1 | … 98 | 043-2 | … 98 | | | | | | |
| 044 | 左室肥大 | … 99 | 044-1 | … 100 | 044-2 | … 100 | 044-3 | … 101 | | | | |
| 045 | 左室拡大 | … 102 | 045-1 | … 103 | | | | | | | | |
| 046 | 非特異的心室内伝導障害（NICD） | … 103 | 046-1 | … 104 | | | | | | | | |
| 047 | 左脚前枝ブロック（LAFB） | … 105 | 047-1 | … 106 | 047-2 | … 106 | | | | | | |
| 048 | 2枝ブロック | … 105 | 048-1 | … 108 | 048-2 | … 108 | | | | | | |
| 049 | 3枝ブロック | … 110 | 049-1 | … 111 | | | | | | | | |
| 050 | 3枝ブロック→心房細動＋完全房室ブロック | … 113 | 050-1 | … 114 | 050-2 | … 114 | | | | | | |
| 051 | 上室期外収縮（PAC） | … 115 | 051-1 | … 116 | | | | | | | | |
| 052 | 変行伝導を伴う上室期外収縮 | … 117 | 052-1 | … 118 | | | | | | | | |
| 053 | 上室期外収縮の起源 | … 118 | 053-1 | … 119 | 053-2 | … 120 | | | | | | |

| 問題番号 | テーマ | ページ | BOX | ページ | BOX | ページ | BOX | ページ | BOX | ページ | BOX | ページ |
|---|---|---|---|---|---|---|---|---|---|---|---|---|
| 054 | 心室期外収縮の起源 | … 121 | 054-1 … 122 | | | | | | | | | |
| 055 | 3種類の心室期外収縮 | … 123 | 055-1 … 124 | | | | | | | | | |
| 056 | 間入性心室期外収縮 | … 126 | | | | | | | | | | |
| 057 | WPW症候群タイプA | … 127 | 057-1 … 128 | | | | | | | | | |
| 058 | WPW症候群タイプB | … 130 | | | | | | | | | | |
| 059 | WPW症候群タイプC | … 131 | | | | | | | | | | |
| 060 | LGL症候群 | … 132 | 060-1 … 133 | | | | | | | | | |
| 061 | 左冠動脈主幹部心筋梗塞 | … 134 | 061-1 … 135 | 061-2 … 135 | | | | | | | | |
| 062 | 左前下行枝近位部心筋梗塞 | … 136 | 062-1 … 137 | | | | | | | | | |
| 063 | 左前下行枝遠位部心筋梗塞 | … 138 | 063-1 … 139 | 063-2 … 139 | | | | | | | | |
| 064 | 左回旋枝心筋梗塞 | … 140 | 064-1 … 141 | | | | | | | | | |
| 065 | 右冠動脈近位部心筋梗塞 | … 142 | 065-1 … 143 | | | | | | | | | |
| 066 | 右冠動脈遠位部心筋梗塞 | … 145 | 066-1 … 146 | | | | | | | | | |
| 067 | 左前下行枝陳旧性心筋梗塞 | … 147 | 067-1 … 148 | | | | | | | | | |
| 068 | 左回旋枝陳旧性心筋梗塞 | … 149 | 068-1 … 150 | | | | | | | | | |
| 069 | 右冠動脈陳旧性心筋梗塞 | … 151 | 069-1 … 152 | 069-2 … 152 | | | | | | | | |
| 070 | 房室結節リエントリー頻拍（AVNRT） | … 153 | 070-1 … 154 | 070-2 … 154 | | | | | | | | |
| 071 | 房室回帰頻拍（AVRT） | … 156 | 071-1 … 157 | 071-2 … 158 | | | | | | | | |
| 072 | 心房頻拍（AT） | … 159 | 072-1 … 160 | 072-2 … 161 | | 072-3 … 162 | 072-4 … 162 | | | | | |
| 073 | 通常型心房粗動（common AFL） | … 163 | 073-1 … 164 | | | | | | | | | |
| 074 | reverse common AFL | … 165 | 074-1 … 166 | | | | | | | | | |
| 075 | 非通常型心房粗動（uncommon AFL） | … 167 | 075-1 … 168 | | | | | | | | | |
| 076 | 左室起源特発性心室頻拍（ILVT） | … 168 | 076-1 … 169 | | | | | | | | | |
| 077 | 心筋梗塞後心室頻拍 | … 170 | 077-1 … 171 | | | | | | | | | |
| 078 | 脚ブロック＋発作性上室頻拍（PSVT） | … 172 | 078-1 … 173 | | | | | | | | | |
| 079 | J波症候群 | … 174 | 079-1 … 175 | 079-2 … 175 | | | | | | | | |
| 080 | 不整脈原性右室心筋梗塞 | … 176 | 080-1 … 177 | | | | | | | | | |
| 081 | 心尖部肥大型心筋症 | … 177 | 081-1 … 178 | | | | | | | | | |
| 082 | 拡張型心筋症 | … 179 | 082-1 … 180 | | | | | | | | | |
| 083 | 左心性P波と弁膜症 | … 181 | 083-1 … 182 | 083-2 … 183 | | 083-3 … 183 | 083-4 … 183 | | 083-5 … 184 | | | |
| 084 | 右室負荷（肺動脈性肺高血圧症） | … 184 | 084-1 … 185 | | | | | | | | | |
| 085 | たこつぼ型心筋症（急性期） | … 186 | 085-1 … 187 | | | | | | | | | |
| 086 | たこつぼ型心筋症（亜急性期） | … 188 | 086-1 … 189 | | | | | | | | | |
| 087 | 心膜炎 | … 189 | 087-1 … 190 | | | | | | | | | |
| 088 | くも膜下出血 | … 191 | 088-1 … 190 | | | | | | | | | |
| 089 | 急性肺動脈血栓塞栓症 | … 193 | 089-1 … 194 | 089-2 … 194 | | | | | | | | |
| 090 | torsades de pointes | … 195 | 090-1 … 196 | | | | | | | | | |
| 091 | 心タンポナーデ | … 197 | 091-1 … 198 | | | | | | | | | |
| 092 | ペーシング | … 199 | 092-1 … 200 | 092-2 … 200 | | 092-3 … 201 | 092-4 … 201 | | | | | |
| 093 | ペーシング設定 | … 202 | 093-1 … 203 | 093-2 … 204 | | 093-3 … 204 | 093-4 … 205 | | | | | |
| 094 | ペーシング位置 | … 206 | 094-1 … 207 | | | | | | | | | |
| 095 | ペーシングフェラー | … 208 | 095-1 … 209 | | | | | | | | | |
| 096 | センシングフェラー | … 210 | 096-1 … 211 | | | | | | | | | |
| 097 | 抗頻拍ペーシング | … 212 | 097-1 … 213 | | | | | | | | | |
| 098 | CRT | … 214 | 098-1 … 215 | 098-2 … 215 | | | | | | | | |
| 099 | 低カリウム血症 | … 216 | 099-1 … 217 | | | | | | | | | |
| 100 | 高カルシウム血症 | … 218 | 100-1 … 219 | 100-2 … 219 | | | | | | | | |
| 101 | 右胸心 | … 220 | 101-1 … 221 | 101-2 … 222 | | | | | | | | |
| 102 | wide QRS | … 222 | 102-1 … 223 | | | | | | | | | |
| 103 | 3枝ブロックとST変化 | … 224 | 103-1 … 225 | | | | | | | | | |
| 104 | 頻脈性心房細動 | … 226 | 104-1 … 227 | | | | | | | | | |
| 105 | P波がないnarrow QRSの調律 | … 227 | 105-1 … 228 | | | | | | | | | |
| 106 | pause | … 228 | 106-1 … 229 | | | | | | | | | |
| 107 | モニター心電図でのリズム判読 | … 229 | 107-1 … 230 | | | | | | | | | |
| 108 | ST上昇型急性心筋梗塞 | … 231 | 108-1 … 232 | | | | | | | | | |
| 109 | 鋸歯状波 | … 232 | 109-1 … 233 | | | | | | | | | |
| 110 | 低マグネシウム血症 | … 234 | 110-1 … 235 | | | | | | | | | |
| 111 | 肺動脈性肺高血圧症 | … 236 | 111-1 … 237 | | | | | | | | | |

241

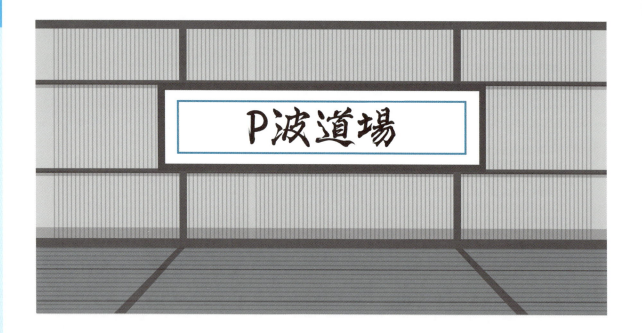

**P波道場へようこそ**。ここでは意外と見逃されがちなP波について徹底解説します。

　P波は心房の脱分極によって形成されます。心電図をゼロから勉強する人は，最初にどうしてもQRS波に目がいきます。QRS波が心室の脱分極を示し，そのリズムや波形が最も大事であることは間違いありません。しかし，中級者以上になってくると，QRSの判読は当然として，P波の動向に注目するようになります。P波の数や形が普通なのかそうでないのか，QRS波との関係性にも目を向けられるようになります。そして，上級者になると，<u>みえないはずのP波がみえるようになり，みえるはずのP波がないことに違和感を感じられる</u>ようになります。例えば，徐脈かどうかはQRS波の数を数えればわかります。しかし，どういった徐脈性不整脈かはP波をみないとわかりません。あるはずのP波ごとQRS波が消失していれば洞不全症候群ですし，P波があるにもかかわらずQRS波がついてこれていないならば房室ブロックであることがわかります。

　ここまで理解できれば，P波がどうやって形成されるのか，刺激伝導系にどのような異常が起きているのか，そうした心臓の状態が透けてみえるようになります。詳細は本編の各項に譲りますが，このP波道場では文字どおりP波に焦点を絞って解説します。シンプルにまとめて理解しておけば，スムーズに読み進められるようになるでしょう。

# 正常なP波とは

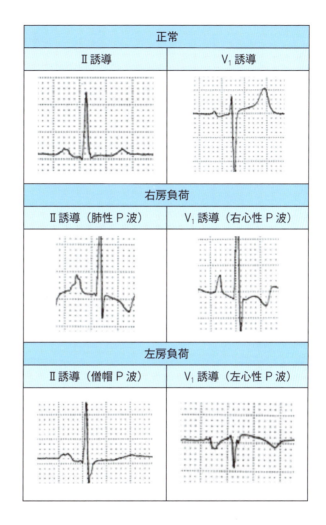

　まず，正常なP波の形について必ず理解しましょう。正常なP波とは洞結節からの興奮で形成される洞性P波のことです。洞結節は右房の上にあり，そこから興奮が伝播するので，P波の極性は少なくともⅠ，Ⅱ誘導で陽性になります。加えてaV_R誘導で陰性，V_4～V_6誘導では陽性のP波がみられるというのが洞性のP波である根拠になります。これ以外の極性のP波を認めればその起源は洞結節ではないということになります。

　次に洞性P波の形に注目します。Ⅱ誘導のP波は陽性であり，高さが2.5mm以内，幅が3mm以内が正常です。これより高いP波は肺性P波といい，右心負荷や慢性閉塞性肺疾患でみられます。幅が3mm以上で2峰性のP波があれば僧帽P波といい，左房負荷を疑います。

　また，V_1誘導の洞性P波の形も押さえておきましょう。通常のV_1誘導におけるP波はプラスマイナスの流れになっており，高さが2mm以内，深さが1mm以内，幅が3mm以内です。高さが2mm以上で先鋭化したP波を認めれば右心性P波といい，右房負荷を示唆します。深さが1mm以上で陰性部分の幅も1mmを超えるような大きな陰性成分を認めた場合は左心性P波といい，左房負荷を疑います。

243

# 徐脈性不整脈のP波に注目

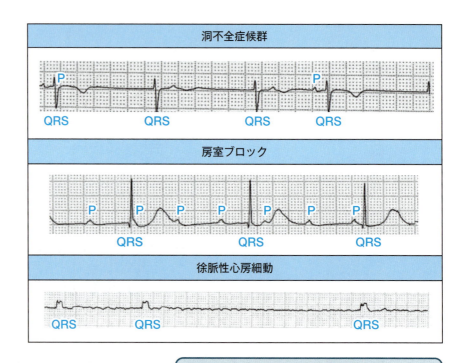

徐脈性不整脈は心拍数が50bpm（拍/分）になっている状態で，刺激伝導系の異常によって形成されます。徐脈になる病態としては大きく分けて

・洞機能の異常
・房室伝導の異常

の2つです。そして，これらを原因として生じる徐脈性不整脈が，洞不全症候群，房室ブロック，徐脈性心房細動です。

洞機能異常を呈する疾患を洞不全症候群といいます。心拍の最初のスイッチである洞結節が弱り，そもそもの脈が出なくなる疾患です。心房の興奮ごと消失するため，QRSの減少と同時にP波も減少あるいは消失します。

一方，房室結節での伝導障害を起こす疾患の代表は房室ブロックです。心房から心室に興奮が伝わる電線が途中で切れてつながらなくなるイメージです。すなわち，房室ブロックでは心房は興奮できているので，P波は出現しているにもかかわらず伝導障害によってQRS波が出現しないという状態です。

もう1つ，房室伝導障害に心房細動を合併すると徐脈性心房細動といわれる疾患になります。心房細動はそもそも心房が細動していてP波が消失しています。心房細動が頻脈性不整脈だと思っていた人は要注意です。徐脈になる心房細動もあります。

# 頻脈性不整脈のP波に注目

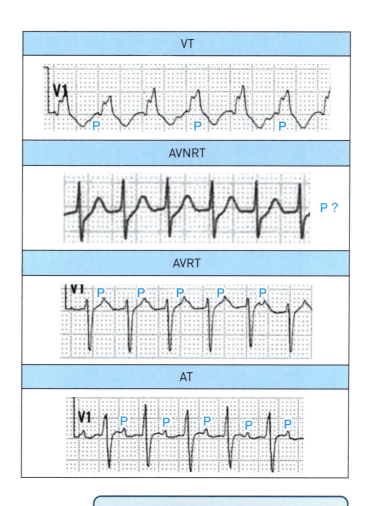

**頻脈をみたらP波をみる**
- wide QRS頻拍＋房室解離＝VT
- PSVT＋P波（あるいはS波にP波）＝AVNRT
- PSVT＋ST部分にP波＝AVRT
- PSVT＋QRS波の前にP波＝AT

　頻脈性不整脈は心拍数が100bpmになっている状態で，QRS幅によってwide QRS頻拍とnarrow QRS頻拍があります。Wide QRS頻拍の代表は心室頻拍（VT），narrow QRS頻拍の代表は発作性上室頻拍（PSVT）です。PSVTは大きく3種類あり，房室結節リエントリー頻拍（AVNRT），房室回帰頻拍（AVRT），心房頻拍（AT）です。ここも例外を挙げ始めるときりがないので，あえてP波の関係のみに注目してまとめます。

　VTにおいて心室は頻拍を起こしていますが，心房は心室に関係なく通常どおり興奮しています。これを房室解離といい，wide QRS波の隙間にP波が小さくみえることがあります。この現象は必ずしもみられるものではありませんが，房室解離がみえればVTと診断できるので，きわめて有用な所見です。VTを疑ったら，とにかく房室解離を起こしているP波を探してください。これを見つけやすいのはもともとP波がみえやすいⅡ，$V_1$，$V_2$誘導です。

PSVTにおいてもP波に注目です。心房も頻拍になっているため，QRS波の前後にP波がみえるはずです。どうしても見つけられない場合は，おそらくP波がQRS波に埋もれてしまっていることを示唆し，それはそれで重要な所見です。

P波が確認できず，QRSに埋もれていることが疑われる場合，まずAVNRTを疑います。また，少しだけP波が遅れて出現し，QRS波の終わりに小さなノッチとしてP波がみえる場合にもAVNRTを疑います。中年女性に多く，PSVTのなかでも最も頻度が多いものになります。

PSVTにおいて，P波がAVNRTよりも少し遅れてST部分にみえた場合にはAVRTを疑います。副伝導路による頻拍回路形成がその本質であり，この副伝導路は生まれつきのことが多いため，AVNRTと比較して，より若年者に多く発症します。

ATは心房から発火して心室に伝わるため，P波はQRS波の前にみえます。

# 索 引

※表中および問題関連箇所（問題文中・ヒント・選択肢）の語句を除く。主要な解説ページは**青太字**

## 和文

### あ

アブレーション治療・・・・・ 84，161，166
アミオダロン・・・・・・・・・・・・・・・・・33，61
アンダーセンシング・・・・・・・・・211，212
アンチドロミック AVRT・87，157，158
安定狭心症・・・・・・・・・・・・・・・・・・65，66

### い

移行帯・・・・ 3，17，**18**-20，28，30，32，
　　59，60，97，117，148，185，237
意識消失・・・・・48，80，134，135，192，
　　　　　　　　　　　　　　219，230
異常 Q 波・・・・・5，9，24，**25**，26，64，
　　68，69，106，137，142，146，
　148-152，160，188，192，231，235
異所性 P 波・・・・・・・・・・・・・・・・・・・・**16**
異所性心房調律・・・・・・・・・・・・・・**16**，221
移動性ペースメーカ・・・・・・・・・・・・・・・**16**
イプシロン波・・・・・・ 73，75，174，175，
　　　　　　　176，177，178，180
陰性 P 波・・・・・・・・・・・・・・ 10，15，161
陰性 T 波 ・7，21，26，73-76，91，99，
**100**，138，146，148-150，177，185，
　　　　　187-189，194，231

### う

植込み型除細動器・・・ 32，61，200，213
右脚ブロック・・・・5，7，11，17-29，53，
**54**-57，85-88，99，102，104，107，
　111，115，122，127，150，169，
　170-173，181，185，**222**，236
右胸心・・・・・・・・11，95，144，**221**，**222**
右軸偏位・・・・5，**6**，7，9，11，26，55，
　88，95，105，107，108，109，185，
　192，220，221，224，225，236，237
　高度一・・・・・・・・・・・・・・・・・・・105，108
右室拡大・・・・・・・・・・・・・・・・・・・・11，185
右室梗塞・・・・・・・・・・・ 142，144，146
右室肥大・・・・・・・ 150，185，236，237
右上肺静脈・・・・・・・・・・・・・・・・・・・・・16
右心耳・・・・・・・・・・・ 78，120，201，207
右心性 P 波 ・・・・・・・・・・・・・・・・12，185
右心負荷・・・・・・・・・・ 11，18，192，194
右房負荷・・・・・・ 11，**12**，185，236，237

### え・お

エリスロマイシン・・・・・・・・・・・・・・・・・33
オーバーセンシング・・・・・・・・・211，212
オルソドロミック AVRT ・・・・・・157，158

### か

拡張型心筋症
　・・・・・ 25，31，103，178，**180**，188
拡張相肥大型心筋症・・・・・・ 9，178，180
カテコラミン・・・・・・・・・・ 98，187，192
下部共通管・・・・・・・・・・・・・・・・・160，161
下壁梗塞・・・・・・・・・・・・・・・・・・・・・・106
冠静脈洞
　・・・・ 119，120，129，130，200，215
冠性 T 波 ・・・・・・・・・・・・・・・・・・・・・100
関節リウマチ・・・・・・・・・・・・・・・・・・・190
完全右脚ブロック・・・・・・ 53，54，104，
　105，107-109，172，185，222-225
完全左脚ブロック
　・・ 55，56，58，109，110，**223**，225
完全皮下植込み型除細動器・・・・・・・・200
完全房室ブロック・・・・ 38，42，44，46，
**47**-51，110，111-113，**114**，229，230
間入性 PVC ・・・・・・・・・・・・・・・・・・・124
冠攣縮性狭心症・・65，66，70，**72**，190

### き

気胸・・・・・・・・・・・・・・・・・・・・・・・31，70
偽性心室頻拍・・・・・・・・・・・・・・・・・・・158
逆行性 P 波 ・・・・・・・・・・・・・・・・・・・125
キャリブレーション・・・・・・・・・・・・・・・**98**
急性冠症候群・・・・ 21，64-66，91，137，
　138，187，189，192，194，218
急性心筋梗塞
　・・・・・・ 22，65，134，194，228，**232**
急性心膜炎・・・・・・・・・・・・・・・・・・・・**190**
急性肺動脈血栓栓塞栓症
　・・・・・・・・・・・・・・・・ 20，70，193，**194**
胸部誘導低電位の基準・ 17，19，28，97
虚血性心筋症・・・・・・・・・・・ 24，188，219
虚血性心疾患・・・・・ 22，28，31，61，**65**，
　66，100，135，178，180，186-188，
　　　　　　　　　　　　　　　192
鋸歯状波・・・ 77，79-83，85，113，154，
　157，160-167，172，197，226，**233**
巨大陰性 T 波
　・・・・・・・・・100，178，180，188，189

### く

くも膜下出血・・・・・・・・・・・・・・・・・・**192**
クラリスロマイシン・・・・・・・・・・・・・・・33
クロザピン・・・・・・・・・・・・・・・・・・・・・33

### け

減衰伝導特性・・・・・・・・・・・ 45，158，227

### こ

ケント束・・・・・・ 62，**63**，87，127-131，
　　　　　133，157，158，223，225
原発性アルドステロン症・・・・・・・・・・217

### こ

高カリウム血症・90，**91**，92，174，190
高カルシウム血症・190，197，218，**219**
抗菌薬・・・・・・・・・・・・・・・・・・・・・・・・・33
抗血小板薬・・・・・・・・・・・・・・・・・66，192
膠原病・・・・・・・・・・・・・・・・・・・・・・・190
較正波・・・・・・・・・・・・・・・・・・・・97，**98**
高電位・・・・・・・・・・・・・・・・・・・**29**，98
後天性 LQTS（QT 延長症候群）・・**32**，33
高度房室ブロック
　・・・・・・・・・・・・・・・ 45，48，**49**-52，230
後乳頭筋断裂・・・・・・・・・・・・・・・・・・・69
抗頻拍ペーシング・・・・・・・・・・・・・・・**213**
抗不整脈薬・・・・・・・・・・・・・・・33，61，88
後壁梗塞
　・・ 18，23，95，141，150，221，231

### さ

細動波・・39，59，60，77，79-85，113，
　154，157，160-163，165，167，226，
　　　　　　　　228，229，233
再分極・・・・・・・ 42，61，74，91，196
　一異常・・・・・・・・・・・・・・・・・・・・21，74
サインカーブ・・・・・・・・・・・・・・・・・・・91
左脚後枝ブロック
　・・・・・・ 54，55，105，**108**，109，225
左脚前枝ブロック
　・・・・・・ 54，55，105，**106**，108，109
左脚ブロック・・ 9，29，53，55，**56**-58，
　86-88，104，108，112，121，131，
　　　　　　　　　　　　151，215
左軸偏位・・・・6，7，**8**，9，11，26，55，
　105，108，109，169-172，180，224
　高度一・・・・・・・・・・・・・・・・・・・105，106
左室拡大・・・・・29，99，102，**103**，178，
　　　　　　181，183，184，188
左室起源特発性心室頻拍・・・・・・・・・・**169**
左室高電位・・・・・・ 11，**29**，97，99，
　101-103，117，151，178，186
　一の基準・・・9，17，19，24，28，**29**，
　　　　　　30，53，100，103
左室肥大・・・28，29，98，**99**，**100**-103，
　148，174，180，181，183，184，
　　　　　　　　　　188，236
左心拡大・・・・・・・・・・・・・・・・・・・・・・28
左心性 P 波 ・・・・・・・・・ 181，**182**，184

左房負荷
‥‥‥9, **10**, 12, 103, 182-184, 236
三環系抗うつ薬‥‥‥‥‥‥‥‥‥33
三尖弁輪
‥‥ 128, 130, 162, 164, 166, 171

### し

ジェームズ束‥‥‥‥‥‥‥‥‥63, 133
ジギタリス‥‥‥‥‥‥‥‥‥‥‥219
軸偏位‥‥3, **6**, 29, 32, 88, 95, 103,
106, 111, 180
刺激伝導系‥‥‥‥ **14**, 35, **42**, 54, 56,
63, 88, 91, 114, 116, 133, 155,
157, 169, 180, 207
四肢誘導低電位‥‥‥‥‥‥‥30, 188
─の基準‥‥‥‥‥ 17, 24, 28, 97
失神‥‥48, 49, 75, 111, 112, 175, 219
自動能‥‥‥‥‥‥‥ 81, 161, 228
上室期外収縮‥‥36, 44, 46, **59**, 115,
**116**, 117, **118**
─起源‥‥‥‥‥‥‥‥‥‥‥**119**
上室頻拍‥‥‥‥‥ 78, **80**, 81, 86, 133,
163, 169, 172, 173, 193, 197
除細動機能‥‥‥‥‥‥‥‥‥200, 213
徐脈性心房細動‥‥‥‥‥‥‥‥‥39
徐脈頻脈症候群‥‥35, 36, 39, **40**, 229
心アミロイドーシス‥‥‥‥‥31, 188
心筋逸脱酵素‥‥‥‥ 65, 66, 186, 187
心筋炎‥‥‥‥‥‥‥‥‥‥‥‥67
心サルコイドーシス‥‥‥‥‥25, 180
心室期外収縮‥‥‥‥ 60, **61**, 117, 118,
121, **124**, 126, 171, 175, 213
─起源‥‥‥‥‥‥‥‥‥‥‥**122**
心室固有調律‥‥‥‥‥‥‥‥‥228
心室細動‥‥49, 61, 84, 89, 158, 175,
176, 192, 195, 204, 213, 230
心室相性洞不整脈‥‥‥‥‥‥‥‥51
心室中部閉塞性心筋症‥‥‥‥‥178
心室内伝導障害
‥‥‥‥9, **104**, 178, 180, 223, 225
心室頻拍‥‥‥ 32, 85, **86**, 87-89, 122,
135, 157, 158, 169, 170, **171**-173,
175, 178, 213
心室補充調律‥‥‥‥‥‥‥114, 223
心室瘤‥‥‥‥‥‥‥‥‥‥148, 149
心尖部肥大型心筋症‥‥‥‥ 100, **178**
心臓再同期療法‥‥200, 201, 215, 216
心臓突然死‥‥‥‥‥‥‥‥‥‥175
心タンポナーデ‥‥‥‥31, 197, **198**
心停止‥‥‥‥‥‥‥‥‥‥92, 211
心囊液‥‥‥‥‥‥‥‥‥‥‥‥198
腎不全‥‥‥‥‥‥‥‥‥‥‥‥91

心房細動‥‥‥‥ 39, 40, 49, 59, 83, **84**,
113, 114, 120, 158, 161, 162,
183, 192, 213, 227, 228
心房粗動‥‥80, **82**, **84**, 85, 161-164,
166, 167, 226, 233, 234
心房中隔‥‥‥‥‥‥‥ 16, 162, 164, 207
心房頻拍‥‥‥‥‥‥ 78, 80, **82**, 83, **160**,
**161**, **162**-164, 167, 178, 226, 229
巣状─‥‥‥‥‥‥‥‥‥‥‥‥81
心膜炎‥‥ 21, 31, 186, **190**, 198, 236

### す

スタチン‥‥‥‥‥‥‥‥‥‥‥66
ストレインT波 ‥‥‥‥‥‥100-102
スラー‥‥‥ 5, 53-55, 104, 107, 185,
223, 224
スラー型(J波)‥‥‥‥‥‥174, 175

### せ

静止膜電位‥‥‥‥‥‥‥‥**91**, 217
正常洞調律‥‥ 13, 105, 229, 225, 232
接合部補充調律‥‥‥‥‥‥‥‥114
絶対性不整脈‥‥‥‥ 84, 226, 228, 229
センシングフェラー‥‥‥‥ **211**, 212
先天性QT延長症候‥‥‥‥‥‥**33**
前壁の陳旧性心筋梗塞‥‥‥‥‥19

### そ

僧帽性P波 ‥‥‥‥‥‥ 181, 182, 184
僧帽弁狭窄症‥‥‥‥‥ 181, **183**, 236
僧帽弁乳頭筋‥‥‥‥‥‥‥‥‥69
僧帽弁閉鎖不全‥‥‥‥‥‥‥‥69
僧帽弁輪‥‥‥‥ 87, 127-130, 164, 167
促進性房室接合部調律‥‥‥‥ **228**, 235
側壁梗塞‥‥‥‥‥‥‥‥‥‥232
ソタロール‥‥‥‥‥‥‥‥‥‥33

### た

大動脈弁狭窄症
‥‥‥‥28, 29, 99, 100, **183**, 236
大動脈弁閉鎖不全症‥‥ 102, 103, **184**
多形性心室頻拍(VT)‥‥ **88**, 171, 230
たこつぼ型心筋症‥‥‥ 100, 139, 178,
186, **187**, 188, **189**, 192
脱分極‥‥‥42, 61, 74, 91, 196, 219
単形性心室頻拍(VT)
‥‥‥‥‥ 88, 169, 171, 195, 230

### つ・て

通常型心房粗動(AFL)‥‥‥ 163, **164**
低カリウム血症‥‥‥ 32, 33, 46, 217
低カルシウム血症‥‥‥‥‥33, 219
低電位‥‥‥‥‥ **31**, 180, 197, 198
─の基準‥‥‥‥ 21, **31**, 53, 59, 60
低マグネシウム血症‥‥‥ 32, 33, **235**

デルタ波‥‥‥‥ 13, 62, 63, 104, 127,
128, 130-132, 150, 157, 176, 223
電解質異常‥‥‥‥‥‥ 32, 33, 91, 219
電極の付け間違い‥‥‥‥‥**95**, 221
テント状T波 ‥‥ 90-92, 174, 190, 193

### と

洞結節‥‥‥ 2, 14, 16, 35, 36, 38, 42,
48, 78, 80, 125, 144, 225, 228
洞徐脈‥‥‥ 2, 13, 34, **35**, 37, 40, 144
洞性P波 ‥‥‥ 9, 15, **16**, 44, 45, 52,
77, 78, 115, 125, 165, 193, 235
洞停止‥‥ 2, 36, 37, **38**-40, 113, 115,
116, 229
等頻度房室解離‥‥‥‥‥‥‥‥37
洞頻脈‥‥‥ 134, 193, 226, 233, 235
洞不全症候群‥‥35, 52, 114, 144, 199,
228, 229
洞房ブロック‥‥‥‥‥‥‥‥2, 36
特発性拡張型心筋症‥‥‥‥‥‥**180**
特発性肺動脈性肺高血圧症‥‥‥‥185
時計回転‥‥‥17-**19**, 20, 27, 148, 149,
164, 166, 167
─の基準‥‥‥‥ 17, 28, 30, 97

### の

ノイズ‥‥‥‥‥‥‥ 89, 204, 211
脳梗塞‥‥‥‥‥‥‥ 59, 84, 148
ノッチ‥‥‥‥‥ 86-88, 171, 173, 176
ノッチ型(J点)‥‥‥‥‥‥33, 175

### は

肺静脈‥‥‥‥‥‥‥‥‥‥84, 119
肺性P波 ‥‥‥‥‥‥‥‥**12**, 185
肺性心‥‥‥‥‥‥‥‥‥‥‥237
肺動脈性肺高血圧症‥‥‥**185**, 236, **237**
ハロペリドール‥‥‥‥‥‥‥‥33
反時計回転‥‥‥‥ 17, **18**-20, 92, 162,
164, 166, 167, 185, 236, 237
─の基準‥‥‥‥ 19, 28, 30, 97

### ひ

非ST上昇型心筋梗塞 ‥‥‥‥‥‥66
ヒス束‥14, 39, 42, 45, 54, 158, 160
肥大型心筋症‥‥‥‥‥ 100, 178, 188
左回旋枝(の)陳旧性心筋梗塞‥‥‥**150**
左前下行枝近位部(の)陳旧性心筋梗塞
‥‥‥‥‥‥‥‥‥‥‥26, 148
左前下行枝(LAD)(の)陳旧性心筋梗塞
‥‥‥‥‥‥‥ 19, **148**, 149
非通常型心房粗動(AFL)‥‥ 164, **167**
非伝導性上室期外収縮‥‥46, 52, **116**
非特異的心室内伝導障害‥‥9, **104**, 180
非閉塞性肥大型心筋症‥‥‥‥‥178

頻脈性心房細動
　　　　……213, 226, **227**, 229, 233

### ふ

不安定狭心症……… 65, 66, 70, 71
不応期………… 117, 118, 124, 211
不完全右脚ブロック…… 53, 54, 104
副伝導路…………… **63**, **133**, 162
不整脈原性右室心筋症……… 176, **177**
プルキンエ線維………… 14, 42, 169

### へ

ペーシングスパイク………215, 216
ペーシング波形………………199
ペーシングフェラー……… **209**, 212
ペースメーカ……44, 45, 47-49, 51,
**114**, 198, 200, 201, **203**-205, 211,
213-215
ペースメーカ移動………………**16**
ペーパースピード…………………**4**
ベラパミル感受性心室頻拍………**169**
変行伝導………… 85, 88, 117, **118**

### ほ

房室回帰頻拍
　　…… 80, 81, **154**, **157**, **158**, 160
房室解離……… **38**, 85, 86, 88, 169,
171-173, 213
房室結節…… 14, 39, 42, 45, **49**, 51,
63, 110, 114-116, 120, 124, 125,
128, 133, 155, 157, 158, 160,
161, 169, 227
房室結節リエントリー頻拍……80, 81,
**154**, 155, 157, 160, 162
房室接合部調律…………………**228**
房室接合部頻拍…………………**228**
房室ブロック………… 35-37, 39, 40,
**42**-50, 52, 90, 91, 111, 114, 124,
180, 192, 199, 205, 229
房室弁……… 14, 63, 82, 128, 164
北西軸…………… **6**, 88, 169, 170
補充調律… 37, **39**, 48, 49, 114, 126
捕捉収縮………… 86, 88, 173
発作性上室頻拍
　　……40, 79, 80, 154, 173, 226
ホルター心電図…… 4, 44, 175, 219

### ま

マハイム束………………**63**, 133
慢性完全閉塞………………152
慢性血栓塞栓性肺高血圧症………194
慢性閉塞性肺疾患…………………31

### み

右冠動脈（の）陳旧性心筋梗塞
　　…………………… **152**, 171
ミラーイメージ…… 21, 23, 24, 64,
67, 68, 134, 135, 137, 141, 143,
144, 146, 186, 190, 217, 218,
231, 232, 236

### ゆ・よ

融合収縮……………… 86, 88, 173
陽性 U 波……………………217

### れ

レートレスポンス………… 203, **205**
連続心電図……………………97

## 欧文

### A

ACS（acute coronary syndrome）
　　……………………66, 188
AF（atrial fibrillation）…………**84**
AFL（atrial flutter）… 80, **82**, 84, 164
APH（apical hypertrophic
cardiomyopathy）………………178
APTE（acute pulmonary
thromboembolism）……………194
AR（aortic regurgitation）………184
ARVC（arrhythmogenic right ventricular
cardiomyopathy）………………177
AS（aortic stenosis）……………183
AT（atrial tachycardia）
　　……………… 78, 80, 160, 164
ATP（anti-tachycardia pacing）213, 234
AVNRT（atrioventricular nodal reentrant
tachycardia）…… 80, **154**, 155, 157,
158, 160, 161, 233
AVRT（atrioventricular reciprocating
tachycardia）…… 80, 87, 154, 155,
**157**, 158, 160, 162, 233

### B

BNP（brain natriuretic peptide）……183
Brugada 症候群… 73, **74**-76, 174, 176

### C

capture beat………………86
cAVB（complete atrioventricular block）
　　…………………………114
common AFL…………………164
concave 型…………………21, 190
convex 型…………………21
COPD…………………31
Cornell の電位…………………100

### D

coved 型………………73, 74, 76
CRT（cardiac resynchronization therapy）
　　………200, 214, **215**, 216
CTEPH（chronic thromboembolic
pulmonary hypertension）………194

### D

DCM（dilated cardiomyopathy）…178
D-HCM（Dilated phase of HCM）…178
down-sloping 型………………225

### E・F

Ebstein 奇形…………………11
focal AT…………………81
fusion beat…………………86

### H

HCM（hypertrophic cardiomyopathy）
　　…………………………178
HNCM（hypertrophic nonobstructive
cardiomyopathy）………………178
HOCM（hypertrophic obstructive
cardiomyopathy）………………178
horizontal 型…………………71

### I

ICD（Implantable cardioverter
defibrillator）………… 200, **213**, 215
IDCM（idiopathic dilated
cardiomyopathy）………………180
ILVT（idiopathic left ventricular
tachycardia）…………………169

### J

J 点…… 71, 74-76, 174-176, 224,
225, 235
J 波………73, 75, 175, 178, 180
J 波症候群………………174, 175

### L

LAFB（left anterior fascicular block）
　　…………………………106
LGL 症候群…………… 13, 132, **133**
long RP' 頻拍………………157, 162
Lown 分類…………………61
LPFB（left posterior fascicular block）
　　…………………………108
LQTS（long QT syndrome）………33

### M

Mobitz II 型（2 度房室ブロック）
　　………………… 44, **45**, 52
Morris index…………………10, 182
MR（mitral regurgitation）………**183**
MS（mitral stenosis）…………**183**
MVO（midventricular obstruction）…178

249

## N

narrow QRS ‥‥‥‥ 80, 114, 116, 121, 154, 157, 162, 208, 209, **228**

narrow QRS 頻拍 ‥‥‥ 77, 79, 80, 83, 154, **162**, 195, 233

negative concordant ‥‥‥‥‥‥ 85-88, 169, 172, 173

NICD（non-specific intraventricular conduction delay）‥‥‥‥‥‥‥ **104**

non-STEMI ‥‥‥‥‥‥‥‥‥‥‥ 66

## O・P

Osborn 波 ‥‥‥‥‥‥‥‥‥‥‥ 175

P terminal force ‥‥‥‥‥‥‥‥ 9, 10

PAC（premature atrial contraction） ‥‥‥‥‥‥‥ 59, 116, 118, 119

PAH（pulmonary arterial hypertension） ‥‥‥‥‥‥‥‥‥‥‥‥‥‥ 185

pause ‥‥‥‥‥‥‥‥‥‥ 39, **229**

PJRT（permanent form of junctional reciprocating tachycardia）‥‥‥‥ 162

poor R wave progression ‥‥‥‥‥ **27**

positive concordant ‥‥‥‥‥ 87, 173

PQ 延長 ‥‥ 34, 37, 44, 45, 50, 52, 55, 62, 105, 107, 111, 132, 180

PQ 間隔 ‥‥ 13, 41-46, 50, 52, 55, 63, 108, 111, 120, 132, 201

PQ 短縮 ‥‥‥‥‥ 13, 104, 133, 223

pre-excited AF（atrial fibrillation） ‥‥‥‥‥‥‥‥‥‥‥‥ 157, 158

pseudo VT ‥‥‥‥‥‥‥‥‥‥‥ 158

PSVT（paroxysmal supraventricular tachycardia）‥‥‥‥ **80**, 82, 83, 87, 154, 157, 160, **173**, 233

PTE（pulmonary thromboembolism） ‥‥‥‥‥‥‥‥‥‥‥‥‥‥ 194

PVC（premature ventricular contraction） ‥‥‥‥‥‥‥‥‥‥‥‥‥ 61, 122

## Q

QRS 波 ‥‥‥‥ 3-8, 15, 22, 26, 30-32, 35-37, 39, 41-46, 48-52, 54, 56, 59, 61, 87, 89, 91, 95, 105, 107, 115, 116, 118, 119, 130, 132, 162, 169, 176, 199, 200, 202, 206, 207, 209, 211, 214-216, 221, 230, 233

QRS 幅 ‥‥‥ 53-56, 58, 61, 62, 88, 91, 104-107, 132, 133, 185, 215, 217, 223, 224

QS 型 ‥‥‥ 53, 86-88, 104, 105, 110, 122, 127-131, 207, 223

QT ‥‥‥ 21, 32, 34, 176, 190, 192, 195, 219, 230, 235

一延長 ‥‥ 21, 26, **32**, 46, 90, 132, 178, 180, 188, 189, 192, 217-219, 230, 235

一延長症候群 ‥‥‥‥‥‥ **32**, 195, 196

一短縮 ‥‥‥‥‥‥ 34, 90, 176, 197, 217-**219**, 230

一短縮症候群 ‥‥‥‥‥‥‥‥‥ 219

## R

R on T ‥‥ 61, 195, 196, 204, 211, 230

reverse common 型（AFL） ‥‥‥‥‥‥‥ 164, 165, **166**-168

rsR' 型 ‥‥‥ 5, 7, 19, 53-55, 104, 107, 150, 173, 185, 222-224

rS 型 ‥‥‥ 55, 58, 87, 88, 106, 108, 127, 128, 130, 131, 169, 173, 207, 222

Rubenstein による洞不全症候群分類 ‥‥‥‥‥‥‥‥‥‥‥‥‥‥‥ 35

R 波 ‥‥ 5, 6, 18, 19, 24-29, 34, 54, 55, 58, 62, 85, 87, 91, 95, 97, 100, 101, 104, 105, 128, 144, 150, 152, 171, 173, 180, 185, 196, 214-216, 221-223, 225, 229, 235, 237

一の増高不良 ‥‥‥ 20, 26, **27**, 99, 102, 138, 148, 149, 180, 221, 227

## S

S1Q3T3 ‥‥‥‥‥‥‥‥‥ 192-194

saddle-back 型 ‥‥‥‥‥‥‥ 75, 76

Schwartz スコア ‥‥‥‥‥‥‥ 219

short RP' 頻拍 ‥‥‥‥‥‥ 157, 162

S-ICD（sub-cutaneous ICD）‥‥‥ 200

Sokolow-Lyon 電位 ‥‥‥‥ 29, 100

Spodick's sign ‥‥‥‥‥‥‥‥ 190

STEMI（ST elevation myocardial infarction）‥‥‥‥‥‥‥‥ 65, 232

straight horizontal 型 ‥‥‥‥‥‥ 21

ST 上昇 ‥‥‥‥ 9, **21**, 23, 24, 64, 65, 67, 68, 69, 70, 71, 74, 75, 76, 90, 113, 134-149, 152, 186-190, 193, 195, 197, 231, 232, 235, 236

一型心筋梗塞 ‥‥‥‥‥‥ 65, 67, 72

一の 3 型 ‥‥‥‥‥‥‥‥‥‥ **21**

ST 低下 ‥‥‥‥ 21, 23, 24, 34, 66-68, **71**, 72, 141, 143, 144, 146, 147, 187, 189, 192, 217, 225, 231, 232, 237

## T

tachycardia-bradycardia syndrome ‥‥ 40

TdP（torsades de pointes） ‥‥‥‥‥‥‥‥ 32, 195, **196**, **230**

T 波 ‥‥‥ 5, 7, 15, 21, 24, 26, 32, 33, 35, 42, 46, 61, 62, 69, 73, 86, 90, 91, 95, 99, 101-103, 115-117, 119, 124, 132, 152, 176, 190, 196, 204, 211, 217, 218, 235

一のオーバーシュート ‥‥‥‥‥ 101

一の増高 ‥‥‥‥ 69, 99, 102, 103, 217, 218

## U・T

U 波 ‥‥‥‥‥‥‥‥‥‥‥ 90, 218

ventriculophasic sinus arrhythmia ‥‥ 51

VT（ventricular tachycardia） ‥‥‥‥‥‥‥ 86-88, 169, 172, 173

## W

Wells スコア ‥‥‥‥‥‥‥‥‥ 194

Wenckebach 型（2 度房室ブロック） ‥‥‥‥‥‥‥‥ **44**, 45, 52, 117

wide QRS（波）‥‥‥‥ 13, 26, 39, 54, 58-62, 77, 79, 82, 87, 88, 92, 104, 107, 114, 117, 118, 124, 126, 127, 131, 134, 135, 150, 151, 196, 199, 208, 209, 213, **223**, **225**, 228

wide QRS 頻拍 ‥‥‥‥ 82, 86, 89, 154, 157, 169, 173, 192, 193, 195, 213, 230

William Morrow の法則 ‥‥‥‥‥‥ **57**

WPW 症候群 ‥‥‥‥ 13, 62, **63**, 104, 127, **128**, 130-133, **157**, 158, **223**, 225

wrapped LAD ‥‥‥‥‥‥‥ 137, **139**

## 数字・記号

1 枝ブロック ‥‥‥‥‥‥ **54**, 56, 109

1 度房室ブロック ‥‥ 13, 41, **42**, **43**, 50, 52, 110, 115, 201, 224

2 枝ブロック ‥‥‥‥ 55, 56, 105, 107, **108**, 109, 111

2：1 房室ブロック ‥‥‥‥‥ 46, **47**, 52

2 度房室ブロック ‥‥‥‥ 42, **44**, 45, 50, 52, 115

3 枝ブロック ‥‥‥ 54, 55, 105, 107, 110, **111**-113, **114**, **225**

3 度房室ブロック ‥‥‥‥‥ 42, 47, **51**

12 誘導心電図 ‥‥‥‥‥‥‥ 3, 4, 35, 63, 78, 119, 122, 133, 157

# 著者紹介

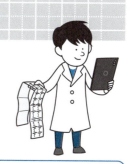

## 執　筆

**藤澤友輝**　愛媛大学大学院医学系研究科循環器・呼吸器・腎高血圧内科

　2013年に愛媛大学医学部医学科卒業。同年より済生会松山病院に勤務。2018年から心臓血管研究所付属病院。2021年より現職。

　2019年に心電図検定の心電図マイスターに認定される。その他資格は循環器内科専門医，総合内科専門医。専門は不整脈，アブレーション治療。Decline in eGFR over time and incidence of cardiovascular events: Shinken database analysis（J Cardiol. 2021; 77: 626-633）をはじめ，多数の論文発表と執筆実績をもつ。臨床検査技師からはホルター心電図，臨床工学技士からは心内心電図，病棟看護師からはモニターや難読心電図に関する質問が日夜舞い込み，さながら病院内の駆け込み寺としてスタッフからの信頼も厚い。自身の学習をきっかけに心電図教育に精力的に携わり院内や組織だけでなくSNSでの活動も幅広くこなす。初学者に向けて展開する心電図解説サイトや，1万人のフォロワーをもつInstagramなどで，心電図検定受検者から幅広く支持を得ている。プライベートでは2児の子育てに奔走する日々を過ごす。

Instagram

## 執筆協力 （アドバンス編　問題102～111）

**新井　陸**　日本大学医学部内科学系循環器内科学分野

　2014年に日本大学医学部卒業。同年より日本大学医学部附属板橋病院に勤務。2016年から心臓血管研究所付属病院。2022年より現職。2020年に心電図検定の心電図マイスターに認定される。心電図学習において誰もが知るYouTube「心電図マイスターチャンネル」学長およびEP大学虚血学部心カテ学科担任として活躍し，特に研修医教育で比類なき手腕を発揮している。

YouTube

X

心電図マイスターによる
3→1級を目指す鑑別力grade up演習

2024 年 9 月 30 日　　第 1 版第 1 刷発行
2025 年 6 月 20 日　　　　第 3 刷発行

■ 著　者　　藤澤友輝　ふじさわ　ともき

■ 発行者　　吉田富生

■ 発行所　　株式会社メジカルビュー社
　　　　　　〒162-0845 東京都新宿区市谷本村町2-30
　　　　　　電話　03（5228）2050（代表）
　　　　　　ホームページ　https://www.medicalview.co.jp

　　　　　　営業部　FAX　03（5228）2059
　　　　　　　　　　E-mail　eigyo@medicalview.co.jp

　　　　　　編集部　FAX　03（5228）2062
　　　　　　　　　　E-mail　ed@medicalview.co.jp

■ 印刷所　　シナノ印刷株式会社

ISBN978-4-7583-2218-8　C3047

©MEDICAL VIEW, 2024. Printed in Japan

・本書に掲載された著作物の複写・複製・転載・翻訳・データベースへの取り込みおよび送信（送信可能化権を含む）・上映・譲渡に関する許諾権は，（株）メジカルビュー社が保有しています．
・ JCOPY 〈出版者著作権管理機構 委託出版物〉
　本書の無断複製は著作権法上での例外を除き禁じられています．複製される場合は，そのつど事前に，出版者著作権管理機構（電話 03-5244-5088，FAX 03-5244-5089,e-mail：info@jcopy.or.jp）の許諾を得てください．

・本書をコピー，スキャン，デジタルデータ化するなどの複製を無許諾で行う行為は，著作権法上での限られた例外（「私的使用のための複製」など）を除き禁じられています．大学，病院，企業などにおいて，研究活動，診察を含み業務上使用する目的で上記の行為を行うことは私的使用には該当せず違法です．また私的使用のためであっても，代行業者等の第三者に依頼して上記の行為を行うことは違法となります．